U0025307

珊卓：獻給肯恩（Ken）與亞奎拉（Aquila）

聲宏：獻給爸爸、蕾蓓卡（Rebecca）與勤美（Vita）

| 科學天地 126B | World of Science |

兒腦開竅手冊

Welcome to Your Child's Brain

How the Mind Grows from Conception to College

Sandra Aamodt, Ph.D. and Sam Wang, Ph.D.
阿瑪特、王聲宏／著　楊玉齡／譯

作者簡介

■ 珊卓・阿瑪特 Sandra Aamodt

《自然神經科學》（*Nature Neuroscience*）的前任總編輯，這份期刊在神經科學領域有舉足輕重的地位。

珊卓是約翰霍普金斯大學生物物理學士，羅徹斯特大學神經科學博士。在耶魯大學做了四年的博士後研究，然後於1998年加入當時才剛創刊的《自然神經科學》，2003年成為總編輯。

在她的編輯生涯中，閱讀了超過5,000篇論文，並且為期刊寫了數十篇關於神經科學與科學政策的評論。她也在多所大學授課，參與過分別在10個國家舉行的40多場科學會議。她的文章也常出現在《紐約時報》、《華盛頓郵報》和倫敦《泰晤士報》。

珊卓喜歡騎機車，與王聲宏合作寫完《大腦開竅手冊》後，花一年半時間在南太平洋航行，然後再完成《兒腦開竅手冊》。目前與丈夫住在加州，她的先生是神經科學教授。

■ 王聲宏 Sam Wang

普林斯頓大學的神經科學暨分子生物學副教授。

19歲即以優異成績獲得加州理工學院的物理學士學位，後來取得史丹福大學醫學院的神經科學博士學位。曾在杜克大學醫學中心及朗訊科技的貝爾實驗室從事研究，也曾替美國參議員研擬科學與教育政策。出版《大腦開竅手冊》後，經常上電視受訪。

他在頂尖科學期刊發表了超過50篇大腦科學論文，這些期刊包括《自然》、《自然神經科學》、《美國國家科學院研究彙刊》、《神經元》。而且他獲得了許多獎項，包括美國國家基金會青年研究員獎、史隆基金會獎賞（Alfred P. Sloan Fellow），以及凱克基金會（W. M. Keck Foundation）傑出年輕學者獎。

聲宏目前與妻子住在新澤西州的普林斯頓，他的太太是醫生，兩人育有一個女兒。

■ 楊玉齡

輔仁大學生物系畢業。曾任《牛頓》雜誌副總編輯、《天下》雜誌資深文稿編輯。目前為自由撰稿人，專事科學書籍翻譯、寫作。

著作《肝炎聖戰》（與羅時成合著）榮獲第一屆吳大猷科普創作首獎金籤獎、《台灣蛇毒傳奇》（與羅時成合著）榮獲行政院新聞局第二屆小太陽獎。

譯作《生物圈的未來》榮獲第二屆吳大猷科普譯作首獎金籤獎、《大自然的獵人》榮獲第一屆吳大猷科普譯作推薦獎、《雁鵝與勞倫茲》榮獲中國大陸第四屆全國優秀科普作品獎三等獎。

另著有《一代醫人杜聰明》；譯有《基因聖戰》、《大腦開竅手冊》、《大腦決策手冊》、《奇蹟》、《念力：讓腦波直接操控機器的新科技・新世界》等數十冊書（以上皆天下文化出版）。

《兒腦開竅手冊》目錄

《兒腦開竅手冊》目錄

《兒腦開竅手冊》
目錄

《兒腦開竅手冊》目錄

推薦序
這是對抗錯誤訊息的解藥

1994 年，紐約卡內基公司發表了一篇研討會報告〈起跑點：滿足孩子的需要〉。雖然其中只有幾句話談到幼童的腦部發展，接踵而來的媒體焦點卻都投注在腦袋發育上，而且始終如此，到處都是。

兩年後，鑑於這份史無前例的關注，我所領導的「家庭與工作協會」，以及卡內基公司、哈里斯基金會和其他機構，在芝加哥大學召開了一場研討會，名稱是「幼童的腦部發展：最新的研究、政策與實務」。我們請來一百五十位神經科學家，與專門研究兒童社交、情感與智能發展的研究人員共聚一堂，並提出問題：神經科學上的發現，與其他兒童發展研究上的發現，到底是相同還是不同？這些發現又如何能促進所有幼兒的健康發展與學習？

當我們的研討會報告發表後，大眾的興趣與媒體的注意，又再度一發不可收拾。在那之後幾個月，一場公眾參與的宣導活動展開了，焦點是從剛出生到三歲的幼兒，白宮為它舉行了一場研討會，《新聞週刊》為它發表一本特刊，美國全國州長協會也為它辦了幾場會議，而且電視節目「今天」與「早安美國」也為它製作了幼兒腦部發展的系列報導。

即使經過十多年後，大眾對頭腦的興趣依舊在增加之中。但是，隨著這份興趣，許多錯誤資訊也跟著漫天飛舞。玩具製造商、媒體開發商以及市場行銷人員，紛紛踏入這片「天使都不敢去的地方」（譯注：源自英文諺語 Fool rush in where angels fear to tread；天使都不敢去的地方，愚人自不量力、蜂擁而至），製作一堆課程與產品，宣稱它們能打造出更大、更好的腦袋。

由珊卓・阿瑪特與王聲宏撰寫的這本《兒腦開竅手冊》，正是對抗這些錯誤訊息的解藥。這兩位再合格不過的作者，加起來，共擁有四十年報導和研究神經科學的經驗。珊卓是《自然神經科學》期刊的編輯與科學作家，聲宏則是普林斯頓大學的教授與科學家。這本書，相當於兒腦的百科全書。我預料它將成為一本無價的參考書，無論何時，只要碰到難題，都能幫助無數的家庭與教育者去探索兒童的發展。最重要的是，它能起而對抗一些迷思，那些迷思是將近二十年來的錯誤詮釋與錯誤資訊的結果。且看以下幾個例子：

聽音樂可以讓孩子變聰明？作者指出，沒有任何科學證據支持這個想法。不過他們也說，演奏音樂可能帶來一些益處，因為有助於兒童學習專心。

我們能執行多重任務嗎？作者的答覆是：「腦袋其實無法同時處理超過一件事。長期從事多重任務的成本，可能還包括降低各項任務的表現。」

孩子能從媒體中學習嗎？作者報告道：「目前還沒有可靠的研究，能證實看電視對寶寶有任何益處。」對於比較大的孩子，是否有益處，則要看他們觀看的節目是什麼，以及他們花了多少時間在看電視，才能決定。

家中的排行能影響個性嗎？作者寫道：「抱歉，排行老大的讀者，並沒有太多可靠證據顯示排行能影響個性。」

過去十年來，我為了撰寫《成長中的心智》（*Mind in the Making*）所回顧的諸多研究，許多也是本書兩位作者所回顧的，對此我萬分同意他們的結論：你能給子女最好的禮物就是自制力。兩位作者指出，自制力和腦部的其他執行功能（像是工作記憶、彈性思考，以及抗拒自動反應的誘惑），「有助於兒童發展一項最重要的腦功能：為達成某個目標而控制自我行為的能力。」從學校課業到踏入社會，自制力是許多才能的基礎，作者鄭重指出，「學齡前兒童抗拒誘惑的能力，比他們的智商，更能準確預測未來的學業成就。」

回顧這些學術研究成果，也使我得到類似的體認，令我提出七項有助於兒童在情感、社交、以及智能上獲得成功的生活技巧。這些生活技巧全都根據頭腦的執行功能。很重要的是，珊卓與聲宏還打破了另一個迷思，他們指出：鼓吹自制力的方法不應該是命令孩子坐定不動，或是把他們綁在書桌前，而是多鼓勵他們去玩耍！

「你孩子喜歡什麼，恐怕並不重要；只要他們能夠專心投入某項活動，就能改進他們的自我管控能力，乃至於將來的前程。」

《兒腦開竅手冊》將是一本備受歡迎的佳作！

——葛林斯基（Ellen Galinsky），

家庭與工作協會主席，《成長中的心智》作者

測驗時間

你對你家小孩的腦袋，有多了解？

1） 以下哪一個方法，可以讓你家小孩乖乖吃菠菜？

(a) 在菠菜上面覆蓋一層起司

(b) 開始吃飯前，先讓孩子吃幾口甜點

(c) 在他還是嬰兒時，餵他吃大豆配方的嬰兒奶粉

(d) 以上皆是

(e) 以上皆非

2） 懷孕婦女從事下列哪一項行為，最可能危及腹中胎兒？

(a) 晚上喝一杯啤酒

(b) 逃避一場颱風

(c) 晚餐吃壽司

(d) 搭飛機

(e) 步行五公里路

3) 五歲娃娃攝取的熱量中，有多少比例被拿去供給她的腦力？

(a) 十分之一

(b) 四分之一

(c) 一半

(d) 三分之二

(e) 幾乎全部

4) 你家小孩的基因與環境，在發育期間如何互動？

(a) 他的基因會影響他對環境特性的敏感度

(b) 他的環境會影響他的基因表現

(c) 他的基因會影響你對他的照顧方式

(d) 他的基因與他的環境緊緊纏繞，密不可分

(e) 以上皆是

5) 以下何者能增加寶寶的智能？

(a) 嬰兒期間餵食母乳

(b) 母親在懷胎期間多吃魚

(c) 聆聽莫札特的音樂

(d) 以上皆是

(e) 以上皆非

6) 你若用布把一個洋娃娃遮住，小寶寶對於掀開布幔後的哪種景象，會感到吃驚？

(a) 兩個洋娃娃

(b) 一輛玩具卡車

(c) 一個下上顛倒的洋娃娃

(d) 一個填充玩具章魚

(e) 一個起司漢堡

7) 以下哪種活動，可能改善孩子在學校的表現？

(a) 找一位朋友一起讀書

(b) 邊讀書、邊聽音樂

(c) 念書一段時間後，暫停一下，去打打電動

(d) 以上皆是

(e) 以上皆非

8) 以下哪種夢境，是三歲小娃還沒有能力經驗的？

(a) 看見一隻狗站在旁邊

(b) 玩玩具

(c) 睡在浴缸裡

(d) 觀看熱帶魚

(e) 望著一間空屋子

9) 以下何者，能加快孩子對其他人心思的理解？

(a) 學習第二種語言

(b) 有一名哥哥或姊姊

(c) 擁有會談論情緒的父親

(d) 以上皆是

(e) 以上皆非

10) 以下哪一種活動，能減低孩子近視的風險？

(a) 吃魚

(b) 在戶外玩

(c) 學習一種樂器

(d) 睡眠充足

(e) 讓眼睛休息

11) 以下哪一組是嬰兒有能力分辨的？

(a) 男人與女人的面孔

(b) 大和弦與不協和的和弦

(c) 母語和外國語言

(d) 以上皆是

(e) 以上皆非

12） 以下哪一項干預手段，具有最大的效果？

(a) 用芭蕾課程來改進性別認同

(b) 用禮儀課程來改進同理心

(c) 用道德課程來改進行為

(d) 用音樂課程來改進數學能力

(e) 用戲劇課程來改進社會適應力

13） 何者會增加孩子變成自閉症的可能？

(a) 早產

(b) 擁有一個缺乏反應的母親

(c) 看太多電視

(d) 接種疫苗

(e) 有哥哥姊姊

14） 治療過動症的藥物「利他能」，如何改善注意力不足過動症兒童的專注度？

(a) 改變腦部迴路的結構

(b) 讓孩子輕微的鎮靜下來

(c) 活化同樣的腦細胞，像古柯鹼和安非他命一樣

(d) 以上皆是

(e) 以上皆非

15） 以下哪種活動，能改進自制力？

(a) 玩辦家家酒，扮演消防員

(b) 吃母乳

(c) 看寶寶 DVD

(d) 與父母一起睡覺

(e) 擁有跨性別的友誼

16） 腦部造影具有以下哪種功用？

(a) 診斷行為疾病

(b) 預測閱讀與數學能力

(c) 判斷罪犯何時在扯謊

(d) 以上皆是

(e) 以上皆非

17） 以下這些經驗當中，何者與未來的閱讀困難最有關聯？

(a) 幼年時沒有辦法接觸到書籍

(b) 在四歲時寫反手字

(c) 辨識口語發音有困難

(d) 說兩種語言

(e) 生命初期聽到的音樂不夠多

18） 以下何者，最有可能改善一名害羞小孩的未來生活？

(a) 父母唸科學書籍給他聽

(b) 玩玩具卡車

(c) 生長在中國

(d) 以上皆是

(e) 以上皆非

19） 「喊暫停」的訓練概念，最初源自何處？

(a)「有組織的運動」的規則

(b) 洩氣的父母

(c) 電腦程式

(d) 軍中俚語

(e) 研究「實驗室動物的學習」

20） 說雙語的兒童，比起說單語的兒童會如何？

(a) 自制力較佳

(b) 從他人觀點看事情的能力較強

(c) 老年痴呆發作的年齡比較晚

(d) 以上皆是

(e) 以上皆非

答案：

1) d	2) b	3) c	4) e	5) b
6) a	7) c	8) b	9) d	10) b
11) d	12) e	13) a	14) c	15) a
16) e	17) a	18) c	19) e	20) d

開場白

你家小孩的腦袋，
會打造它自己

做父母的人，總是有問不完的問題：我兒子說打電動可以讓他更聰明，真有這種事？餵寶寶吃母乳，到底有多要緊？懷孕期間吃魚，適當嗎？孩子接種疫苗，安不安全？我家上幼稚園的寶貝寫反手字，她是不是有閱讀障礙啊？還有，為什麼我家那個青少年老是賴床，叫都叫不起來？

說我們是書呆也沒錯，每當我們一聽到這類擔憂，就會想到我們的老本行「神經科學」。這些問題全都涉及腦袋和它的發展。童年是腦袋發展以及行為變化極為劇烈的時期，而且坐在駕駛座旁看顧的人是父母。如果你和我們一樣，發現這個過程很迷人，又或者你只是想要尋找答案，這本書對你來說，可就再適合不過了。

我們討論的範圍從懷胎開始，一路涵蓋到上大學。因為腦袋發展的時間，遠比出生頭三年長得多，我們可不想依循其他書的討論，都在三歲時打住。兒腦的生長與成熟是很複雜的過程，需要二十來年的時間，才能發展成熟，適應周遭的世界。事實上，直到你家小孩進入大學，這項工程才算是大功告成。所以說，**無論你家小孩現在是嬰兒、幼兒還是青少年，你都可以參考這本手冊。**

我們兩名作者加總起來，擁有四十年的神經科學家經驗。珊卓剛開始是在實驗室裡研究腦部發展與可塑性，之後進入神經科學界的頂尖學術期刊擔任編輯。她曾閱讀過數以千計的論文，其中許多都是報導最先進的發現。她那明察秋毫的眼光，來自對這個領域擁有既深且廣的視野。她知道什麼樣的研究結果稱得上周延，什麼樣的結果很可疑。

聲宏是普林斯頓大學的教授兼研究人員。他發表原創科學研究與教學的時

間，已經超過二十年了。他個人的研究專長，主要是腦部資訊處理與學習的流程，以及這個流程在早年可能會出什麼樣的差錯。

聲宏同時也是人父。在他女兒出生前，他總是在討論所謂的雞尾酒會神經科學。然而，自從生活大大改變後，現在掛在他嘴邊的，變成「幼兒園家長會神經科學」了。在這些聚會場合，父母師長會提出一堆千奇百怪的問題，但有時候，他注意到，裡頭確實帶幾許憂慮的味道。

各位父母的疑問，將我們推進圖書館。我們聯手清理文獻，研讀數以百計的神經科學、心理學、醫學以及流行病學論文。我們將這堆巨量的文獻綜合起來，對於目前已知的兒腦知識，做出我們認為最理想的詮釋。這本《兒腦開竅手冊》正是所有研究的結果。在書中，我們解釋科學，揭穿迷思，並安排實用訣竅給為人父母的您。

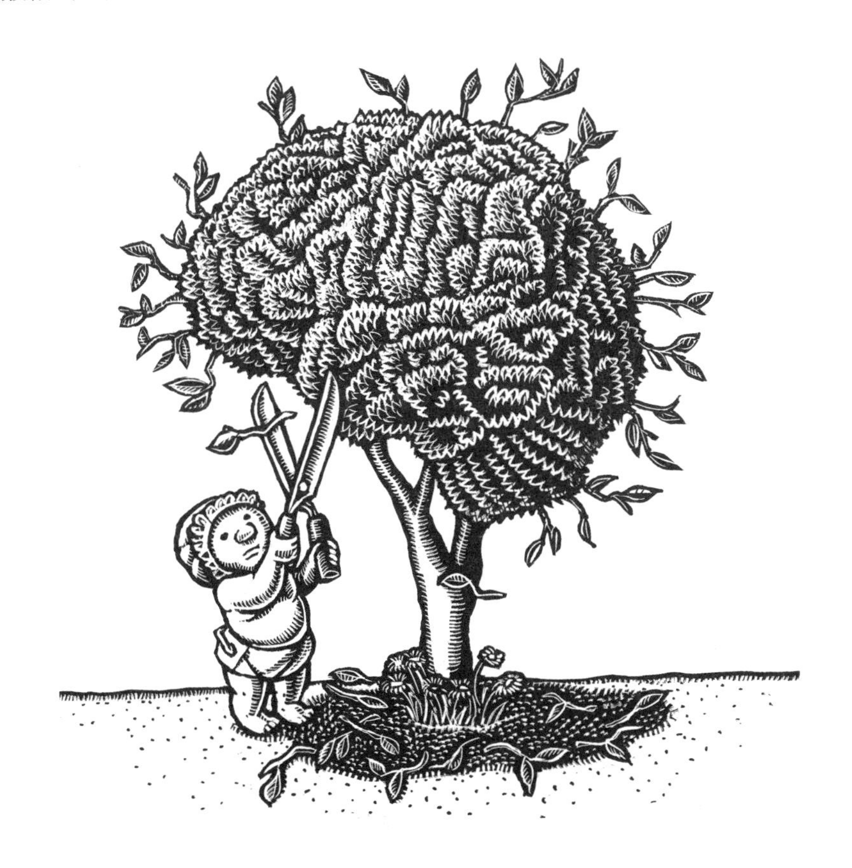

現在，我們要給各位第一個建議：**深呼吸，放輕鬆**。真的。你擔心的那些事，對你家小孩的福祉，通常都比你所想像的來得微不足道。現代許多父母都認為，兒童的個性和長大成人後的行為，主要是由父母的教養方式塑造成的。然而，科學文獻描繪的卻是不一樣的畫面。

有一個簡單的說法，可以為大部分有關兒童發展的神經科學研究，做個總結：兒童的生長就像蒲公英。在瑞典，maskrosbarn（蒲公英小孩）這個名詞是用來形容「不論環境如何，都能成長茁壯的孩子」。心理學研究暗示，像這樣的孩子其實很多、很普遍——前提是父母必須「夠好」。「夠好」的意思是，父母不會虐待孩子或忽視孩子。

從演化觀點來看，這很合理；不論父母能給予的時間和照顧有多少，都能自行設法成長的孩子，本來就比較有機會克服困難的環境，將他們的基因傳衍到下一代。就諸多腦功能來看，從性情、到語文、到智力，大部分兒童都像蒲公英一樣，不論環境如何，都能成長茁壯。

發展中的人腦是經過數千代演化的塑造，才能成為現今地球上最有智慧的資訊處理器。更不可思議的是，它會打造自己。譬如說，你根本不需要教導你家小孩去留意和講出人類語言。你的寶貝兒子或女兒自然知道，而且從很早就知道，你所發出的聲音當中，哪些聲音比其他聲音更有意義。所以，即使你從未替你家小孩上語文課，他們還是很不可能會去模仿冷氣機或汽車的聲音；至少不會模仿得很像。

孩子並不會被動接收父母的教養或學校教育，而是會主動參與自己發展過程的每個項目。從出生開始，他們的腦袋就準備好要找出、並善用「吻合他們個人需要與偏好」的經驗。基於這個原因，腦部發展不需要特殊裝備或訓練，大部分的孩子也都能在這個世界提供給他們的環境中，找到一條成長之路。

如果孩子適應力這麼強又這麼聰明，他們為何不能馬上就讓腦袋火力全開，來從事活動？在大部分情況下，那是因為在發展過程裡，需要把每個人的腦袋調整到剛剛好適合他們特有的環境。而這也是人類能夠成功存活在世界各個角落的原因之一。基因提供你家小孩個人的藍圖，但是在打造期間，整個計畫一定得根據當地的條件（不只包括做為父母的你的行為舉止，也包括你家的其他小孩、鄰居、老師及同伴塑造的文化），來做一些修正。這個調整過程是自動自發的，你只需要沿途從旁提供一些協助。這一切將我們帶到這本書的一個最主要的議題：你家小孩的腦袋，會養育、提升它自己。

在某些情況下，額外的協助是有需要的。如果遺傳架構有瑕疵，或是環境非常艱困，像是貧窮或戰爭，腦袋的發育就有可能出差錯。此外，現代生活也創造了一些新的困難。當我們的現代環境無法與我們的古董基因配合時，腦袋發展可能就會遇到麻煩。對於這類案例，我們將會告訴諸位，如何多拉你家小孩一把。

我們根據腦科學原理，將本書區分成七個部分，以幫助各位理解你家小孩的腦袋在通往成年的路途上，究竟如何成長與變化。

- **第一部：歡迎光臨兒腦世界**

這個部分是在介紹你家小孩的腦袋，以及它如何運作。我們會討論到，天生的「與外界互動的傾向」如何引發基因和環境之間的雙向對話，而這種對話將會塑造整個童年期的神經發展。

- **第二部：階段性成長**

當腦袋根據較早期的基礎來打造時，會經歷一些階段，而且對某些類型的資訊特別敏感。本書這個部分，將描述你家小孩腦袋用以塑造「睡眠、行走、以及說話的發展」的經驗。

- **第三部：開始有感覺了**

許多神經發展都依賴「幾乎所有兒童都能輕鬆取得」的經驗。身為父母的你，這個過程其實是可以搭便車的；你只要坐在後座，觀看你家小孩的感官如何自行調整到適合外界的狀態。

● **第四部：玩樂大事**

孩童適應環境的主要途徑之一，就是透過玩樂。從幼兒園小娃到青春期，玩耍都是在為成年生活預做演練，有助於發展出某些腦部最重要的功能。

● **第五部：孩子是獨立的個體**

遺傳組成裡的不同特性，讓你家小寶寶打從一開始，就是獨一無二的人。我們將在這裡解釋，你家小孩個人的情緒與社會特質如何成長，以及如何應對周遭的世界。

● **第六部：兒腦上學記**

縱觀人類的演化史，絕大部分都發生在還沒有書本、小提琴或是微積分之前，更別提臉書了。我們要告訴你，你家小孩的腦袋如何發揮它的彈性，好讓你家小孩處理老祖宗做夢都想不到的抽象概念。

● **第七部：關關難過，關關過**

所有環境都能對發展中的腦袋，構成挑戰與考驗。大部分孩子都能得到生長所需的東西，就像蒲公英一樣，但是少數比較精緻的花朵，卻需要額外的呵護與關照。在這最後一部裡，我們要探討的是，要是出了差錯，你該如何協助你家小孩。

你覺得本書哪兒最有趣，就儘管去讀那個部分吧，並不需要依章節順序閱讀。每一章的焦點和發育年齡範圍，都放在大標題上，因此你可以輕鬆找出我們對你家小孩腦袋的說詞，不論他或她現在有多大。所以啦，我們要報導的範疇還真是廣，得趕緊開始了！

01 歡迎光臨兒腦世界

1 躲藏在寶寶腦袋裡的五大才能

年齡：出生到一歲

你家小寶寶遠比他外表的模樣來得聰明。長久以來，由於嬰兒的運動系統發育緩慢，早期的心理學家認定嬰兒的心智相當單純。因為，對於還沒有學會走路或說話的嬰兒，採用測量成人智商的方法，並無法評估出嬰兒真正的智力。但是過去幾十年來，科學家已經想出了一些更好的方法，來了解嬰兒。有了這些新工具，研究人員終於能夠證明，嬰兒的心智打從一開始就非常複雜，一如許多為人父母者的親身感受。

所有腦袋，不論老幼，都是多才多藝的，以協助它們的主子成功存活。仔細觀察，你會發現你家小寶寶已經擁有許多才能了。雖說嬰兒缺乏知識，但是嬰兒天生就有某些傾向，能影響他們如何將接收到的資訊給組織起來，以及如何對這些資訊產生反應。嬰兒傾向於找出「有助於讓他們正在生長的腦袋，更適應周遭環境的經驗」。或是，簡單說，小孩的腦袋天生就知道如何從外界取得它需要的東西。也因為這樣，大部分腦袋在發育過程中，只需要「夠好」的環境（稍後會詳述），包括一名雖不完美、但還算稱職的看顧者。

嬰兒到底知道什麼，以及何時知道的？他們無法用語言告訴我們，但是研究人員還是有辦法向嬰兒提出有關他們**認知**能力的問題，並找出複雜的答案。發展心理學家已經擁有好幾種非語言的簡易方法，可直探嬰兒、甚至新生兒的心智，使得檢視小嬰兒心思與感覺的能力，大幅躍進。

你家小女娃不太會控制自己的身體，但卻一出生就懂得如何吸吮乳頭。不久之後，她就會把頭與眼睛轉向有趣的物體或事件。我們可以利用這兩項能力，來發現什麼事物能吸引她的注意力。譬如說，如果你家嬰兒很喜歡某件剛好發生在她吸奶時的事件，而且希望它再度發生，她就會吸得更賣力。又譬如，你家剛出世的嬰兒，聽到母親說話的錄音帶時，會吸得更大力，但換成聽到其他女人的聲音，就不會那麼用力了。我們就是藉由這樣，得知嬰兒一出娘胎，就認得母親的聲音。

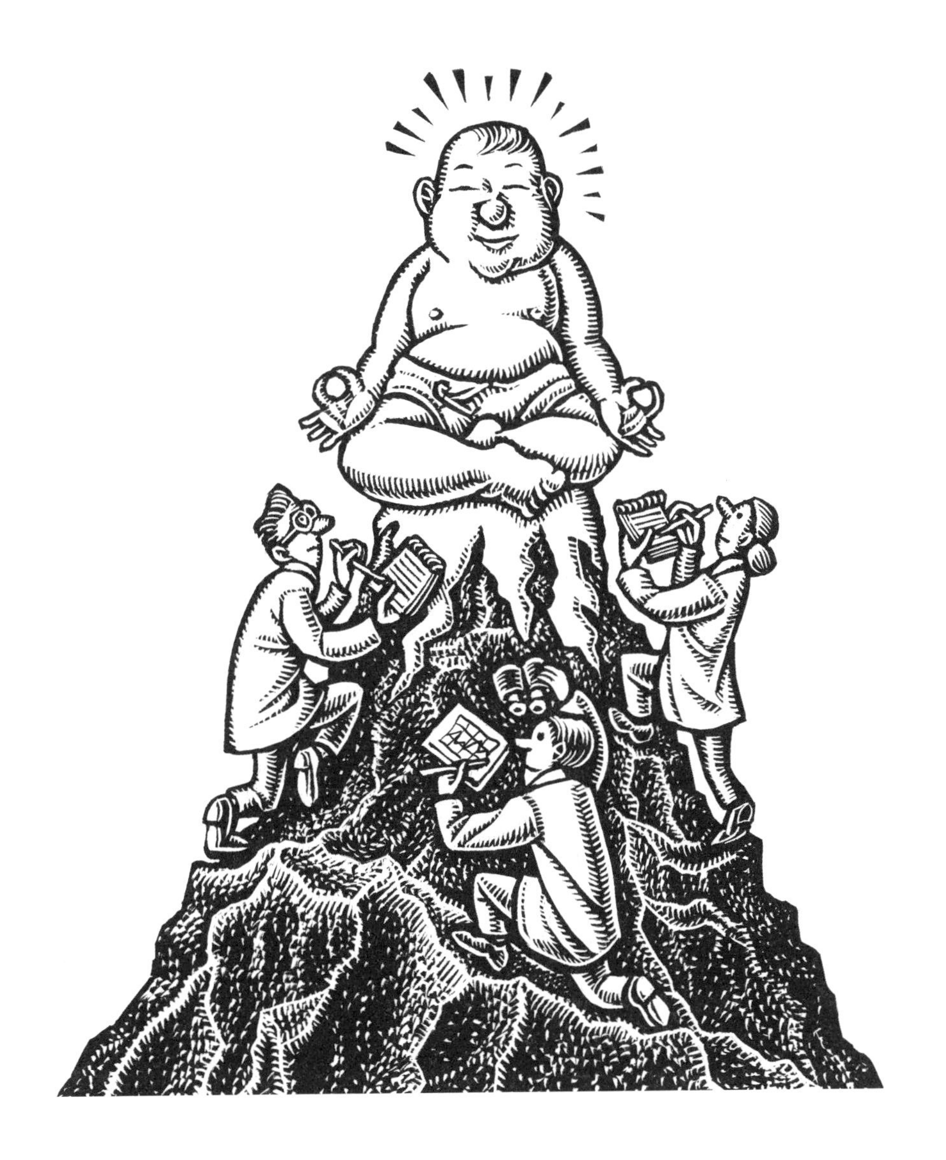

和成人一樣，小寶寶也會覺得無聊。你的小娃兒在瞪視某件物體一會兒之後，就會轉過頭去看看其他更有趣的事。研究人員可以觀察嬰兒凝視某個特定場景的時間有多長。如果該場景包含某件能讓這名嬰兒吃驚的事物，這嬰兒就會看得比較久。

嬰兒的這項反應，讓我們能夠發掘出：嬰兒是否能分辨兩種不同事物的差異。譬如，你對你家小嬰兒秀出一堆貓咪圖片，卻突然出現一張狗狗的圖片，那將能吸引比較久的注視。這表示，你家嬰兒能分辨出貓與狗的差異！不過，你若想把嬰兒腦袋的這一招辨識能力，寫成程式輸入電腦，想讓電腦也具備這項能耐，那可是難上加難啊。

像這樣簡單的幾項招數，就能幫助研究人員找出，早在嬰兒滿週歲前，便隱藏在他們腦中的五種才能。

第一項才能：嬰兒能偵測特定事件是常見、或是罕見。譬如說，學習英語的第一步，就是弄清楚哪些音節會集結成一個單字。然而我們在說英語時，通常不會在字與字之間停頓。要學習單字的一個辦法就是：去判斷哪些音節比較可能聚在一起。例如，當你的小娃聽到有人說英語the baby時，她如何判斷那是英文單字the後面跟著一個baby，而不是theba後面跟著by ？線索之一在於baby的發音組合，遠比theba常見。

有一個設計得很好的實驗，證明嬰兒一般說來確實是這樣思考的。研究人員創出四個無意義的字，像是bidaku，每個字都由三個音節組成。然後他們讓八個月大的嬰兒聽熟這些無意義字。一旦嬰兒聽慣這些無意義字後，研究人員再讓嬰兒望向說話者，讓嬰兒聽說話者口中講出其中某個無意義字，或是某個字經過音節重組後，形成的另一個新字，例如kudabi。研究人員發現，嬰兒對於新字，聽的時間顯著較長，雖說音節同樣是三個。

這種「偵測事件的發生機率」的能力，是學習的關鍵成分之一。它提供了一個基礎，讓嬰兒可以回答譬如這樣的重大問題：「我現在最可能去哪裡找到食物？」

第二項才能：嬰兒能利用巧合，來判定因果關係。在語言能力發育後，兩歲半的幼兒就能表達相當清楚的因果聲明，像是「我去開冰箱，因為我很餓。」但是早在那之前，小寶寶似乎就已經能夠偵測出這類相關性了。

在某個實驗中，實驗人員將手機掛在一群三個月大的嬰兒的搖籃上方，手機還連著一根絲帶，繫在嬰兒腿上。當小寶寶一踢腿，手機就會動。小娃兒馬上讓這些新玩具給迷住了。他們笑容變多了，而且盯著這手機看的時間，也比看「外型類似、但他們不能控制的手機」來得長。經過幾分鐘訓練後，他們踢腿也踢得更勤快。三天後，每當他們一看到最先那隻手機，即使絲帶已不再繫於腿上，他們還是會踢腿（但是對不同手機無此反應）。既然踢腿是「企圖讓手機移動」的特定反應，這些小嬰兒似乎正在學習因與果的基本關係。

利用一同發生的事件，來判定其中可能存在的原因，是我們學習外界如何運作的一項關鍵能力。

第三項才能：嬰兒能分辨物體與施為者，而且會用不同的態度來應對。嬰兒和所有大人一樣，了解日常物體是凝聚的（所有部位會黏結在一起）、是固態的（不會被其他東西穿透）、是連續的（所有部位都會與其他部位相連），而且只有被某物碰觸時，才會移動。多年來，學界都接受的說法是，未滿十八個月的嬰兒，無法了解「物體恆存」的概念，也就是「物體會連續存在，即便你無法看到它們」。這個由先驅心理學家皮亞傑（Jean Piaget, 1896-1980）宣揚的說法，最近受到科學家的挑戰，因為科學家找到了測試嬰兒的正確方法。

早在過第一個生日之前，嬰兒對於某個非「凝聚的、固態的、連續的、或是恆存的」物體，就會凝視得比較久。有一個實驗，讓一群五個月大的小嬰兒，看到一輛小車在軌道上行駛，軌道中段被一片屏幕遮住。當一塊像盒子的障礙物，給放置在屏幕後方的軌道上時，五個月大的嬰兒似乎預期它將會擋住行進中的小車。我們怎麼知道呢？因為當研究人員透過一扇暗門，偷偷將障礙物移開，讓小車成功的繼續在軌道上行駛，小嬰兒凝視屏幕的時間居然都變長了，暗示他們很驚訝那個盒子竟然不是恆存的。

研究人員用這種方式繼續評估，發現差不多三個半月大的嬰兒，就已經顯示出，他們能夠把「藏在屏幕後方，視線看不到的物體」納入考量。

此外，小嬰兒也能認出「施為者」，也就是那些具有意圖與目的，能夠自行移動的東西。譬如說，手永遠屬於施為者。一個六個月大的小嬰兒如果看到一隻手伸向兩個物體中的一個，他們似乎能了解這人想要拿那個物體。然而，一旦該物體的位置改了，但那隻手還是伸向同樣的位置（這時換成另一個物體），嬰兒凝視的時間就會變長。相反的，如果是一根棍子去戳某物體，嬰兒對於這根棍子沒有能跟隨該物體移動到另一個新位置，並不會顯露出驚訝狀，因為他們本來就不期待棍子表現得像是有意識的施為者。

和成人一樣，嬰兒很喜歡把「施為」賦予無生命的物體。當一歲大的小寶寶在觀賞一部電影，內容是一個圈圈追著另一個圈圈跑，他們凝視「第一個圈圈跑離開第二個圈圈」的時間，會比凝視「第一個圈圈直接朝向既定目標行進」的時間來得長。

第四項才能：嬰兒能把人和資訊，編入不同類別。讓三個月大的嬰兒觀看一系列男性的臉孔，他們看每張臉的時間會比較短，因為觀看男性令他們覺得無聊。這時，如果突然出現一張女性臉孔，他們會凝視得比較久。即便人像的頭髮看不見，結果還是一樣，因此小寶寶似乎真的會利用五官、而非髮型，來分辨性別。大部分嬰兒都喜歡凝視女性勝過男性，除非他們的主要看顧者是男性，才會稍稍偏愛凝視男性。

有一些範圍很大的分類，像是動物、家具之類的，嬰兒很早就會接觸到；其他類別要稍後才會學到。許多類別（從語言的發音、到臉孔辨識）的劃分，都是靠孩子在周遭環境裡的親身經驗。但是從來沒有人需要去教導嬰兒，讓他們知道替人事物分類是好策略；嬰兒的腦袋天生就知道要這麼做。這種能力對於成年人的分類系統，提供了一個初步的基礎，使得我們對於新遭逢的人事物，有可能以理性方式來思考。但它同時也是刻板印象與偏見的根源，我們在第20章會再提到。

第五項才能：嬰兒會選擇只注意比較要緊的資訊，忽略身邊大部分的其他資訊。就像你可能已經注意到，小寶寶對於什麼東西能抓住他們的注意力，選擇性不像成年人那麼強，但他們還是會有明顯的、自動的偏見。從很小的時候，嬰兒就特別注意人的聲音、臉孔、以及會移動的事物。

孩子出了錯，先怪媽咪準沒錯

佛洛伊德需要給的交代可多了。他的想法都是推測性的，經過進一步研究後，終於被證明不足採信。但是，經年累月下來，早已留下一堆深刻的成見，烙印在我們的文化中。其中最普遍的想法之一就是，嬰兒與母親的關係，會成為孩子往後所有人際關係的基模。這種想法導致很多人認定，母親的行為對於子女日後會成長為什麼樣的人，具有莫大的影響力。

由於這樣的信念，而產生出一種文化，就是陌生人如果看到一位懷孕婦女正在小酌，或是某個母親正大聲罵小孩，即使完全不認識對方，也會覺得在道義上有必要出面干涉。早年，精神病醫生甚至把小孩的自閉症或精神分裂症，怪到做母親的頭上。其實，這兩種發育障礙主要都是基因突變造成的。

該是扭轉錯誤觀念的時候了。既然現在你已經知道，孩子會積極參與自己的發育過程，很顯然，做父母的人，不需要做到盡善盡美。我們不鼓勵大聲罵小孩，但主要是基於這種做法不能有效導正孩童的行為（參考第29章），而不是因為你偶爾發頓脾氣，就可能對孩子的精神造成重大的永久傷害。

總之，我們在第17章將會談到，父母的養育方式對孩童個性的影響，遠不如大部分人以為的那般深遠。我們希望為人父母者，不要老是對孩子的成長憂心忡忡，而是更放鬆心情，去享受親子關係。這樣做，就足以很有效率的養育出健康的人，而且皆大歡喜。

小寶寶在出生後大約三十分鐘，就會開始注意面孔，兩天後開始注意人的聲音。三個月大之後，他們會注意與周遭事物不同的東西，例如一堆黑圈圈裡頭的一個紅圈圈。

從非常早期，看顧者就能影響嬰兒的注意方向。嬰兒差不多四個月大，會開始追隨成年人的視線。等到十二個月大，他們已經能指出別人所指的方向，並投注自己的注意力。在任何年齡，集中注意力都能大大增加腦袋學習特定事物的能力。而「哪項資訊比較重要」的天生偏見，則能提供一套強而有力的機制，將學習導向特定的任務。譬如說，小寶寶對於聲音與生俱來的興趣，有助於他們學習語言。

嬰兒的所有這些才能，都能幫助腦袋像蒲公英般蓬勃發育，只需要成人在日常生活裡，正常的（以及本能的）給予刺激即可。

對於成年人來說，這五項才能是我們腦袋運作的根基。事實上，我們大部分人的這類才能，都過度活躍。例如，當我們把自己的電腦或汽車，想成彷彿擁有自個的意圖或目的（尤其是它們不聽使喚的時候），我們對於「辨識施為者」的偏好，顯然是失控了。舉個例子，當某位投手拿下三場勝投時，都是穿著某雙襪子，之後他便堅持每次上場都要穿那雙幸運襪——他顯然是把碰巧同時發生的事件，判定為具有因果關係了。

你可能心中已有疑問：在我們的科學實驗案例中，為什麼會有這麼多證據是來自三個月大的嬰兒？這是有原因的：因為三個月以下的嬰兒太難測驗了。根據我們手上的證據，我們相信這些能力打從出生就開始了（至少是具備雛型）。不過，講到底，我們並不認為，「嬰兒究竟是一出生就擁有這些能力？還是出生後很快學會？」這差別有什麼要緊的。不論是哪一種情況，小寶寶在嬰兒期都必須仰賴這些能力，而且一輩子都得用著。但是從另一方面來說，這些天生的能力都只是起步。隨著年齡成熟，這五項才能全都會變得更精緻。

這幅日漸清晰的畫面，讓「嬰兒天生就有潛能往任何方向發展」的過時想法，愈來愈站不住腳。事實上，嬰兒都是從某些特定的偏見開始起步的。嬰兒在早期擁有的認知才能，對於他們的腦袋發育是很關鍵的。專門研究人腦模擬的電腦科學家證實，要想讓軟體程式表現出真實的人類行為，偏見是不可或缺的，即便我們的偏見有可能在某些方面限制住你我。

也因為這些核心能力，小孩的腦袋在發育期間，會隨時準備學習如何適應他們的環境。這種能力也使得孩子幾乎能在任何地方生長。在人類史上，我們這個物種曾經在各式各樣的環境下生存，而且我們已經演化成為「會自動學習直接攸關我們存活的環境特性」。基於生存的需要，「針對特定目的之學習機制」通常比「一體適用的學習機制」更有用。這些素質，讓嬰兒腦袋得以準備學習許多事物——但不是任何事物。

2 這裡才是起跑點：胚胎發育

年齡：受孕到出生

對於興建中的房子，我們往往會覺得建造的速度快得驚人。從外觀看，好像才開工沒多久，就完成結構體、拆除鷹架了，然而建築物的內裝工程與配線工程卻漫長得多。打造頭腦也是一樣：安排訊號細胞（所謂的神經元）各就各位，相對來說很容易，這個部分在你的寶寶出生前，便已完工。相對的，連接所有的線路則是極複雜的大工程，你的小孩直到上了大學，腦中這個部分都還沒有完全完成呢。

孩子的腦袋與房屋最驚人的差別是：從受精卵到新生兒，頭腦的建造都是自動進行的。頭腦的建造流程是由一套極富彈性的遺傳程式來驅動，讓孩子能在幾乎任何環境下成長。（就像一些最受大眾歡迎的用具，包裝上寫著不需組裝。）最重要的條件是，母親要健康。

這一章將針對胚胎發育，提出幾項最重要的建議，包括避開某些危險。但是在深入科學文獻的細節部分之前，我們想要強調一點：**大部分的懷孕結果，都很正常**。坊間許多有關懷孕注意事項的暢銷書作者（你們心裡有數），一直在散播「懷孕婦女必須避開任何風險，不論該風險有多輕微」的訊息。然而，落落長的潛在後果名單，雖能嚇倒準媽媽，衝高書籍的銷售量，但是那些名單同時也可能導致懷孕期間的緊張，而對胎兒發育帶來不良影響（請參考第39頁的**實用訣竅：孕婦壓力愈小，寶寶問題愈少**）。

產前風險的影響有多大，要看時機與嚴重性而定。一般而言，大部分的流產或是天生畸形，都不是因為孕婦的行為造成的。雖然萬一你的嬰兒或小孩有個三長兩短，你可能一輩子都忍不住自責，然而，看清楚事實還是挺重要的。

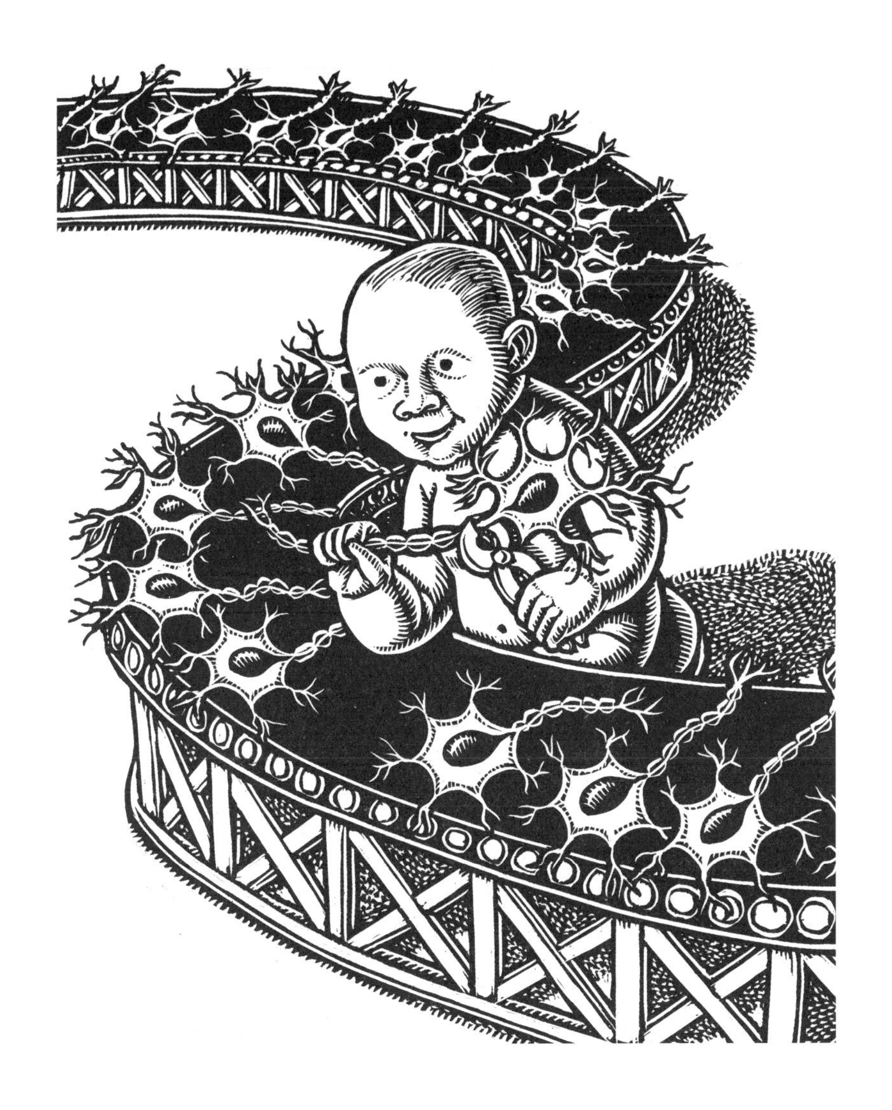

多知道一些正確的知識，有助於讓你對胚胎腦部發育的自我組織過程，抱持比較輕鬆的心情。但在同時，有幾項簡單的要點必須記牢，因為那些是你的行為會造成影響的部分。這個主題涉及科學知識，請諸位讀者忍耐一下；不過這些科學原理其實沒有乍看起來那般複雜。

頭腦的建造始於懷孕早期。在懷孕第一個月，就會有化學信號命令胚胎中的一群細胞，開始發育成神經系統。受孕後三週，**神經板**（一片沿著胚胎分布的細胞層）便開始將邊緣捲起來，形成**神經管**，之後會變成腦與脊髓。

要是神經管無法完全閉合，有可能造成流產或是天生畸形，像是**脊柱裂**（在某些脊柱裂案例，沒有完全閉合的神經管，有可能導致脊髓從脊柱中凸出來）。孕婦若缺乏葉酸，會增加這類神經管缺陷的風險。

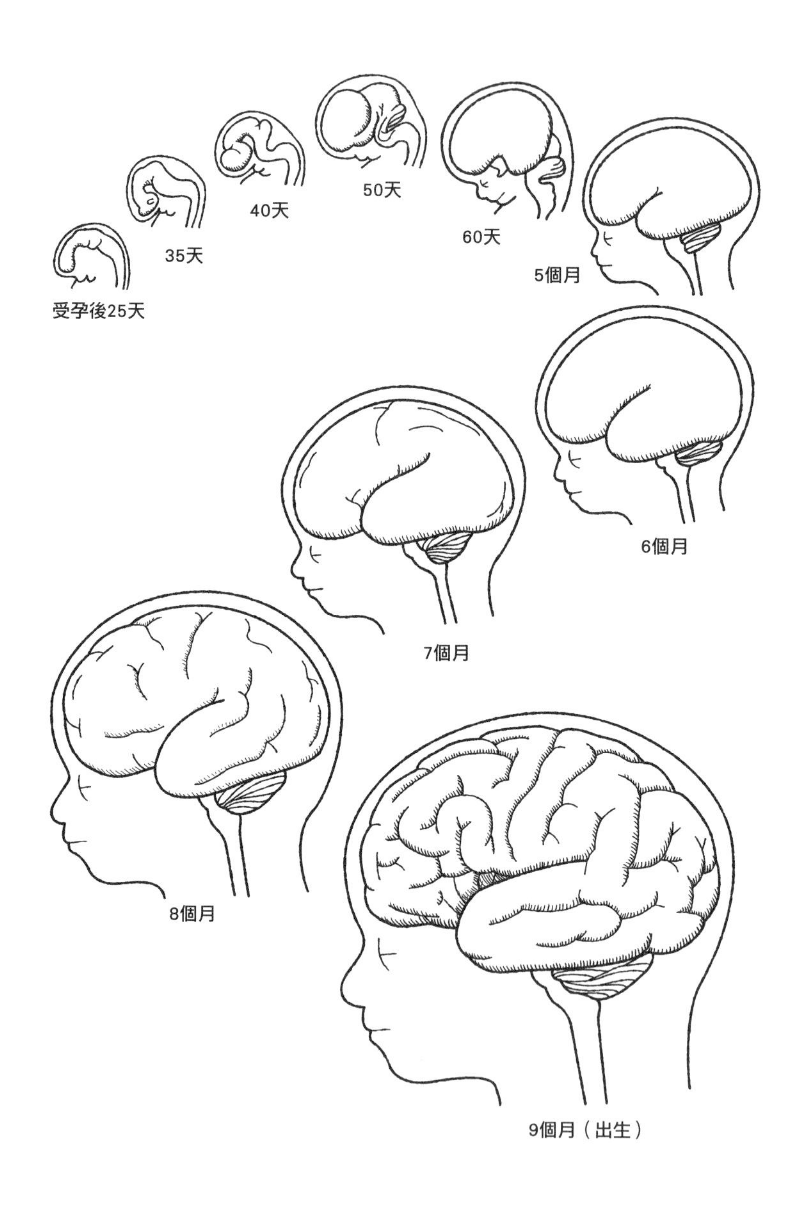

孕婦壓力愈小，寶寶問題愈少

下一次當你在擔憂肚中寶寶時，不妨自問，這份壓力真的有必要嗎？神經科學家研究過壓力對懷孕動物的影響後，現在終於發現壓力的作用了。母親的壓力會增加各種問題的風險，包括顎裂、類似憂鬱症行為、成年後神經過敏的壓力反應系統（參見第26章）以及注意力不足與分心（參見第28章）。懷孕動物所釋出的壓力荷爾蒙，會直接作用在胚胎身上，同時還會減低胎盤未來保護胚胎遠離此一荷爾蒙的能力。

由於蓄意增加孕婦的壓力太過不道德，關於人類孕婦的壓力研究，大都只能依靠尋找兩者之間是否相關，這種做法比起實驗結果，自然比較不可靠（參見第305頁的**你知道嗎：流行病學很難詮釋因果關係**）。最近有些研究，檢視了母親在懷孕期曾遭受天然災害的孩童。這類研究算是道德尺度允許下，最接近孕婦被隨機分配到「壓力組」或是「非壓力組」（對照組）的做法了。

有一組研究員找出在1980到1995年間，襲擊美國路易斯安納州的所有熱帶風暴與颶風，然後從該州衛生系統紀錄中，計算出有多少自閉症兒童的母親是在風災期間懷了他們，而且住家曾遭到風災波及。對於母親在懷他們期間曾經歷極大壓力的孩子來說，自閉症的風險會顯著增加——雖說大部分的自閉症可能另有成因（參見第27章）。

就科學標準來看，這樣的證據離嚴謹還差得遠呢，但是有兩個原因令人相信這並不是巧合。首先，只有在母親於懷孕第五個月、第六個月、或第九個月時遭逢颶風，自閉症兒發生率才會增加，這暗示有某一段時期，壓力對發育會產生長期的影響（參見第5章）。第二，母親懷他們期間，遭受的風暴災情愈慘重，孩子發生自閉症的機率也愈高。這項研究還需要重複驗證，所以還不能說已經具有決定性，但它至少暗示了，產前壓力有可能提高自閉症的風險。

類似研究也得出相符的結果。有一項研究發現，母親在懷孕期間，如果曾經因為嚴重的冰風暴而承受極大壓力，孩子將來在五歲時，智商和語言能力都比較差。母親在第一孕期（懷孕第一週到第十二週），若是遭逢至親死亡或重病，孩子發生精神分裂症的風險會比較高。母親懷孕時遇到地震，孩子日後被診斷為憂鬱症或是先天顎裂的可能性，也比較高。

目前還不清楚輕微壓力，譬如應付討厭的老闆，是否也會引起類似問題。但是在研究還沒得出結論前，最好還是力求簡單：懷孕期間，盡可能放鬆心情，對自己好一點，或許是個好主意。

基於這個原因，**有可能懷孕的婦女，應該每日攝取400毫克的葉酸（一顆B群維他命）**；如果懷的是多胞胎，攝取量還要再高一些。另一個葉酸的來源是麵包，在美國和其他許多國家的麵包原料，都採用補充葉酸的麵粉，就是這個原因。如果你正準備懷孕，應該趕在受孕前就開始補充葉酸，因為許多婦女直到胚胎的神經管閉合完成，也就是受孕後四週，都還沒發現自己有身孕。

下一個發育階段為**分節**，發生在懷孕第六週，神經管會分成不同的部分。你不妨把它想成：在一棟新屋中，築牆壁來隔間，只不過分節是由化學信號而非實際的障礙物來控制。最大的神經管部分，位於人體胚胎後背，將會發育成脊髓。在胚胎頭部末端那個較小的區域，則會分成三個部位，它們最終會發育成三個不同的腦袋部位（參見第38頁的圖）。

在這三個部位中，最後面的那個將會發育成**腦幹**，主要負責下意識的人體基本功能，像是頭與眼的反射動作、呼吸、心跳、睡眠、性欲、以及消化。而且它還會形成**小腦**，負責整合感官資訊，以協助指導運動。譬如說，讓你曉得你在走路時，需要用多大力氣來舉步。

中央的部位將會成為腦袋的中線結構，包括**下視丘**、**杏仁體**以及**海馬**（參考次頁的圖）。下視丘能控制許多基本程序，像是調節性行為、饑餓、口渴、體溫和醒睡節律，以及釋放壓力與性荷爾蒙。情緒，尤其是恐懼情緒，則是杏仁體的責任。海馬具有兩大功能：它負責儲存長期記憶，而且也是空間導航不可或缺的。

第三個部位，位於腦袋前方，將會形成**視丘**與大腦皮質。大腦皮質又稱為**新皮質**。感官資訊透過眼睛、耳朵或皮膚，來到位於腦袋中央的視丘，然後由視丘將這些資訊過濾後，傳送給皮質。科學家將皮質分為四個部分，或說四個「葉」：**枕葉**負責視覺感知。**顳葉**與聽覺有關，包括理解語言。此外，顳葉還會密切與杏仁體及海馬互動，對於學習、記憶以及情緒反應至關重要。**頂葉**能接收來自皮膚感官的訊息，將所有感官資訊集中起來，引導你的注意力。**額葉**可以產生運動指令，指揮語言的製造，同時也負責依照你的目的與環境來選擇合宜的行為。

在妊娠早期，上述這些腦袋部位都非常小。隨著胚胎發育，許多化學記號會將腦袋分成愈來愈多的部位，界定出特定的腦袋區域，像是專門針對視覺或語言的區域。一群具有共通功能的腦細胞，通常稱做**核**。一旦所有腦袋區域都經過特化後，就會變大，從腦袋後方往前方逐漸成熟（參考第38頁的圖）。這個過程會持續整個童年，直到進入青春期（參見第9章）。

在腦袋發育早期，主要的建造技巧在於製造新細胞——數以十億計的新細胞。早期的神經系統細胞會不斷分裂，製造額外的前驅細胞。這些細胞甚至可以一邊移動，一邊分裂，在後邊留下神經元的路徑。同時，細胞分裂也會製造出各種類型的**膠細胞**，這些膠細胞在許多方面都有助於腦袋的運作。其中一種

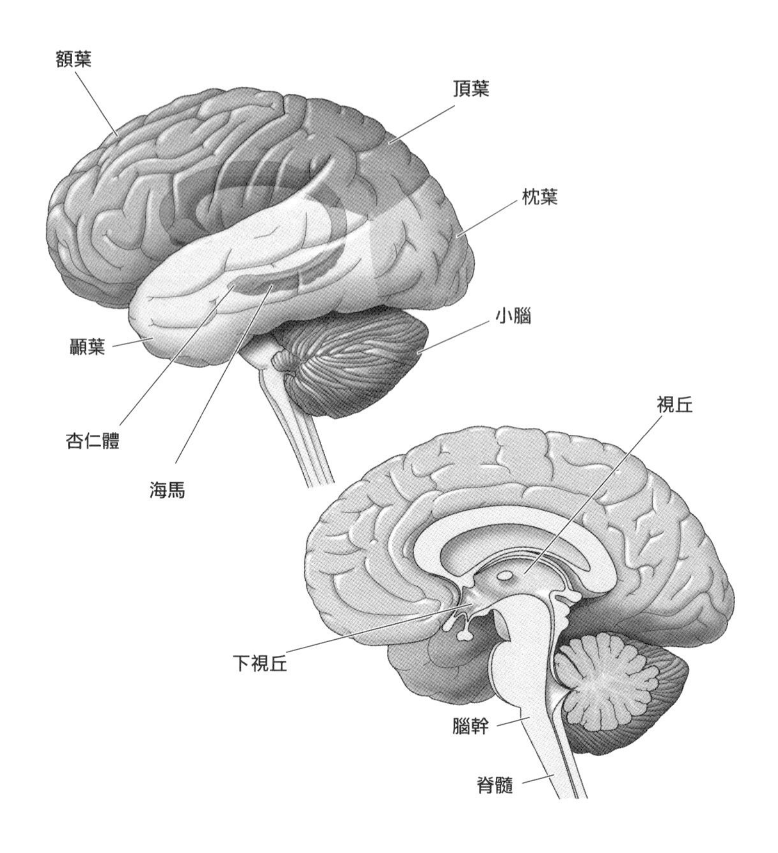

膠細胞能在發育早期，引導神經元就定位，因為它能伸展出長纖維，好像指引路徑般，讓神經元跟隨。

關於細胞分裂的數目，以及它們要製造的細胞種類，是由諸多化學信號的總和來嚴格調控的。化學信號會隨著腦袋區域的不同而變化，而且能與先存細胞互動。分裂產生新神經元的完工時間，大都在**胎齡**（從孕婦最後一次月經起始日開始計算）二十週左右，也就是受孕十八週的時候。人腦即便進入成年期，還是會製造少量新神經元，而且一輩子都能製造新的膠細胞。

在腦袋的這段發育期間，細胞也會分化，各自負擔起腦內特定的工作。腦細胞的分化是經過一系列的步驟，隨著化學信號給予的限制愈來愈嚴格，它們的工作也漸漸變得愈來愈專門。

就某個基本層面來說，神經元具有相當多的共通性（參考次頁的圖）。它們都能接收由其他神經元釋出的化學信號，稱為**神經傳遞物質**。當神經傳遞物質的分子與神經元頂端的**樹突**上的**接受器**相結合，能夠散播的電訊號及化學信號便會隨之產生——就電訊號而言，它們有辦法一路傳到神經元的細胞本體上。如果同時有足夠的電訊號發生，該細胞本體就有可能製造出一個電脈衝，藉此與其他神經元進行對話。

這種輸出訊號稱為**動作電位**或棘波，由神經元的**軸突**往下傳。軸突是一根十分細長的纖維，能從腦部延伸到它的目的地，有些軸突甚至可以從腦袋延伸到腳趾。每個神經元都擁有一根軸突，這根軸突通常會產生分枝，伸向好幾個目的神經元。神經傳遞物質的分子儲存在軸突分枝終端的特定區域中，棘波抵達時，就會給釋放出來。當某個神經傳遞分子與另一個神經元的樹突結合時，該目的神經元最後究竟會產生電興奮或是電抑制，則是由神經傳遞物質的種類來決定。軸突的分枝終端與另一個神經元的樹突相接觸的地方，稱為**突觸**。腦細胞分化的最後階段，通常是由神經元在突觸上的互動來決定的。

膠細胞有各種不同的風格。有些膠細胞把自己裹在軸突外圍，就好像電線外面那層絕緣的塑膠皮，形成一層**髓鞘**，能增加神經元之間的溝通速度。另外一種膠細胞附著在血管壁上，管制有哪些化學信號准許進出腦袋。還有其他的膠細胞能形成腦袋的防禦系統，負責吞噬和移除外來異物以及死細胞的殘骸。膠細胞的分化也同樣是根據它所接觸到的化學信號，時間點通常比同區域的神經元稍微晚一些。

腦袋接線流程的第一個步驟，發生在出生前，當數以十億計的神經元紛紛將軸突伸向目的地之際。還好，胚胎裡的這段距離比起成人體內要短得多。此外，這個階段的腦組織不像最後那般擁擠，也有助於這個接線流程，這就好比，在一棟還沒有隔間的房子裡接水電管線，會容易得多。只有最早抵達的軸突必須自己摸索路徑，它們可能是靠著化學信號的指引，或是依靠尋找特定的路標細胞。

較晚抵達的軸突，則會沿著早期先鋒軸突的路徑前進，就好像你會沿著一束先前安裝的管線來牽一條新的電線般，差別只在於：新軸突是一邊往前推進

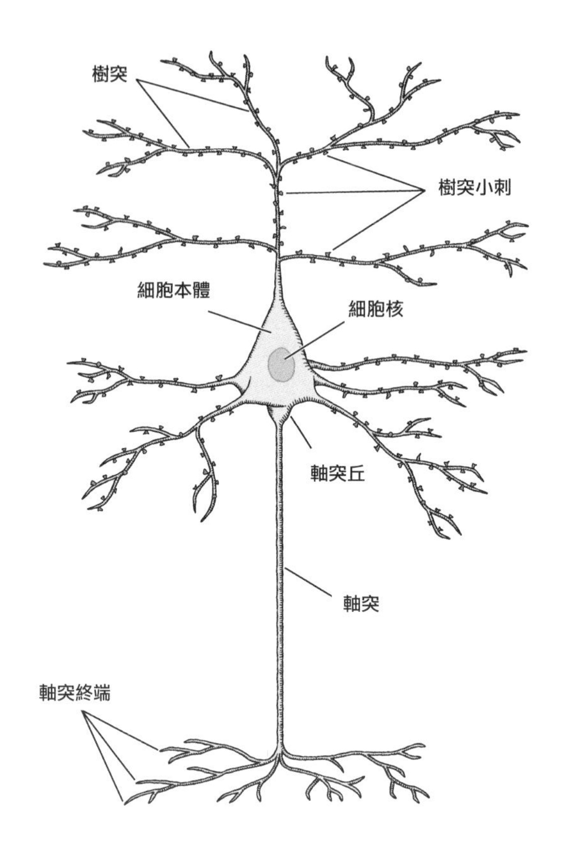

時，才一邊製造出來的。腦袋中的一捆軸突，稱做一根**神經**。在伸展出去的軸突終端有一個區域，稱為**生長錐**，它們能夠藉由伸出或縮回小巧的突出物，來試探腦中各個方向的環境，看起來就好像生長錐在聞嗅正確的路徑般。至於周遭的化學物質會吸引、還是排斥生長錐，則要看這些化學物質的種類而定。有些化學物質甚至能令生長錐，突然改變它對其他分子線索的反應，這是一種相當精巧複雜的導航邏輯。

一旦軸突在腦袋裡找到大致的目的地之後，它便得在數百萬個候選細胞中，挑選出屬於它的幾個目的細胞。這個過程是由分子線索揭開序幕的，它們會告訴軸突，且將腳步放慢，開始探索邊界上可能標記了排斥訊號的區域，那些排斥訊號可以阻止軸突興奮。有些腦部區域能幫忙導引軸突，因為它們能提供一張區域地圖，地圖上某種化學信號的濃度會沿途穩定的下降。另外一些腦部區域，則利用大量相關的**蛋白質**來標示區域位置，好讓軸突找到連往正確神經元的路徑。蛋白質是細胞製造出來的通用基礎建材，具有各式各樣的功能。在本案例，它的功用是告訴軸突：「你在這裡。」

軸突快要抵達目的地時，就會開始與附近的細胞溝通，開啟能導致突觸生成的化學對話。這個程序在脊髓中始於受孕後第五週，但在某些腦部區域，這個程序直到嬰兒出生滿一年，都還未完成。

剛開始，軸突會與一些只能說勉強合適的目的細胞，形成許多額外的突觸。但是到了最後，只有部分突觸能存活下來。愈是能夠成功活化目的細胞的突觸，愈有可能保留下來。這場突觸之間的生存競爭，提供了一條「將大腦功能調整到符合每個孩子的特定生存環境」的路徑，不論此舉意味的是「調整視神經元的反應，以便適應每個孩子的兩眼間距」，或是「調整聽覺皮質，以便讓孩子用最容易的方式，對母語起反應」。這個流程會以較輕微的程度，持續進行一輩子，做為我們學習與記憶的機制（參考第21章）。

在早期發育中，「消除不必要的成分」是一個主要課題。成人腦袋大約有一千億個神經元以及等量的膠細胞。然而，年輕腦袋所製造的細胞數目甚至更高，之後才藉由計畫性的細胞死亡，來刪減神經元數目。在某些腦袋區域，計畫性死亡殺掉的細胞數目，高達所有出生細胞的五分之四。這些被神經科學家稱為**退化的**流程，是正常發育過程裡不可或缺的。

為什麼神經系統會採取如此浪費的做法？看來，這似乎是為了要讓陸續抵達的軸突數目，能與目的區域的神經元數目相配。細胞死亡是發生在軸突已經碰到目的細胞、並形成突觸之後。目的神經元會製造一種細胞生存必備的蛋白質，在突觸的地方被吸收，由軸突傳送回神經元的細胞本體。於是，沒有辦法與目的細胞形成足夠連結的細胞，由於得不到足夠的生存蛋白質，就會死去。這種細胞死亡是很有效率的流程，是細胞內部一種生化死亡途徑的結果。其中最著名的生存蛋白質（或稱為**神經營養因子**）是神經生長因子，負責調控與「觸覺系統和邊緣系統中的『戰或逃』反射」有關的神經元的存活。其他一些因子也能影響細胞的生存，包括後續的突觸活動以及性荷爾蒙，後者能控制男女有別的腦部區域裡的細胞死亡。

即便腦細胞都就定位之後，還是有許多建設工程尚待完成。和成熟的神經元相比，新生的神經元看起來非常簡單。在妊娠期即將結束、到出生兩年內，樹突會形成額外的分枝，使得要幫這麼多新生突觸覓得容身之處，愈來愈困難了。消滅突觸的程序始於出生第一年，而且會持續到青少年初期，成為「經驗協助塑造腦袋」的基本機制之一（參見第5章）。

軸突成熟的第一步是髓鞘化，也就是在外圍形成膠質的絕緣層，好讓棘波能快速通過軸突。這就好比腦中的電系統先是安裝了光禿禿的導線，事後才加裝絕緣層。這個過程在腦袋裡是始於出生之前（但在脊髓中比較早），然後一直持續到進入成年（參見第9章）。

考量腦部的建築工程是這麼龐大，成長中的小寶寶需要能量，自然不足為奇。事實上，**對於發育中的胎兒來說，最大的威脅就在於母體營養失調**，不論失調的原因是饑餓、貧窮還是節食。其中特別關鍵的時間點在第二孕期（懷孕第十三週到第二十八週）與第三孕期（懷孕第二十九週到第四十週），因為腦袋的體積在這兩段期間會快速增長。出生體重如果比預期低許多（和嬰兒預估的遺傳生長潛力相比），代表此後一生有較高的風險，會出現許多問題，包括認知發育與智能上的障礙。此外，出生體重過低以及其他毛病，像是智能遲緩與視網膜發炎，也和各種病毒感染有關，包括弓蟲症、德國麻疹與單純疱疹。一般說來，為保險起見，懷孕末期要保持良好的衛生習慣。

不過，嬰兒出生體重過高，也同樣不健康。目前已有辦法針對產婦個人，量身打造胎兒的健康生長曲線。這可以詢問妳的產科醫生。

懷孕期間如果攝入環境毒素，也可能形成威脅。譬如說，濫用古柯鹼會增加嬰兒罹患**注意力不足過動症**的風險。然而，更嚴重的腦部影響來自兩種合法藥物，尼古丁與酒精。低出生體重以及各種腦部發育問題，都與吸菸、尼古丁、酗酒扯上關聯。1980年代曾經被媒體大肆報導的「毒癮寶寶」，後來證明受損的主因，在於母體營養不良與同時服用多種藥物。

在電視影集「廣告狂人」的背景年代（1960年代的美國），懷孕婦女一手捧酒杯、另一手夾著香菸的景象，一點都不會引人側目。如今，在美國某些州，懷孕婦女要是被逮到服用古柯鹼，是得坐牢的，罪名是虐待兒童。

但吸菸喝酒還不至於下獄。說得婉轉些，此舉對嬰兒健康不宜（參見第39頁的實用訣竅：**孕婦壓力愈小，寶寶問題愈少**）。雖說一時還不太可能出現「懷孕期間點菸必須入獄」的法令，但你還是應該在懷孕早期（或懷孕前就更理想了）戒掉這些習慣，改善寶寶的健康。

懷孕期間另一個藥物暴露來源是醫療。孕婦接受建議，避免服用各式各樣的成藥。說到腦部生長，第三孕期是最容易受影響的時候——藥物可以進入胎盤，因此也可以進入胎兒正在發育中的腦袋，使得出現神經發育問題的可能性提高。孕婦在這個階段可能服用的一種藥物，叫特布他林（terbutaline），能夠活化神經傳遞物質**腎上腺素**的接受器，為的是防範早產（但其實沒有這方面的功效）。有些孕婦得服用類固醇，以改善有早產風險的胎兒的肺部發育，但是類固醇療程也可能傷害到腦部發育。即使是目前公認安全無虞的藥物，在懷孕晚期還是可能存在風險，因為胎兒的腦袋在懷孕末期生長得非常快速。雖然在許多情況下，孕婦與醫師並沒有選擇的餘地，但是在權衡「母親與胎兒的風險」與「已經證實的利益」時，還是應該小心為上。

不過，關於藥物也不盡然都是壞消息。最受大家青睞的「藥品」之一，咖啡因，服用中等劑量是無害的，也就是每日不超過300毫克，大約合三杯普通咖啡，或是一杯星巴克的大杯咖啡。人工甘味劑和麩胺酸鈉（MSG，味精）也是一樣。所以，孕婦不需要放棄所有喜歡的生活習慣。事實上，少擔心一些，反而能減輕壓力。

對於胎兒來說，另外一大威脅來自懷孕期不足。造成出生體重過低最常見的原因就是早產，它會大大增加神經發育障礙的風險。有一位挪威學者曾做過研究，發現在懷孕二十八週至三十週出生的嬰兒，比起足月生產的嬰兒，發生智能遲緩的機率是四倍高，發生泛自閉症的機率則是七倍高（參見第27章），發生腦性麻痺的機率更是高達四十六倍之多。這些小孩在長到十八歲以後，每

懷孕期間多吃魚，孩子腦袋更靈光

在母體子宮內或是童年期間，暴露在鉛或是汞的孩子，智力可能會降低。這些鉛或汞可能來自油漆、水管、餐具、甚至進口的化妝品。這些重金屬對於腦袋發育，是有很大害處的。

所以多年來，婦女常常被告誡，要少吃魚，因為魚可能含有汞。但是魚也是omega-3脂肪酸的主要來源，omega-3對於神經的發育至關重要。事實上，腦袋在形成時，如果缺少omega-3，可能導致智能不足。要解決這個問題，我們遍查科學文獻，以便權衡吃魚的風險與益處。我們的判決是：吃魚有好處！

現在有好幾份長期研究證明，懷孕期間攝取魚類的孕婦所生下的孩子，比起不吃魚的孕婦所生下的孩子，前者具有較佳的腦功能，尤其是選擇攝取低含汞量魚類的母親。

有一組研究人員評估11,875名居住在英國布里斯托的婦女，在第三孕期的飲食習慣，然後再對她們生下的孩子，進行各種認知測驗。與每週至少攝取三份海產（每份6盎司，等於170公克）的母親相比，不吃海產的母親比較可能產下社交行為不佳（七歲時）以及語文智商低落（八歲時）的孩子。母親攝取的海產愈多，孩子的腦袋愈靈光。研究分析發現，此一效果是因為吃魚，而非其他因素，例如家庭的經濟環境。孕婦吃魚的益處看似很小（用統計學方法估計的效應值，約為0.2到0.3；我們在第8章會討論效應值的意義），但是證據充分。每週攝取魚類少於兩份的母親，則看不出明顯的益處。

另一份研究也證實這項發現，並更進一步證明，懷孕期間攝取魚類的總份量相同的情況下，食用低含汞量魚類的母親，與食用高含汞量魚類的母親相比較，前者產下的孩子具有更高的語文智力。

你可能聽說過，沒有煮過的魚，尤其是野生太平洋鮭魚，可能含有致病的寄生蟲。但是在美國，壽司採用的生魚都必須經過冷凍殺死寄生蟲的程序，可以將這方面的風險降到最低。

那麼，你怎麼知道食用的魚類是否含汞？有一條很好用的基本法則：魚的體積愈小，含汞量愈低。頂尖的獵食者，像是劍魚和鯊魚，應該盡量避免，因為汞和其他汙染物質會隨著食物鏈往上，濃度愈來愈高。各國衛生署可能都有當地魚類的含汞量風險資料。不過，最重要的是，對於胎兒的腦袋發育而言，攝取足量omega-3脂肪酸帶來的益處，似乎大過含汞汙染具有的風險。

十二位就有一位被鑑定為殘障，是正常小孩的五倍。在妊娠期愈晚出生的早產兒，殘障比率也愈低。但即便是在第三十七週出生，風險依然比足月生的嬰兒來得高。

造成早產的一個重大因素為多胞胎。採用人工受孕的夫婦可以降低這方面的風險，只要事先要求醫生每次植入不超過一枚卵子即可。

醫療界最近有一項意外的變化，那就是孕婦早產的頻率增加了。早產兒（不滿三十七週）目前占全美新生兒的12%到13%。從1981年到2004年間，這個比重持續上升，部分是因為早產兒的存活率隨著醫療照護的進步而提升。四分之三的早產，發生在妊娠三十四週到三十七週之間。在這段期間出生的嬰兒，有20%最後會發生嚴重的臨床行為問題，而且他們出現注意力不足過動症的風險，比足月產的嬰兒高出80%。

最近一項研究暗示，在三十四週到三十七週引產的早產兒當中，高達五分之一沒有醫療上不得不引產的理由。包括受孕前就有高血壓或併發症的案例，其實在醫界都不認為是必須進行早期引產的指標。在這類案例中，是否進行早期分娩，應該要仔細權衡風險與利益，就像我們前面所討論的。當然，也有許多案例，譬如出血或臍帶脫垂等，引產是無法避免的。

因此，**如果想要保護腹中寶寶發育中的頭腦，妳能做的最大貢獻之一，就是盡可能讓懷孕期屆滿**。在美國，有10%到20%的分娩是經由引產，其中大約一半都是不是醫學必須的。選擇引產的理由，包括為了醫生或病人的方便，以及醫生擔心法律責任等等。我們建議：根據美國婦產科學會的報告，除非有明確的醫療需求，否則不應該在懷孕未滿三十九週前進行引產（這個時間點設得比較晚，是因為確切的受孕日期往往無法精確得知）。套用一句烘焙的比喻，烤箱裡的麵包自會成熟，你只需等待它完成。（譯注：bun in the oven在英文中也有「懷孕」的意思。）

3 孩子，你生來就是要學習的

年齡：出生到兩歲

怪不得嬰兒這麼愛睡覺。前頭有太多苦工等著他們了。嬰兒生來就擁有一套基本的學習工具，就像我們在第1章描述的。但是他們的待辦事項清單還是落落長。出生第一年，小寶寶就必須為成年後的所有能力打下基礎，從語言到運動。他們的腦袋在這個年齡變化的速度，比未來任何時期都快。這些變化，大都能幫助寶寶學習他們所出生的特定環境。

人類可以居住的環境，樣貌多得驚人，從冰天雪地的凍原、到令人熱得難受的沙漠，而且社會體系也同樣多變。生長在紐約市或巴塞隆納，與生長在亞馬遜雨林中遺世獨立的小村莊，經驗自是大不相同，但嬰兒卻是帶著幾乎完全相同的基因，進入這些環境。

和許多動物不同，人類的生理構造不會剛剛好吻合他們出生的環境。但是嬰兒天生擁有「可彈性適應廣泛情境所需的技能」，這項能力讓人類得以在世界各角落生存。這種做法的好處非常大，但代價也非常大：孩子在獨立之前，有很長一段時間需要無微不至的照顧。這種高風險、高報酬的生育策略，會影響大部分人的生活長達幾十年，首先是以孩子的身分，之後是以父母的身分。

嬰兒生來就會想要探索、並測試他們對世界的觀感，這也是為什麼他們老是什麼都參一腳，很喜歡沒事找事。當一名小女娃將碗推下高腳椅，弄出一團碎片，然後一再重複這個動作時，你可以看到她眼中的歡欣得意之情。做事有效率，通常都能得到很好的回報，無論對孩子或成人都是一樣。只不過，嬰兒有時候對於自己為何會引發某件事，感到困惑，於是你就會看到他們在對物體說話，想要哄勸它們聽話。這種搞不清楚物理與心理因果關係的困惑，通常在滿週歲時就會消失。

正如嬰兒被演化塑造成效率超高的學習者，成人同樣被塑造成有效率的老師。躲貓貓看起來可能只是一個簡單的遊戲，但其中蘊含的內容可豐富了。對於如何向成人看顧者要到所需事物，嬰兒可是個中高手，他們的需求不只有食物與住處，還包括資訊與榜樣。當做母親的，對著寶寶嘀嘀咕咕訴說，他是一個多棒的好寶寶，他就已經在學習語言、人際關係、和其他許多事情了。

由於嬰兒天生具備我們在第1章介紹的五大才能，即便是剛出生的寶寶，都不會只是被動接受成人指導。相反的，嬰兒會主動尋找對他們所處的發育階段，當下最有用的資訊，而他們的行為也總是能誘發成年人，適時給予他們需要的幫助。譬如說，很多人都會對著嬰兒說**媽媽話**——和普通語言相比，這種說話方式的聲音較高、有如唱歌、速度較慢，而且母音拉得老長。嬰兒喜歡聽媽媽話，他們對於說媽媽話的人，互動也比較強烈；而大部分成人或年齡較長的孩童，也會很本能的運用這種方式對小寶寶說話。媽媽話的特性（包括清晰的發音、字與字之間的停頓）非常適合協助小寶寶學語言。這恐怕不是巧合。

當然，與成人的互動在某些方面也會影響孩子的發育，像是決定寶寶學習的是哪種語言。所有正常寶寶，最後都能學會他們需要知道的事情，但是學習速度與細節，卻取決於所生長的特定文化。譬如說，小兒科醫生用來判斷你的寶寶是否正常的運動發育表，它在各階段的發生時間點與事項，可能因為文化不同而有很大的差異（參見第54頁的**實用訣竅：引導嬰兒練習，可加速運動發育**）。

譬如在美國，大家普遍認為嬰兒在學走路之前，應該先學會爬，然而爬行只不過是嬰兒發現的諸多移動手段之一。在牙買加，幾乎33%的嬰兒完全沒有學習爬行，其他67%的嬰兒則是差不多直到十個月大的時候，才同時學習爬行與步行。同樣的，17%的英國嬰兒從來沒有爬行，而且在一百年前，更有高達40%的美國嬰兒不曾學爬，有可能是當時的小寶寶都穿著長袍，不方便爬行。

同樣的，學習語言的經驗也會影響認知方面的發育。韓國語言使用一套很

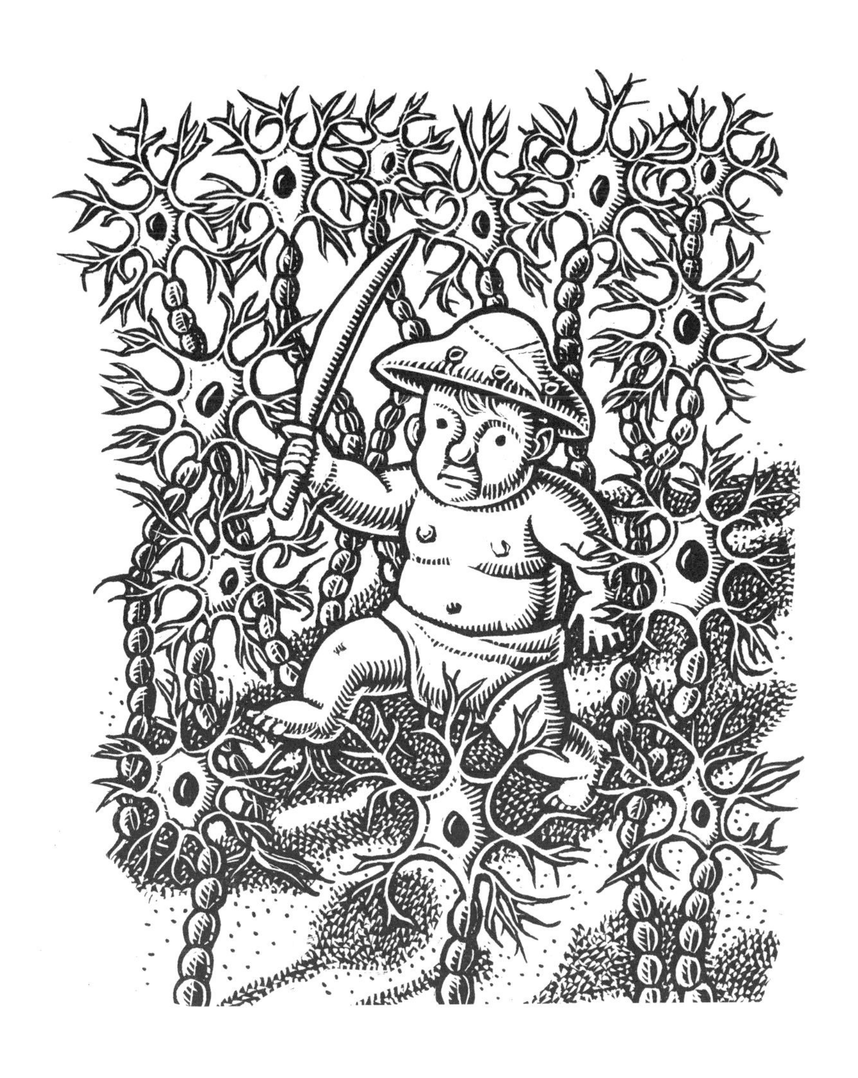

複雜的動詞語尾系統來傳達訊息，反觀英語卻非常倚重名詞來表達意思。結果韓國寶寶的口語中，充滿一堆連著介系詞的動詞（例如moving into），而且常常整句話裡都沒有名詞。但是說英語的寶寶，話中卻含有大量名詞。或許也是基於這種經驗，比起韓國小娃，美國小娃娃比較早開始幫物體分門別類。另一方面，韓國小嬰兒學習用耙子將搆不著的玩具扒回來的年齡，早於他們學會幫事物分門別類，這暗示了，韓國小嬰兒發現「思考行動」比「思考物體」來得簡單。

引導嬰兒練習，可加速運動發育

有些文化會提供嬰兒諸多觸覺刺激，並協助寶寶練習運動技巧，而他們的嬰兒也比其他文化的孩子，提早幾個月學會抬頭、坐立以及走路。在非洲、加勒比海和印度文化中，母親在嬰兒洗完澡之後，都會幫小寶寶按摩、並做伸展運動。這些例行動作包括：讓嬰兒懸空轉圈、或是空中拋接。被母親用背帶背著走的嬰兒，會增進肌肉強度和協調性，因為他們必須調整肢體，以適應母親的動作。實驗研究證實，像這類的刺激能促進運動發育。例如，讓嬰兒在辦公室的旋轉椅上轉個二十次，每週兩回，持續四週（比起危險的空中拋接，這是既能提供刺激、又安全有趣的方式），或讓嬰兒被動的晃動雙腿（每天二十分鐘，持續八週），都能加速嬰兒獲取運動技巧。

教導嬰兒坐立時，有些非洲及加勒比海的媽媽，會把嬰兒以坐姿抱在自己腿上，或用墊子或其他物品來支撐住他們的坐姿。在教導走路時，媽媽會抱住小嬰兒保持站姿，然後把他們提高和放下，讓他們進行跨步動作。一旦小寶寶能自己站立，母親就會鼓勵他們步行，有時候讓寶寶扶著家具走，有時候用食物來引誘寶寶前進。在這些文化中，即便很小的嬰兒，坐著或站著的時間都很長。西方父母只有在教導幼兒爬樓梯時，才會採用這類刻意計畫的步驟。

受過引導練習的嬰兒比沒有受過訓練的嬰兒，發展運動技巧的速度更快，但是也只限於那些特別訓練的技巧。實驗室研究證實，練習爬行運動的寶寶比較早開始爬，練習跨步的寶寶比較早開始走路。相對的，運動受限的寶寶發展運動技巧的速度，就比較慢了。小寶寶如果是在冬天出生，在次年夏天開始爬，這比起夏天出生、同年冬天開始爬行的寶寶，前者的進度提早三週，顯然是因為冷天氣限制了後者的練習機會。

早學步的孩子，長大後的運動技巧，是否就會比晚學步的孩子強？大概不會，除非他們持續比其他孩子更常鍛練這些運動技巧。在某些文化中，成年人經常能跑很長的距離或是背負重物，但是那些技巧都需要累積多年的訓練，並非靠嬰兒時期的特別訓練，就能夠儘早擁有那些能耐。

打從一出生，嬰兒就會模仿其他人，而且似乎樂在其中。模仿是增進社交的有力工具，父母親應該直接提供行為榜樣，給嬰兒模仿。嬰兒模仿的是行為的目的，不是行為的實際形式。譬如說，一名十四個月大的嬰兒，如果看見有人用額頭去碰一個盒子，然後電燈就亮了，一星期後他也會用額頭去碰那個小盒子，來開啟電燈。但是如果最早示範這個動作的人，在用額頭碰開關時，雙手包裹在一條毛巾裡，大部分嬰兒將會改用手來碰開關。為什麼會這樣？他們顯然認定，示範者之所以用額頭去碰開關，是因為當時無法騰出雙手。你不妨設計幾個類似的遊戲，來和你的寶寶玩，可能會很有意思喔。

在兩歲之前的這段密集學習期間，寶寶腦袋裡會暴增大量的突觸，將不同的神經元連結起來。就在出生前後，每秒鐘會增加約四萬個新突觸。滿週歲時，寶寶的腦袋大小已經有成人腦袋的70%，等他們過兩歲生日時，腦袋大小更是已有成人的80%。小腦的增長尤其明顯，這個負責整合感官資訊的區域，在寶寶學習如何控制身體時，要協助引導他們的運動。同樣的，大腦皮質在出生後也有很多待增長之處。在出生的頭兩年，大腦皮質的體積會增加一倍，其中大部分都是在一歲之前增加的。雖說有一小部分新增的體積來自新生的神經元，但大部分新增體積都來自神經元之間形成了新的連結。在出生的第一年內，讓神經元能夠彼此對話的各部分，像是軸突、樹突、樹突小刺以及突觸，都會被快速的精心打造。軸突的髓鞘化也是在這段期間密集展開，膠細胞會將自己裹住軸突，形成絕緣層，以提高不同神經元之間的訊號傳遞速率與效率。

你或許會想像，嬰兒遇到、學習到的經驗，將會決定新突觸在何處形成，但實際情況並非如此。相反的，在發育早期，腦袋會在眾多神經元之間，製造出一大堆無關緊要的連結，之後再漸漸移除不常用到的突觸（參見第5章）。如果說**腦袋好比一株玫瑰樹叢，生活經驗將會是修剪樹枝，而不是肥料**。

身體運動能力發育的發生順序，是由腦部的成熟度來決定的。大腦的主要運動皮質含有一張身體發育順序的地圖，嬰兒在學會伸手取物前，會先學習控制頭與臉部的運動，更晚才會學走路。

三個月大時，嬰兒腦袋的發育在行為控制方面，就已經有明顯的進步。這個年齡的寶寶，開始能夠約束反射動作與眼睛運動。寶寶的運動能力足以在他們的姿勢受干擾時，做出反應來保持平衡。此外，寶寶還會發展出清楚的目標導向行為，包括頭眼協調以及伸手取物。而且這個變化還會減低他們啼哭的時間。對於做父母的來說，幸運的是，小寶寶頭三個月的行為並不能預示未來的個性。

等到四個月大，寶寶的眼睛運動顯示他們能預測：物體何時將會從屏幕後現身。這是寶寶剛開始鍛鍊一項日後將愈來愈重要的技巧。學習預測事件的演變，例如在跌倒前調整自己的姿勢，是成年人運動能力的關鍵要務。預測性的運動控制是小腦的另一項功能，因此小腦的成熟很可能攸關這項能力的發育。

小寶寶即便在很小的時候，就對物體略知一二，但依然還有許多需要學習之處。即使是很小的嬰兒，似乎都看得出來空間是立體的、是三維的。新生兒會閃躲朝向他們衝過來的物體，而且等到他們有辦法控制手臂，他們就會試著去抓想要的物品。

餵母乳能提高智力

所有人似乎都認定餵寶寶吃母乳，能讓他們更聰明。我們在開始撰寫本書時，原本也這麼認為，但是經過仔細審閱科學文獻後，發現這種想法的證據大有問題。

毫無疑問，嬰兒期完全吃母乳的孩子，平均智力高於不是吃母乳的孩子。但問題是，為什麼會有這項相關性？一種可能是，兩者的差異與餵母乳的媽媽的特質有關。

事實上，我們從文獻中的統計資料發現：與用奶瓶餵孩子的婦女相比，餵母乳的婦女智商較高，教育程度也較高，貧困的可能性較低，抽菸的可能性也較低。母親智商每增加15分（相當於一個標準差），她餵母乳的機率就增加一倍。我們猜想，如果論文標題或媒體報導的標題是用「聰明媽媽會生出聰明寶寶」，恐怕不會太讓人難忘；但是取個「餵母乳能提高智力」的標題，引人注目的效果就不一樣了。

研究人員嘗試用各種方式，來處理這類混同因素。**後設分析**就發現了不一致的結果。後設分析又稱統合分析，是一種有力的統計學技術，能將許多研究計畫的發現統整起來，進行分析，以增加我們對結論的信心。有些論文報告說，餵母乳對嬰兒智商僅有少量的效益，其他論文則報告說不具效益。整體說來，實驗對象數目很大的研究計畫，傾向於發現具有較小的效益。這對於科學讀者來說，可不是振奮人心的消息。因為照過去的經驗，真正的效益（不是隨機出現的效益）在母體很大的情況中，應該更容易看出來才對。另外，後設分析還有一個結論是，研究品質較高的研究計畫，並沒有發現「餵母乳對智力有效益」。

我們還發現，有一項大型研究計畫，將母親個人的特質納入考量後，餵食母乳對智力的效益就完全看不出來了。在332對「一個小孩餵母乳，另一個小孩用奶瓶喝牛奶」的手足之間，研究報告說，並沒有智商差異。另一項針對288對「只有一小孩餵母乳」的手足所進行的研究計畫，也回報類似的發現。

要弄清楚這些影響，真正理想的研究方法是：隨機分配嬰兒餵食母乳、或用奶瓶餵牛奶。白俄羅斯曾經做過一場大型研究，是在符合人道的情況下，盡可能隨機分配母親參加一項支援計畫，該計畫是要延長成功餵食母乳的期限。作者回報說，這項支援計畫大大提升了孩童在六歲時候的智商。很不巧，幫他們測量智商的小兒科醫生，與該計畫的成功與否有利害關係，而且平常也沒有在進行智力測驗。事實上，當心理學家重新幫其中某些小孩做智力測驗時，得出的分數降低得非常多，讓人懷疑先前的評估和結論恐怕是有偏頗的。

我們仔細審閱文獻的總結論是：證據顯示，餵母乳對於寶寶日後的智力影響很小，或是根本沒有影響。當然，我們並不是在反對餵食母乳；餵母乳有許多其他的好處，包括與寶寶肢體親密接觸的機會（參見第11章）。但是做母親的，如果沒有辦法親自哺乳，也不應該擔心會傷害到小寶寶的智能發育。

但在另一方面，他們對於物體能夠固定不動，似乎就理解得比較晚。因為對新生兒來說，動作似乎是認知物體的一大關鍵。成人也會利用這條線索（例如，一起移動的物件，會給視為同一個物體的零件），但是嬰兒會把這個概念發揮到極致。五個月大的寶寶，如果看到一個填充玩具走到一片屏幕的後方，不久一輛玩具車從屏幕的另一側出現，寶寶並不會露出驚訝的表情。在那個年齡，寶寶絕對已經能夠分辨那兩個玩具間的差別，但是對他們來說，似乎物體的運動更重要，兩個玩具都會移動，意味著它們是一夥的，不值得驚訝。等到寶寶一歲之後，若是出現在屏幕兩側的物體，例如形狀或顏色有所不同時，就會引起寶寶的反應了。這暗示：寶寶的腦袋對於被遮住的物體的認知與想像，變得更為豐富了。

以上這些工作，嬰兒自然而然就會去做，不需任何特殊教導或訓練裝備。只要是腦袋和生長環境都算正常的寶寶，就能在這段期間發展出這些技巧。他們自己會去鍛鍊這些技巧，而做父母的人，只要在日常生活中常與寶寶互動，就夠資格教導他們了，並不需要窮緊張、不需要揠苗助長。新生兒的爸媽大都只需要見招拆招，享受從旁觀察的樂趣，適時協助小寶寶探索世界即可。

4 超越「先天 vs. 後天」之爭

年齡：從受孕到上大學

當科學家說「先天或後天」之爭已經過時，因為兩者都很重要，這可不是因為辯論的雙方疲憊了，要求休兵，而是基於生物學事實——而且我們對於這個過程的作用，也有相當程度的了解。

到目前為止，我們已經告訴各位，你的寶寶的腦袋會打造自己，主要是透過自動程式，它會自己去適應周遭的環境。但是你如果和某些人一樣，喜歡把自動程式想成是**基因**，這兩個聲明看起來就很矛盾了。事實上，把自動程式想成基因，並不正確；在你孩子的生長發育期間，這些自動程式控制的，其實是基因與環境的互動。

「先天或後天」這個議題會讓人辯論得如此激動，其中一個原因就在於，大家普遍認定基因貢獻度是決定性的，反觀環境貢獻度則是有彈性的。這也是為什麼，當你指稱男孩與女孩在生物特質上具有顯著差異，你會被認為是保守派，但你若指稱兩性的行為差異來自社會化，則會被認為是自由派。這類討論其實不會有什麼進展，因為兩種指稱都不完全正確。

基因會發展出一套打造腦袋的程式（參見第2章），但是在那之後，腦袋就會對外界起反應。隨著孩子的成長，腦袋更進一步自我調整，來適應周邊的環境。人類在各種環境都有辦法生存的這份能耐，來自天擇偏愛「有助於讓行為更具彈性」的基因（參見第62頁的**你知道嗎：文化可以驅動演化**）。幾乎所有能影響行為的基因，作用都在於「改變某項特定發育結果的機率」，而非「準確造成某項特定結果」。也因此，你的孩子的遺傳特質並非天生就注定了。

從另一方面來看，某些環境效益也是不能忽視的。譬如說，周遭環境能百分之百決定你的孩子將來會說哪一種母語，而且一旦母語學習過程結束後，就不可能再用另一種母語來取代了。

事實上，就個別神經元的角度，它很難分辨何者為「基因的」影響，何者為「環境的」影響。經由你的雙眼與耳朵進入腦袋的訊號（沒錯，也就是透過經驗），會藉由「引發化學信號，來修正你的基因或蛋白質」，而影響到發育，就像基因的影響一樣。這類變化有些可以逆轉，有些不可逆轉，但決定因素並不在於它們是源自先天的體內或後天的外界。

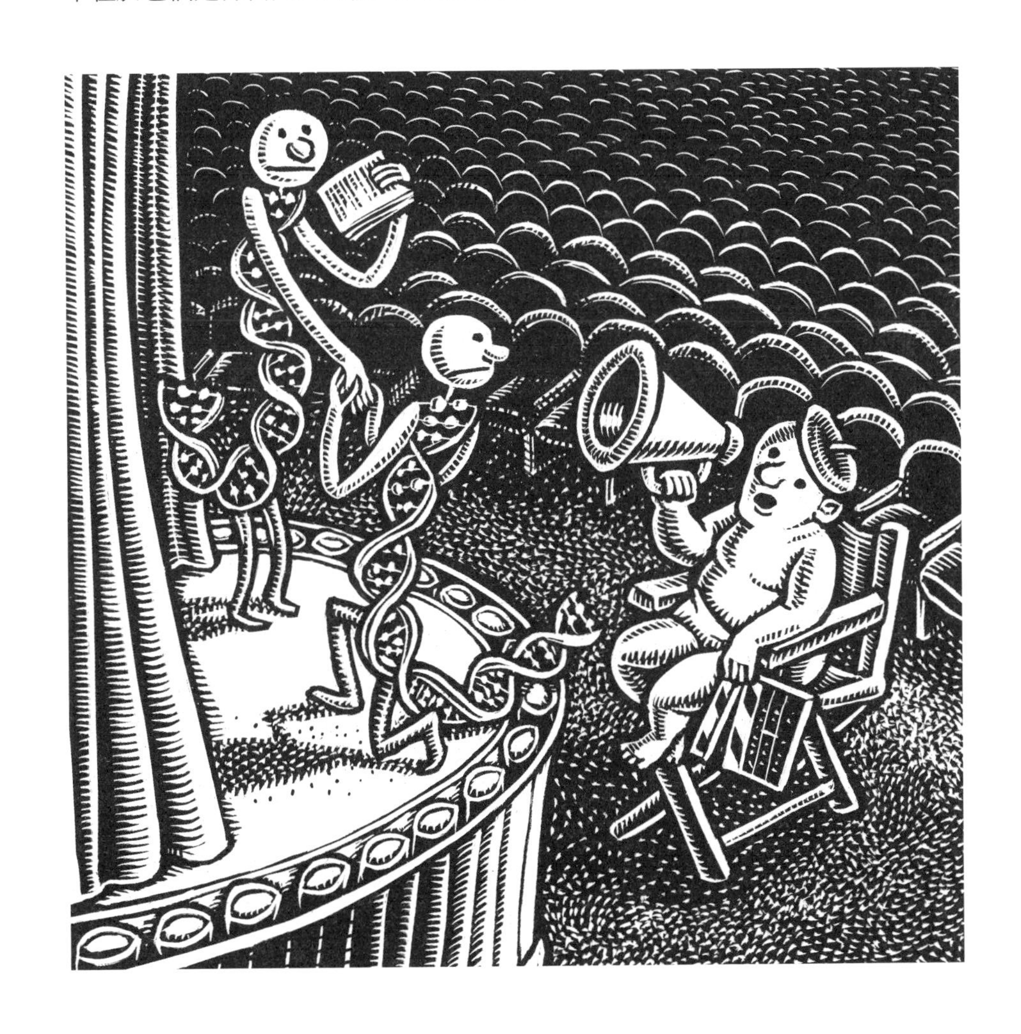

文化可以驅動演化

我們的生活經驗，也能以演化的時間尺度，來修改人類的基因組——也就是透過文化變遷，對天擇造成影響。遺傳學家把文化想成「能影響行為的後天學到的資訊」，包括信仰、價值、技巧、知識等等。

在大約八千年前到九千年前的埃及，人類剛開始學會畜養牛隻時，牛奶就變成人類的食物之一，而且不限於嬰兒。在這項環境變化（完全始於一項文化新發明）之前，成年人都有乳糖不耐症，無法消化牛奶。然而隨著畜牧行為的擴散，成年人體內製造乳糖酵素的基因，也變得愈來愈普及，因為能夠攝取牛奶的人，能得到較佳的食物營養供給。

歐洲和東非裔族群中，則是由於不同的基因突變，導致他們也具有乳糖耐受性，時間差不多發生在畜牧開始之時。然而直到現在，在祖先沒有牧牛的亞裔和西非裔族群中，乳糖不耐症依舊很普遍。

研究人員估算，大約有數百個到兩千個人類基因，顯露出最近有快速演化的徵兆，其中很多都可能是由文化變遷驅動的。譬如，協助我們身體對抗病原體的基因，就變化得很快。人體演化出新的免疫防衛系統，很可能是由農業發展帶動的，因為農業讓人類密切接觸到動物及其病原體，進而引發新的人類疾病。

其他類型的基因也在快速變異中。其中一類基因與攝取各種食物和酒精有關，它們可能是由飲食習慣塑造的。烹煮的發明，也與消化能力、苦味接受器、牙齒琺瑯質、以及下顎肌肉組織的改變有關。

另一類是影響腦部功能的基因變異，一如我們預期的，是由腦袋的特定能力，展現的實質優勢所驅動的，像是語言能力、學習能力。意思是說，這些能力愈強，社經地位的優勢愈明顯，因此會對這些功能的基因造成天擇壓力。

有趣的是，還有一類基因驅動的是外表變化，像是皮膚的顏色、頭髮的色調與密度、眼睛的色澤等。這類基因的天擇可能既是「性偏好的文化」驅動下的產物，也是環境驅動因子的產物，例如太陽光的強弱（陽光愈強，膚色可能愈黑）。

此外，文化變遷也能保護人類族群，不至於承受新環境的天擇壓力。譬如人類移居到寒冷地區時，他們學會生火取暖、穿著皮毛衣物，而不一定要像其他寒帶動物，為了保暖，發展出一身的皮毛或厚厚的脂肪層。

有些研究人員猜想，「經由後天學習的行為來適應新環境」的能力，讓我們的族群逃過了天擇強加給其他動物的一些限制，使我們的族群得以保持式樣多得驚人的基因特性。我們具有的行為彈性，之所以稱霸動物界，這種適應力可能是一大功臣。

本書稍後會討論經驗如何改變神經元的連結與化學。現在，我們想先解釋，在你的小寶寶發育過程中，基因與環境如何緊密糾纏。

首先，我們要提一項基本原理：你的孩子的基因能影響他的環境，反之亦然。他的個性會引導他去探尋某些生活經驗（參見第17章），而且他習慣的反應方式，就某些方面來說，也會影響到別人對他的態度。一個愛哭鬧、難安撫的嬰兒，受到的照顧方式絕對不會與平靜快樂的小孩一樣，不論誰來照顧都一樣。但在同時，你的孩子所碰到的環境（包括出生前後）也能永遠改變他的基因。經驗造成的化學變化，例如**甲基化**，能將某些細胞中的特定基因關閉，而且通常一關就是一輩子（參見**你知道嗎：基因組上的後天足跡**）。

由於影響是雙向的，許多發育過程都成為回饋迴路，其中的基因能影響環境，而環境又會影響基因（或至少是影響了基因的表現方式）。這種相互影響的概念，不太容易理解。每當我們想到基因的影響時，心中往往會去搜尋一個熟悉的例子，像是學校課堂裡教的孟德爾皺皮豌豆與光滑豌豆，或是我們周遭可見的單眼皮與雙眼皮。這些例子都是從小在學校裡教過的，因為其中的原理很簡單，很容易在黑板上解說。但是大部分影響腦袋與行為的基因，卻比這些例子複雜得多。

毫無疑問，基因與環境都能強烈影響個人行為的差異。嬰兒從父母遺傳到的基因，並不能完全決定他們將來會變成什麼樣的人，但是這些基因確實會為孩子將來可能的發育結果，界定出一個範圍。即便如此，同樣的遺傳傾向，落在不同的文化中，還是可能有非常不一樣的結果（參見第20章）。於是乎，在這麼多的交互作用下，實在很難估算某項特定行為，有多少是基因引起的，有多少是環境造成的。

這引發的第一個難題是，這類評估只適用於某個被研究的環境，但是換了其他環境，可能會大幅改變。譬如說，在中產階級族群，智商差異有60%來自遺傳上的差異；然而在同一個家庭長大的孩子，環境因素導致的智商差異趨近於零，也就是環境因素幾乎毫無影響。

基因組上的後天足跡

你孩子的生活經驗，怎麼可能會改變他的基因呢？這個想法似乎違背了你從小在科學課堂上學到的東西，但是它的依據是生物學家都很熟悉的細胞過程：所謂的**後成遺傳變異**，是藉由某類化學物質連接到DNA上，讓DNA的某個基因受到抑制而沉寂下來，使得該基因無法製造它所編碼的蛋白質。（參見下圖。這個基因受到抑制的過程，稱作DNA甲基化。當一個甲基族的化合物，將甲基連接到一個基因上頭，在沒有改變DNA本身的情況下，改變了基因的表現方式，便稱為甲基化。）

在細胞分裂過程，當DNA被複製時，後成遺傳變異也會被複製，因此該細胞的後代將會保存這項資訊。

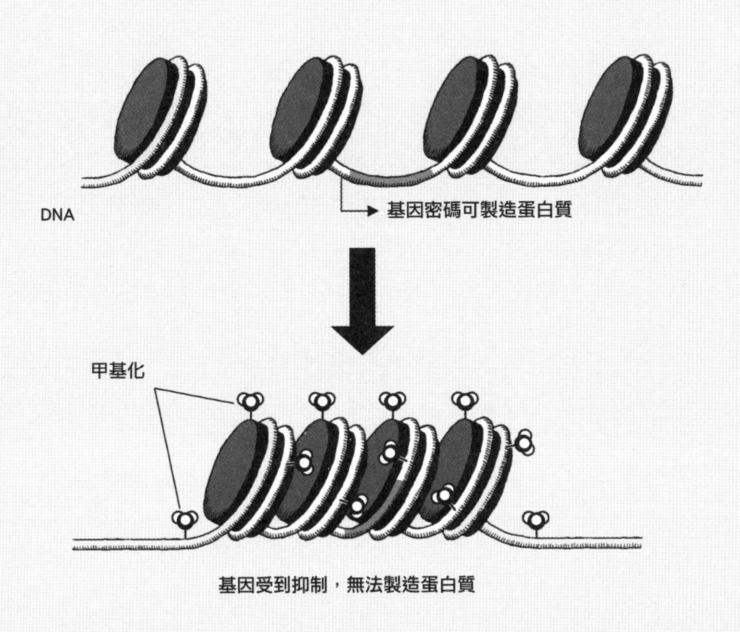

研究人員很早就知道，這個過程能解釋為什麼各種類型的細胞（例如神經元與腎臟細胞，全都含有一模一樣的DNA），外觀與行為的差異如此之大。最近的研究揭露，環境事件也能引起類似的DNA長期變化，這提供了一條管道，讓後天的經驗得以永久修改基因的表現。此外，後成遺傳變異的累積，也能解釋為何同卵雙胞胎不會長得完全一模一樣，儘管所有基因都相同。

當後成遺傳變異發生在精子或卵子，就有可能影響到未來的後代。在實驗室動物身上，這個過程已經研究得相當清楚了。例如，雌鼠年幼時曾經在一個豐富環境（有許多玩具）待過兩週，成年後學習能力比較強。而且她們的孩子也一樣，即使這些小鼠是由代理媽媽撫養，從未接觸過任何豐富環境，這些小鼠還是能受益於親生母親的生活經驗。這些生活經驗正是透過後成遺傳變異，傳到下一代的DNA上。

這類研究目前還在初步階段，所以，後成遺傳效應名單仍在增加中。目前我們知道的效應有：早年的社交經驗會影響到日後的行為，包括緊張反應（參見第26章）；待在娘胎期間以及剛出生時的營養，也會影響成年後罹患心臟病、第二型糖尿病、肥胖以及癌症的風險。古柯鹼成癮似乎也與後成遺傳的變化有關，這或許解釋了它為何如此難以逆轉。

後成遺傳變異是一種單純的化學過程，但是它能將生活經驗編碼成為將來的你，甚至成為你將來子女的先天素質。

相反的，居住在貧窮地區的族群（參見第30章），有60％的個人智商差異，來自他們的環境，基因造成的差異還不到10％。換句話說，有關某個孩子的潛在智力，除了基因所揭露的，還受限於孩子成長的環境。

第二個難題甚至更嚴重了。某個特定的發育結果，只會發生在「當某一組特定基因碰上某個特定環境」時，這稱為**基因—環境交互作用**。換個方式來說，就是「特定的遺傳特性」能讓孩子對某些經驗特別敏感，但是同樣的經驗對於具有不同遺傳特性的孩子來說，卻不會造成任何影響。這個主題本書稍後會再討論。像這樣的交互作用，也解釋了一些看似矛盾的發現：過去幾十年來，許多屬於高度可遺傳的特性，在族群中增加的速度，為何會遠超過生物演化所能解釋的程度。案例範圍很廣，從肥胖到智力（參見第22章）、到近視（參見第10章）。

基因—環境交互作用會造成這方面的難題，主要是因為科學研究在計算基因或環境的影響比重時，往往假設兩個因子是獨立的。但是正如我們說過的，事實並非如此。更糟糕的是，任何交互作用一旦發生，都會給歸入「遺傳的比重」，使得環境的影響顯得不如實際那般重要。

要說明這些觀點，且讓我們來看一份瑞典的研究報告，關於862名領養男孩所犯下的微罪。在這份研究中，基因（擁有一名罪犯父母）或環境（幼年居無定所、或是領養家庭很貧窮），都會增加孩子的犯罪風險。我們並不認為遺傳學家會找出所謂的「犯罪基因」，但是諸如衝動、攻擊性這類特質，確實會受到遺傳的影響，而且也確實會增加個人犯罪的機率。

和「生於非罪犯家庭，並成長於良好環境的孩子」犯罪率是2.9％相比，「擁有罪犯親生父母，但成長於良好家庭的孩子」犯罪率是12.1％，「親生父母均非罪犯，但生長於不良環境的孩子」犯罪率是6.7％。試想，如果遺傳與環境的影響是兩個獨立因子，那麼你可能會猜測：「親生父母是罪犯、而且又成長在不良環境的孩子」的犯罪率，只要將兩者相加，即可得到18.8％。但是研究結果卻遠不是這麼回事。擁有兩項危險因子的小孩，也就是親生父母是罪犯、而且生長在不良環境的孩子，犯罪率竟然高出許多，達到40％，是預估的機率的兩倍多。

但在同時，也沒有一個因子能決定孩子的命運。即便在最糟的環境下，擁有多重危險因子的孩子，還是有超過半數不會變成罪犯。很顯然，先天與後天這兩個因子都不能完全決定孩子的未來，不過它們卻能改變機率。

所以說，下次當你讀到「智力有60%來自遺傳」，或是「研究人員發現同性戀基因」，或是「孩子的攻擊性來自有樣學樣」，請不要忘記，生物學不是那樣運作的。在你的孩子一生當中，基因與環境的糾葛是永遠解不開的。

02 階段性成長

5
一生只一回：敏感期
年齡：出生到十五歲

你家小孩的腦袋有點像IKEA（宜家）家具：經由一系列步驟組裝而成，而且通常得按照先後順序。要是沒有完成某些步驟，有可能干擾到腦部後來的發展步驟，通常會讓進度延緩，有時候甚至會讓腦部發育永遠無法完成。

在本章中，我們將討論一種特別的發育，這種發育的重點在於：讓孩子的腦袋配合環境。**敏感期**指的是，當「經驗」對於「打造腦袋迴路」具有特別強烈或長期影響的時期。在敏感期接收正確的經驗，對於依賴該迴路的特定行為的成熟，是不可或缺的。

頭腦的早期發育並非樣樣都要求這麼高。頭腦的成熟大都不需要特別的協助。譬如說，視網膜和脊髓的神經迴路的成熟，就是根據一套與經驗無關的程式。其他區域，像是海馬與部分大腦皮質，也能夠被經驗修飾，但並不局限於某段時期，而是一輩子。這些腦部區域總是能持續學會新資訊，幫助我們在成年期繼續適應外在的環境。

特定功能的敏感期則是十分特別的，因為在這些時期，孩子的經驗品質能產生永久的影響。譬如說，腦中專門負責理解語言的區域，會因為你的寶寶在出生頭幾年聽到的是英語還是華語，最後形成不同的神經元群的連結（參考第6章）。呼應這段經驗所產生的大腦變化，能讓你的孩子充分了解母語，習慣母語的發音。日後你當然還能學習新語言，但是你必須付出大得多的力氣。成年後，你腦袋中的語言區域不再是建造中，要修改它們的連結也更困難。你的語言敏感期已經過去了。

幸運的是，就像我們之前說過，經驗並不是被動發生的，即便小寶寶也是一樣。你孩子的腦袋在不同的發育階段，對於它應該學什麼，早就已經界定好了。哪些經驗能夠修飾發育中的神經迴路，是由內建於腦袋中的傾向來決定的，這些傾向是人類演化的結果。簡單說，孩子會主動尋找他們需要的經驗。

我們所指的經驗到底是什麼呢？任何事件只要能夠被人體的感覺接受器偵測到，轉換成電脈衝，然後傳送到腦袋，都有可能影響你家孩子的腦袋。（我們會在第10章到第12章告訴各位，我們對這個世界的認知，都來自這些電脈衝。）與父母及看顧者的互動，只是寶寶日常能接觸的豐富刺激來源之一。當你的寶寶看到小汽車掛在她的搖籃上，或是當她把腳趾頭塞進嘴裡，她腦袋裡都可能出現生理變化。日後，她的世界會擴大，與其他孩童社交，開始辨認住家附近的路，學會體育運動，以及上學等等，也都會納入。這些經驗在她腦裡自然會留下痕跡，有些持續良久，有些只是暫時的過客。

由於各種神經迴路的成熟時期不同，於是有各種不同的發育敏感期。每一個發育敏感期，都對應到某個特定的腦部功能。敏感期最常出現在嬰兒與幼兒期，因為孩子的腦袋在這階段的成長最為驚人，但是敏感期也可能發生在其他階段。有些敏感期發生在出生前，像是觸覺的成熟，就是以胎兒在母親子宮內的經驗做為根據（參見第11章）。許多敏感期發生在剛出生後，例如嬰兒早期與看顧者的互動，會影響到「與壓力反應有關的腦部迴路」（參見第26章）。其他敏感期，像是語言中的文法學習部分，會持續到兒童期以及青春期。

正如我們在第2章〈這裡才是起跑點：胚胎發育〉討論過，預先程式化的化學信號能指引軸突，去尋找它們的目標區域，並協調形成大量的突觸。一旦這些基本因素都到位之後，經驗就能藉由控制這些軸突與突觸的活動，來影響更進一步的腦部迴路發育。突觸若是活化**目的神經元**的效率愈高，這些突觸被保留並強化的可能性也愈高；至於那些比較沒有效率的突觸，則會愈來愈弱、甚至消失。而且突觸活動還可引發軸突或樹突的生長或縮回。結果，這些一起出現電脈衝觸發的神經元，會連結在一起（參見第21章）。

一旦發生這類可塑性變化後，將來就比較難再進行腦部結構的修飾了，原因可能是多餘的軸突與突觸已經消失了，又或是因為修飾突觸強度的生化路徑已隨著年齡老去而荒蕪。

腦袋便是藉由上述的方式，利用感官經驗來塑造各神經迴路內部的連結，把不需要的連結修剪掉，但是保留那些最強與最活躍的連結，以製造出最適合該孩童環境的認知與行為。

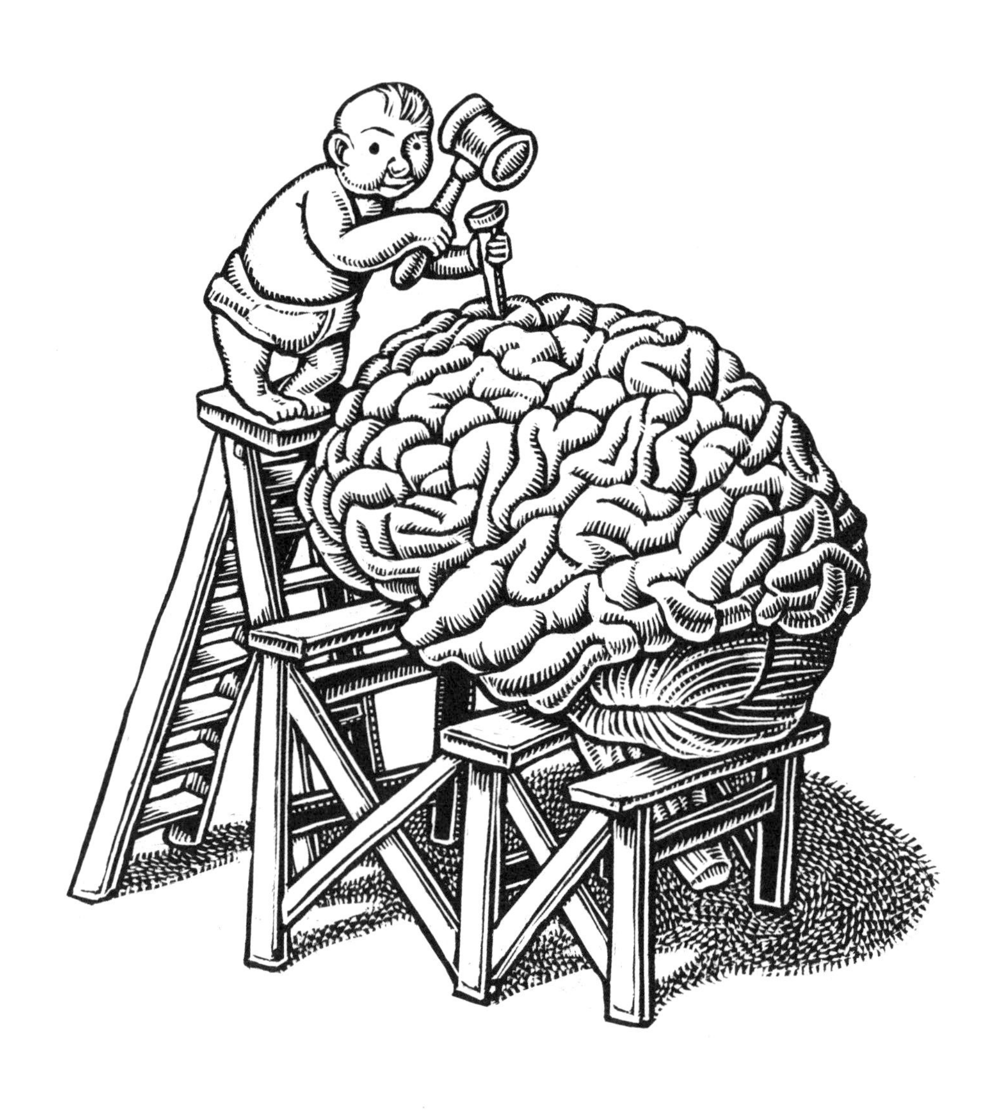

不必要的突觸連結會在童年期被修剪掉。舉個例子，**主要視覺皮質**的突觸總數，從出生開始激增，八個月大時達到頂點，然後慢慢降少，直到五歲，視覺能力成熟時（參見第10章）。主要視覺皮質的突觸數目減少得最厲害的時期，是介於五歲到十一歲之間。（我們不曉得真確的時間點，因為還沒有人針對六歲到十歲的孩童進行這類研究）。在**額葉皮質**，突觸密度至少到七歲的時候，都維持在高檔，十二歲時會降低一些，然後在青少年中段時期，達到成人的標準（參見第9章）。目前還不清楚從七歲到十二歲之間的變化。

突觸刪減的現象，在其他靈長類動物就研究得比較詳細，得到的結果也和人類現有的少量數據大致相符。恆河猴在出生頭幾個月，突觸密度呈現爆炸性增長，然後在兒童期先是漸漸減少，之後才是加速減少；青春期之後，就達到成猴的突觸密度等級。雖說突觸刪減的過程在不同種類的動物頗為類似，但是發生的時程還是會因個體的不同而有差異，這一點支持了「環境事件能影響突觸刪減」的說法。

在猴子，所有皮質區的研究都顯示，突觸發育的時間流程非常相似。目前還不清楚，這個共通的突觸發育原理是否也適用於人類兒童。腦部掃瞄發育中的**灰質**（所有突觸被發現之處）暗示，額葉皮質達到成年人體積的時間點，要比視覺皮質來得晚。然而，由於人類突觸數目與年齡的資料還不足，加上個體間的差異，這方面的支持證據還不夠完善。無論如何，從孩童腦部能量的估算暗示，不同皮質區域的發育時機差異，相對來說並不大，各皮質區的突觸刪減行動，在童年期都持續在進行（參見第75頁的**你知道嗎：兒腦消耗的能量是成人腦袋的兩倍**）。

為要詳盡了解敏感期的經驗如何改變突觸，我們轉向實驗動物的研究。倉鴞都在黑暗中尋找獵物，因此必須正確掌握聲音的位置，以便將獵物定位。牠們能夠做到這一點，靠的是比較聲音抵達左右兩耳的時間差，因為聲音如果來自左邊，就會先抵達左耳，之後才抵達右耳，反之亦然。比較難計算的是聲音來自上方或下方，這一點，牠們是靠著耳朵外形所造成的聲音響度差異，來決定的。

倉鴞的中腦裡，有一個區域能接收時間與響度差異的資訊，並利用它來製造一張標示了聲源來自何方的地圖。由於輸入的資訊必須由個體特徵（像是頭的大小和耳朵形狀）來決定，而這些生理特徵會隨個體的成長而改變，無法事先進行特化，因此牠們在發育期間，必須學會如何製造這種地圖。

倉鴞的腦袋能利用視覺經驗，來校正聽覺地圖。為了研究這個過程，科學家幫倉鴞寶寶戴上稜鏡眼鏡，這種眼鏡會讓物體看起來偏向一邊。剛開始，戴著眼鏡活動的小倉鴞犯下許多錯誤，但是漸漸的，牠們的腦袋便適應了，因為腦袋裡會改變視覺地圖，反映新的現實狀況。聽覺地圖也會隨之改變，雖然聽覺資訊其實沒變。

之所以發生這樣的改變，是因為負責輸入時機與響度資訊的神經元，將它們的軸突分枝伸向地圖上不同區域的新神經元，來尋求新的連結。先前的連結還是存在的（雖然突觸變弱了），一旦倉鴞拿掉稜鏡眼鏡，牠們的腦袋還是可以回復舊日的地圖。這樣的可塑性發生在敏感期，也就是直到七個月大。至於敏感期已經結束的成年倉鴞，重新安排連結會比較困難，因為牠們的軸突分枝只限於中腦裡的一小塊區域，並沒有多餘的分枝，來攜帶信號到年輕時已經安排好的區域之外。

腦袋發育的一項基本原理是：最簡單的建築砌塊最先完成，之後，較複雜的流程再疊加在先前建好的上頭。譬如，負責偵測邊緣與明暗的視覺皮質，必須在其他視覺區域開始將這些模式詮釋為物體之前，先行運作。也因為這樣，視覺沒有單一的敏感期，而是一系列的視覺敏感期，每個敏感期都有所需的經驗，以便讓視覺腦裡的不同區域發育成熟。如果無法取得某個早期發育流程需要的經驗，這個敏感期通常會延長一陣子，使得這部分的腦部迴路比較晚熟。但是最後，經驗若仍然欠缺，機會之窗終究會閉上，而損害也將無法彌補。

在有些個案，較高階的腦袋區域能補償低階區域的發育不良，因此成年人的行為不至於受到太大的影響。譬如說，有好幾種視覺線索都能感知到景深，於是，因為視覺經驗不正常而缺乏雙眼視覺的人（參見第10章），通常也能運用其他方式來正確偵測出景深。

兒腦消耗的能量是成人腦袋的兩倍

孩子長得像野草一樣快，他們的腦袋燃燒得像火把一樣。

要供養你的腦袋是相當昂貴的，成人腦袋雖然只占全身體重的3%，每天卻要消耗全身17%的能量。但是和打造兒腦比起來，成人腦袋消耗的能量完全沒得比。人腦在七歲時，已達到近乎成人的體積，但它還含有許多日後得刪除的連結，這必須由孩子的生活經驗，來協助塑造最後的成熟腦袋。突觸會耗掉大部分的腦部能量，所以保有這些多餘的連結是很昂貴的。從三歲到八歲的孩童，腦組織消耗的能量是成人腦組織的兩倍。一名體重20公斤的五歲小孩，每天需要860大卡的熱量，其中一半都用於腦袋。

研究人員利用正子放射斷層掃瞄攝影（PET scan）來檢查腦部的能量，這種造影科技可以偵測「帶有放射性原子的葡萄糖分子」，讓科學家得以追蹤葡萄糖分子在腦袋或身體內的蹤跡。葡萄糖分子是神經元的主要能源（參見附圖）。

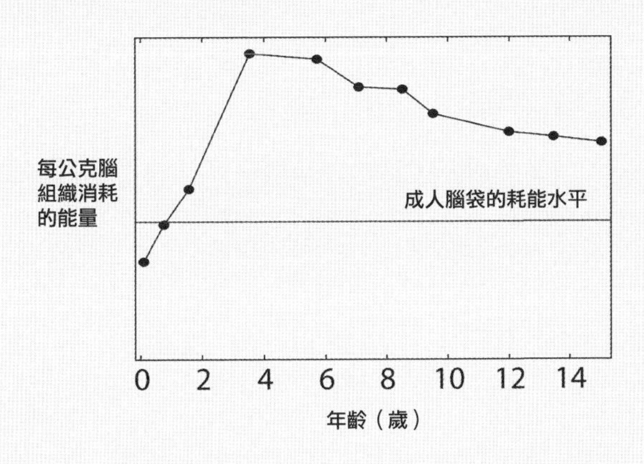

在出生頭五週，能量耗得最凶的是體感覺皮質與運動皮質、視丘、腦幹與小腦，這些區域是出生後腦袋最先成熟的部位，負責人體的基本功能，像是呼吸、運動以及觸覺。在出生後二個月到三個月大，能量消耗增加的區域為大腦皮質的顳葉、頂葉、枕葉，以及基底核，這些區域負責控制視覺、空間推理、行動等。從六個月到十二個月大，當小寶寶開始控制自己的行為時，部分額葉皮質所消耗的能量會增加。

隨著寶寶繼續長大，兒腦消耗的能量也繼續增加，直到四歲達到顛峰，然後在九歲左右開始比較明顯的下降。之後，隨著不同部位在不同時期發育成熟，能量消耗也跟著達到成人腦袋的標準，直到青春期尾聲，兒腦完全發育為成年人的腦袋。

正如我們早就說過的，學習語言需要在敏感期獲得足夠的經驗。在正常環境下，小寶寶可真是天生的語言海綿。你不需要特意訓練你的寶寶，讓他們知道應該模仿你的聲音，而不是去模仿家裡的汽車聲音，因為他們腦中的語言區域最能夠被口語的聲音活化。

不過，孩子若是生長在惡劣的語言環境，雖然腦部仍然繼續發育，但是語言能力卻會愈來愈落後。

由於學習語言和許多其他種類的學習一樣，最有效益的驅動力是社會互動。下一章，我們將更會進一步討論語言，把它當成一個已經研究得很詳盡的敏感期案例。

腦部的可塑性是有極限的

樂觀的暢銷書作家，不斷歌頌神經的可塑性有多奇妙。「經驗能讓腦袋產生巨變」的想法很能激勵人心，因為它替以下的希望背書：腦袋有無限的可塑性，只要你願意，一輩子都能學習、成長，一一克服人生旅途上的障礙。對於很多人來說，「腦袋還有龐大潛能尚待開發」的廣告，簡直魅力無法擋。但現在該是我們謙虛、務實一點的時候了，且讓我們來仔細審查個中的證據。

即便新生兒也不是「腦袋與行為具有無限可塑性」的一張白紙。在感官經驗能對兒腦發揮作用之前，神經元需要先透過突觸連結，才能彼此對話。發育過程會將特定的連結模式加以強化，而這些標準化流程對所有人都是一樣的。例如，除非產生某項遺傳錯誤或是發育意外，眼睛的輸出細胞自會將它們的軸突，送往視丘的視覺區域，後者再將資訊傳遞到主要視覺皮質。又例如，負責傳遞來自指尖觸覺接受器的訊息的軸突，比起負責傳遞來自較不敏感部位（例如手肘）的訊息的軸突，前一種軸突在體感覺皮質所占據的比例，會比較大。

在大部分情況下，這些連結模式都是很適當的，但是在反常的案例，可能就不是這樣了。對於看不見的人來說，視覺皮質裡的某些部分，會被鄰近區域接收，挪為他用。同樣的，類似的可塑性，也讓腦中風的病人能從損傷中復原，因為腦部其他區域會給挪用來彌補受損的區域。但是如果受損區域太大，完全復原的機會就很渺茫了。可見，腦部的可塑性是有極限的。

敏感期的可塑性確實很大，所需要的是接觸到適當的刺激。至於敏感期以外的可塑性，如果真有的話，需要的就不只是單純接觸到刺激了。譬如說，因弱視而視力受損的成年人，經過密集訓練某項困難的任務後，可以改善視力，但是與正常兒童相比，這個過程艱苦得多，因為正常兒童毫不費力，就能發展出同等能力。這道理很像是：你當然可以在房子完工後更換地板，但是你如果在建築期間變更地板設計，會容易得多。

成年後重新訓練腦袋，在某些情況下確實有可能，但是過程緩慢又困難。一旦過了敏感期，要再重塑腦袋的代價太高了，效益未必顯著。或許你應該換個角度這樣想：如果腦力開發補習班的訓練，輕易就能重塑你的腦袋，那麼你之前辛苦學會的知識、能力與記憶，也有可能輕易就喪失掉。

6 天生的語言學家

年齡：出生到八歲

複雜的技巧需要深厚的根基。寶寶早在能說話之前許久，就開始學語言了，他們剛出生，便傾向把注意力放在語言上。（有學者主張，既然寶寶的聽覺在第三孕期就有功用，寶寶學語言的時間應當更早。請參見第11章。）由於小寶寶缺乏運動能力來表達他們學到的知識，所以你可能無法明白，幾個月大的寶寶對語言到底懂了多少。

新生兒一出生，就已經偏好母親的聲音，勝過其他女性的聲音，偏好母語勝過其他語言，以及偏好真人說話的聲音，勝過其他擁有同樣聲學特質的聲音，譬如電視、收音機播放的說話聲。新生兒還能偵測各種不同的聲音線索，包括聲學特性、重音、以及語言的韻律。你家新生兒在很小的時候，就吸收了大量有關母語的訊息，這些訊息將來能讓他學會母語的節奏、重音形式、語法等等，而成為自家母語的專家。

正如我們在第3章介紹過的，大部分成人在對嬰兒說話時，都會本能的採用媽媽語，速度比正常說話來得慢，而且會誇大子音與母音。其實，對於世間所有語言的聲音，小嬰兒都有能力區別，並加以分類，雖說成人通常會搞混外語的聲音。譬如說，英文中的r和l發音，聽在日本成年人耳裡是一樣的，但是在日本嬰兒聽來卻不一樣。

當小寶寶獲取說話的經驗之後，他們便開始專攻自家語言的聲音特質（稱為**音素**）。寶寶從六個月大（對母音）或十個月大（對子音），就開始愈來愈擅長辨識自家母語的音素，但是對其他語言的音素辨識能力，則愈來愈差。換句話說，語言經驗能塑造寶寶腦袋裡的聲音目錄檔，決定哪些聲音特性的變化是有意義的（能反映不同的音素），哪些應該忽略（只是反映不同的說話者，或是其他無足輕重的小變化）。

一如我們的預期，寶寶的神經活動也能反映出這種音素的學習。在較大的嬰兒，頭皮電極所記錄到的腦電訊號模式（稱為**事件相關電位**）顯示，嬰兒能分辨來自母語的一對聲音，卻無法分辨容易混淆的兩個外語發音。在較小的嬰兒，事件相關電位模式既能分辨一對母語組發音，也能分辨一對外語組發音。這種大腦的特化，對於日後學習語言非常重要。在七個半月大，腦袋就能分辨母語聲音的寶寶，比起對所有語言的分辨力都一樣的寶寶，前者能較早學會語言。辨識差異愈大的寶寶，學習單字愈快，在二十四個月大時，能說出更多的單字和更複雜的句子，而且在三十個月大時，能說出更長的片語。這些觀察告訴我們，即使你的寶寶還沒有回話的能力，其實他還是能吸收你說話的模式。

社會互動也是寶寶用來決定，哪些聲音應該學習的線索。如果讓九個月大的嬰兒，聆聽一段很短的錄音帶或錄影帶，內容是某人在說一種新語言，這並不會讓嬰兒因此學會該語言的聲音；但是同樣長度的一段話，如果由真人親口說出，卻足以讓寶寶辨識出這種新語言的音素。（在某些情況下，寶寶也能從錄音帶或錄影帶來學語言，但需要的時間比從真人學習來得長。）

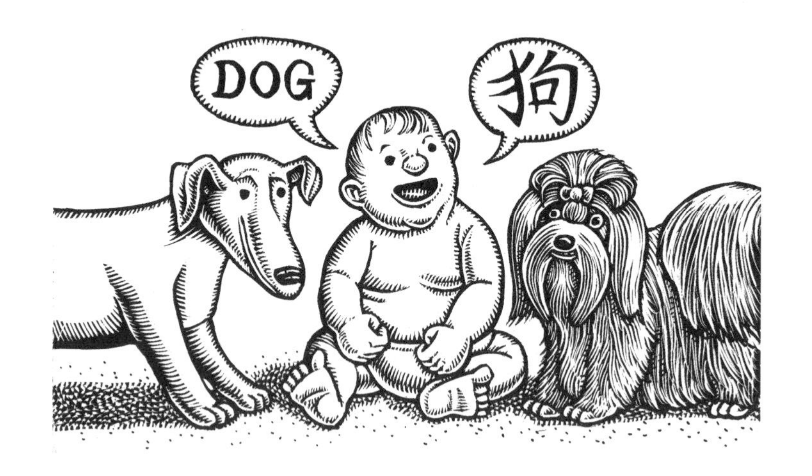

事實上，根據寶寶和語言老師（包括父母）進行社會互動的量，可以預估個別嬰兒對新語言的聲音記得多少。語言學習偏愛社會互動，或許也是自閉症兒童（參見第27章）很難學習語言的原因之一，他們與其他人的互動不佳，而且也不特別偏好媽媽話。

語言產生的時機，是由腦部運動控制區域的成熟度來決定的。因為，要發出讓人聽得懂的聲音，需要相當程度的運動控制以及大量練習。小寶寶差不多在兩個月大，開始嘗試說話，他們會咕噥出一些母音，那是最不複雜、最容易發出的聲音。差不多五個月大，寶寶開始咿咿呀呀時，一些子音也跟著出現。這階段牙牙學語的聲音，在所有嬰兒都是一樣的，不論他們的母語是什麼。等到出生快要滿一年時，寶寶的咿咿呀呀，會開始納入特定語言的音素。

字彙的學習，通常比寶寶開口說出字彙，還早得多。六個月大的嬰兒，已經知道自己的名字，而且在聽到別人說媽咪、爹地時，也會把眼光投向媽媽和爸爸的照片。就像我們在第1章提過的，嬰兒能夠在聆聽一串無意義的字母後，判定出哪些字母是最常以「單字」身分一起出現的。他們用這項能力來辨識一般談話中的單字，在這些談話中，字與字之間通常沒有停頓。（要了解這個現象，各位不妨想像一下，陌生的外語聽起來是什麼樣子；你根本猜不出某處是一個單字的頭、還是另一個單字的尾。）

稍後，寶寶的腦袋會學習母語常見句法的結構。等到九個月大時，熟悉與不熟悉的單字會引發明顯不同的事件相關電位。在一歲到一歲半的時候，這些事件相關電位會因孩子對該單字的意義是否了解，而產生差異。此外，寶寶的腦袋對於假造的單字是否起反應，也有差別，取決於該假造單字是否符合寶寶母語中的重音音節規則。重音模式顯然也是寶寶的一項工具，用來判斷哪一組聲音是一個單字。

出生後第二年，當孩子學會更多字彙、開始能夠說出許多字之後，他們變得更會分辨一些很相像的字彙，例如英語的bear和pear。不過，十四個月大的寶寶，在聽到某個物體的名稱時，即便發音只是相近、並不正確，寶寶也會把眼光投向它，這顯示他們的腦袋對於已知字彙的表徵，還沒有辦法完全掌握。同樣的，這個年齡的寶寶，腦袋活動對於「熟悉的單字」與「發音類似的假單字」，並無差異。這種情況在寶寶大約二十個月大時，會產生變化。「學習字彙」與「學習聲音」之間的關係似乎是雙向的，因此，學習聲音能讓寶寶更容易學到字彙，而學到更多字彙也能協助寶寶更懂得如何分辨聲音。

句子為學習語言增添了更多複雜層次。還是一樣，孩子在有能力說出句子之前，就已經先了解句子裡與文法上相連的字了。要理解一個句子，你的寶寶不只得知道個別單字的意思（稱為**語意訊息**），也得知道這些單字在句子中的相互關係（**語法訊息**）。他們的腦袋必須分別掌握這兩種不同的訊息。

幾乎對所有人來說（某些左撇子除外），左腦都是產出語言的掌權者。至於右腦半球上的相對區域，是負責**聲韻**，也就是傳達感情內涵的音調與節奏。舉個例子，聲韻能告訴你，某人講的玩笑話是在諷刺你，還是真的在開玩笑。

語言區域在大腦結構中偏在一側，似乎也是感官經驗還沒有變得很有效率之前，基因所規劃的腦袋基本連結模式之一（參見第2章），因為它在寶寶二到三個月大時，就很明顯了，即使是耳聾的嬰兒也一樣。然而，如果語言區域在童年時期受損，特別是在五歲前，另一側半腦就會接收它們的功能，讓語言技巧大致正常。但是，同樣的受損程度如果發生在青春期，就會嚴重損毀溝通能力，因為另一側半腦已無法替補上陣。

當我們覺得某個聲音聽起來「不對勁」時，腦中的事件相關電位能夠透露出，我們到底是對語意、還是對語法錯誤起反應。譬如The boy walked down the flower. 是語意錯誤，然而The boy walk down the road. 則是語法錯誤。對於小小孩來說，這類錯誤偵測反應發育得很慢，差不多始於「孩子從懂得兩個字構成的詞，進步到懂得第一個完整句子的年齡」，約三十個月大的時候。從兒童期到青春期早期，腦袋的反應會漸漸變快，而且更能精確到位。

語言的學習似乎有兩個敏感期。我們已經討論過對音素的敏感期，出現在一、兩歲，當時小寶寶的腦袋會開始特化為專門掌握母語（可以不只一種）的聲音。另外還有一個關於學習文法的敏感期。孩子學會語法規則的能力，在八歲以後會逐漸下降，而成年人在學語言方面，甚至比孩子還差勁（參見第84頁的**實用訣竅：學習外語要趁早**）。

有些成年人還是能設法，將外語學得流利非凡。但是對於像我們這樣的大部分人來說，不論成年後多努力，總是甩不掉母語口音以及文法小錯誤。相反的，語意的學習似乎就沒有一個所謂的敏感期，因為任何年齡層在學習新字彙方面，都能表現得一樣好。語意錯誤的事件相關電位，在母語和外語看起來都一樣，甚至年紀很大才學外語的人也是一樣。

孩子其實有辦法學會一種以上的母語，只要接觸那些語言的年齡夠早，但是他們的腦袋在掌握這些語言時，似乎或多或少有些各自獨立。雙語兒童的語言里程碑年齡以及語言受損風險年齡，都和單母語兒童一樣，雖說他們的語言發展細節會有一點出入。所以，你家如果是採雙語，研究顯示，這對你家小孩學習語言來說，沒有壞處。（事實上，它對認知發展可能還有好處，請參見第13章。）此外，學習第二種語言還能改變大腦。會說兩種以上語言的人，頂葉皮質左下側某個區域的體積，大於只會說一種語言的人；而且在第二種語言說得非常流利的人的腦中，該區域的體積最大。

嬰兒很快就學會藉由節奏、特定音素以及其他線索，來辨識不同的語言。雙語兒童有時確實會在說話時混用兩種語言，他們這樣做的原因，似乎和成人雙語者相同。譬如說，當他們不曉得某個字彙在其中一種語言裡的說法時，就用另一種語言的字彙來取代。雖說就同樣年齡層，雙語孩童在特定一種語言裡的字彙庫，比起單語兒童在該種語言的字彙庫來得小，但是你如果把兩種語言加起來，雙語兒童知道的字彙可就比較多了。

在寶寶出生頭兩年，與父母互動時聽到的字彙愈多，學習語言的速度也愈快。這些家庭語言環境的差異，與社會經濟地位的差異，幾乎一致。有一項研究指出，最貧窮家庭的孩子每小時會聽到600個字彙，工人階級家庭的孩子聽到1,200個字彙，而專業人士家庭的孩子則是聽到2,100個字彙。

這些兒童語言環境的重大差異，與他們日後的語言發展及智商分數，確實有相關性。或許是由於遺傳因素，或許是成長在專業人士家庭的一些優勢（參見第30章），以致於很會說話的父母，多半養出很會說話的孩子。

學習外語要趁早

從神經科學家的觀點，拖到高中才開始學外語，實在有夠荒謬。一旦等到青春期才學外語，學生必須加倍用功才能學會，而且大部分人永遠都無法精通它。你要是希望你的孩子能流利的說另一種語言，上上策顯然是早點學。

有一項研究，科學家針對一群在不同年齡移民美國，而且旅美至少五年的中國人或韓國人，測試他們的英文文法流利程度。這項測驗要求受測者找出一些句子中的文法錯誤，像是Tom is reading book in the bathtub. 或是The man climbed the ladder up carefully.

這項測驗非常簡單，母語是英語的六歲小孩，都能得高分，但是對於十七歲之後，才開始學英文的移民來說，還是會做錯很多題。只有七歲前就移民的人，成績能達到以英語為母語的人的水準。在八歲到十歲移民的這一組，每個人的成績都略差一些，而十一歲到十五歲才移民者，流利度又更遜色了。

研究人員發現，在八歲到十五歲移民的這群人當中，「接觸英文的年齡」與「該項測驗成績」之間，具有強烈相關性。但是在成年才移民的人當中，個人的測驗成績差異與年齡沒有相關。不論他們是從十八歲還是四十歲開始學英文，都鮮少有人能夠精通。

某些近期的研究發現：成年後學習語言的能力，也會隨年齡的增長而降低。也就是說，年輕的成人還是比年老的成人學得好。當然大家都同意，年輕的孩子比年紀大的人學得好。

對於父母或學校來說，這裡最重要的訊息再明顯不過：把握小孩子的超優語言學習能力，從小學或更早就開始教外語吧。說到學習語言，再沒有比趁早開始，更有效的了。

後續的研究證明，**父母確實能夠增進寶寶的語言技巧，做法是快速回應寶寶的發音**，假裝與他進行輪流的對話，甚至在他能夠說出單字之前，就可以這樣做。當寶寶盡力想要溝通時，給他們一句評語或是輕輕拍觸，似乎都能鼓勵寶寶繼續改善這些技巧。所以啦，多和寶寶說話吧，努力做出聽得懂他們在說什麼的樣子。這樣做，對你們雙方來說都很有趣，而且還能幫助寶寶的語言技巧發展得更快速。

7 美麗的夢仙

年齡：出生到九歲

睡眠看起來很簡單，但它其實是諸多頭腦機制合作建構出來的，而且大部分都銜接得天衣無縫。在小寶寶和幼兒階段，這些腦功能會在不同時期成熟。與睡眠有關的眾多複雜的能力，會隨著你家寶寶的成長，在不同階段變得很明顯。新生兒之所以需要這麼多睡眠，也許與睡眠能促進學習有關。

寶寶的**晝夜節律**，早在出生之前就顯現了。晝夜節律的英文是circadian rhythm，而circadian的拉丁文是circa dies，意思是「大約一天」。這個生理時鐘可以一連運轉好幾天，不需要外來指令，自動提供日常活動的線索給我們的腦袋與身體，就算我們看不到太陽也無妨。腦袋有辦法在不見天日的情況下，產生大約二十四小時的節律，採用的是一套由基因與蛋白質製造的複雜信號的發條裝置。這組發條裝置的輸出，會被其他腦區域與器官用來設定自己的日常節律，像是饑餓、排便、體溫、肝臟活動、以及壓力荷爾蒙的分泌。

成人腦袋和身體裡的這種日常節律，是由**視叉上核**所驅動，這一小塊組織包含的神經元不到一萬個，坐落在**視交叉**上方，而視交叉為視神經前往腦部途中的相會交叉之處。視叉上核得到的訊號，來自視網膜專門傳送外界亮度資訊的神經節細胞。這些能製造色素蛋白質**視黑素**的神經節細胞，能將光轉換成電脈衝，沿著視神經傳送到視叉上核。利用這種方式，腦袋就可以知道什麼時候是白晝，什麼時候是黑夜了。

胎兒的視叉上核出現在妊娠第八週。幾週過後，胎兒的心跳與呼吸當中，就可以發現晝夜節律。這個節律可能是由母體的日夜訊息來驅動的——母體會很有節奏的釋出三種荷爾蒙：皮質釋素、皮質醇、誘發睡眠的信號**褪黑激素**。

等到你的小寶寶出生後，這個節律突然間就不見了。所有帶過新生兒的父母都會告訴你，新生兒的睡眠模式相當不規律，雖說你可能可以透過餵食時間來讓它規律一些。寶寶差不多三個月大的時候，醒睡模式便開始受到一些因素的影響，像是餵食時間與睡眠時間交錯的節律。所以你能藉由操控例行的日常活動，來讓寶寶的醒睡模式有規律。即便如此，寶寶在出生頭幾週，還是近乎完全沒有例行模式。嬰兒的醒睡週期通常會延續五十分鐘到六十分鐘，與當時幾點鐘無關。稍後，這個醒睡週期會演變成一個**超晝夜節律**（超晝夜的英文是 ultradian，原意是「少於一天」），輪流出現比較警覺和比較不警覺的週期，這個節律在三歲小娃約為一小時，五歲小娃則是一個半小時，此週期會一直持續終生。

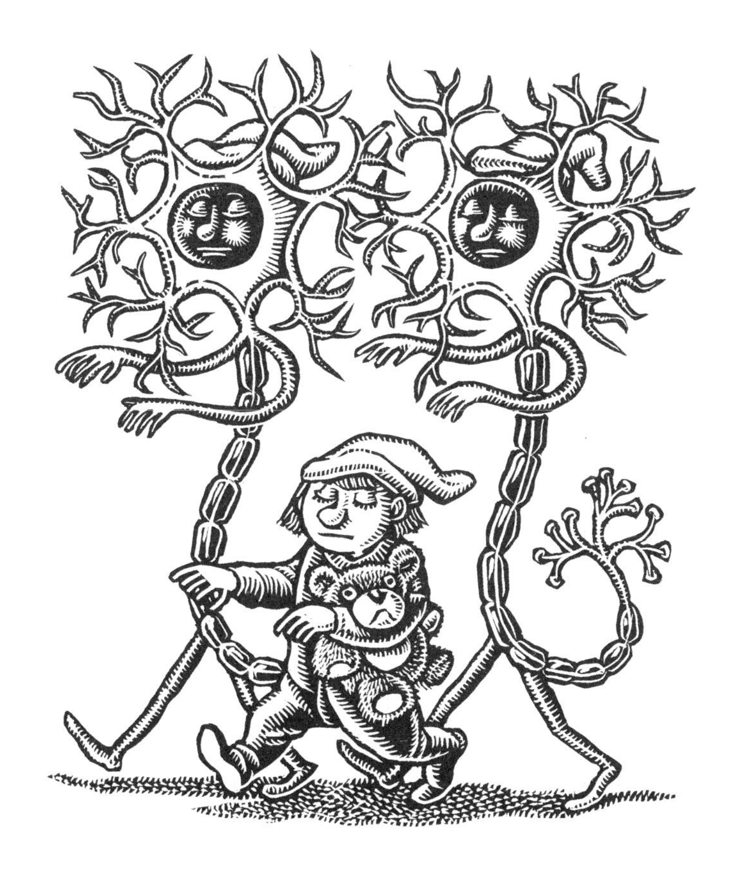

嬰兒大約三分之二的時間都在睡覺，其中一半屬於**活動睡眠期**，類似小孩和成人的**快速動眼睡眠期**（REM）。在成人的快速動眼睡眠期，可隨意控制的肌肉會停止運作，只除了眼睛，這個現象是為了防止我們執行夢中情節。相對的，嬰兒本來就不太會動，幾乎沒能力執行任何事，因此還不需要隨意肌完全停擺。所以你家嬰兒在活動睡眠期還是可以做出不少動作：寶寶可以做出吸吮動作、抽動、微笑、皺眉、甚至移動四肢。不過，寶寶不太可能是夢到這些動作或行為（請參見**你知道嗎：孩子會夢見什麼**）。

不論有沒有做夢，小寶寶的活動睡眠期可能可以提供基本功能。正如我們在第5章講過的，腦袋早期的發育是「神經元大量連結，然後再修剪」。神經科學家對這類變化觀察得最清楚的，多半是在動物身上。對貓咪來說，小貓期是新皮質的樹突再成型期，以回應視覺經驗的變化。睡眠可以強化這種再成型過程，這是發育不可缺少的一部分。相對的，缺乏睡眠會減低樹突結構的應變性，而這種應變性是神經可塑性的重大要素。研究暗示，這種情況對於成年與幼年哺乳動物都是如此。所有這類再成型過程的一項可能結果是，幫助鞏固某些類型的學習，包括將資料從短期記憶轉換成長期記憶（參見第21章）。

寶寶到了第三個月，差不多三分之二的孩子夜間起碼會睡五個小時。由於寶寶已經接觸到日光與黑夜循環，接下來六個月，寶寶出生後一度消失不見的晝夜節律，又會漸漸重現。這種進展的第一個徵兆是，每天清晨，寶寶的體溫會稍微下降。

有意識的清醒狀態，得依賴腦幹深處一種叫做**網狀結構**的神經元柱。當我們被某些生理機制喚醒時，網狀結構就會覺醒而活躍起來，科學家目前對那些生理機制還不完全明白，只知道與腦袋核心所分泌的神經傳遞物質有關，像是**乙醯膽鹼**和**正腎上腺素**。

快速動眼睡眠期是由**橋腦**的神經元來控制的。這些神經元會把軸突以及命令，往上下兩個方向送。下行的連結能利用幾種目前還不清楚的神經傳遞物質路徑，來防止運動神經元觸發，進而防止肌肉收縮。上行的連結有什麼功能，現在也還不清楚，但是它們有可能會驅動可塑性，或許還包括驅動做夢活動。另一方面，在非快速動眼睡眠期，身體運動還是有可能發生，但是感官輸入的

孩子會夢見什麼

對於佛洛依德和榮格等人推廣的說法，夢是隱藏的欲望與恐懼，我們大部分人都耳熟能詳。或許是這種文化薰陶下使然，我們在醒來時，常常把自己的夢，賦予一些意義，也使得我們的夢境報告變得不可靠。

你的孩子可能也經歷類似的引導，如果你曾經問他做了什麼夢，或是祝他有個好夢。你的祝福，本來無傷大雅，但是它也代表了你更進一步鼓勵他，編一個可能與真正夢境不相符的故事。成年人除非經過練習去回憶自己的夢，大多數人到了早晨醒來，已經把夜裡的夢忘光光。同樣的情況很可能也發生在孩子身上。

你要是調查成年人，在快速動眼睡眠期醒來的人，有60%到90%會回報正在做夢；在非快速動眼睡眠期醒來的人，則有25%到50%回報正在做夢。他們都能回報夢境的內容。你可以對小孩試試下面這一招：把他們叫醒，然後問他們正在做什麼夢。（如果他們非常小，搞不清楚何謂做夢，那就問他們剛剛發生了什麼事。）如果你不願意為了科學研究，把你家正睡得香甜的小寶寶吵醒，那你可以聽聽睡眠專家福克斯（David Foulkes）怎麼說。福克斯的研究團隊觀察一群介於三歲到十二歲的小孩，有些是在實驗室，有些是在小孩家裡。研究人員在夜裡把小孩叫醒，詢問他們在睡醒前發生了什麼事。

在很小的年齡，孩子的夢很單純，也很罕見。三歲到四歲的小孩，於快速動眼睡眠期給吵醒後，只有15%回報有夢境；如果是在非快速動眼睡眠期給吵醒，沒有任何小孩回報夢境。學齡前兒童回報的夢境都是靜態的，而且常常與動物有關，像是一隻雞在吃玉米，或一隻狗站在那裡。孩子本人往往只是被動的參與者，像是我睡在浴缸裡，或我正在想著吃東西。在這年齡，夢境往往也缺乏社會互動或情感。學齡前兒童不會回報夢中有恐懼，也不會回報有攻擊或災難，場景一點也不複雜。這和他們清醒時的生活不同，醒著的時候，環境複雜得多了，他們會描述周遭的人、動物、物體以及事件。

年齡較大之後，夢境的性質也開始變得複雜。差不多六歲的時候，孩子做夢開始變多，而且也開始具有主動性質以及事件的延續性。到了八歲或九歲，孩子所回報的做夢頻率已經和成人一樣了，夢境擁有複雜的敍述，而且做夢者也開始主動參與夢境。此外，這時的夢境還開始納入思想與情感。

學齡前兒童所做的靜態夢，發生在他們的視覺空間技巧還沒有完全發育成熟時。譬如說，回報夢境愈多的孩子，在玩看圖拼積木的遊戲時，表現也愈好。在這個年齡，孩子也比較無法想像，如果換一個角度來觀察某項物體，會是什麼模樣。這類技巧得依賴頂葉皮質，它坐落在新皮質的兩個區域之間，那兩個區域分別代表視覺與空間。頂葉皮質在七歲前，還沒有完全髓鞘化，暗示在這個年齡前，兒童之所以只做靜態的夢，是因為他們的腦袋還沒有能力處理動作。

關於孩子的發育，這個做夢的進程告訴了我們什麼？答案可能是，夢境能顯露腦袋在缺乏外界刺激時，可能進行的活動模式。就這方面來說，它們或許能為你打開一扇窗，讓你一窺你家小孩發育中的意識腦。

傳遞不是很好，尤其是在睡得很深的非快速動眼睡眠期。

隨著寶寶成長，他們的睡眠情況也跟著改變。寶寶睡眠的總時數會漸漸減少，在兩歲時，降到每天睡十二小時。同時，快速動眼睡眠也會顯著減少，正如夜間的褪黑激素含量般。（褪黑激素的生產量會在黃昏開始增加，在你將入睡時達到最高峰，到了清晨你快要睡醒時，又會開始降低。）

到了三歲，孩子的睡眠時間中，大約只有五分之一是在快速動眼睡眠期，這個比例和青少年以及成人相仿。到了六歲，孩子睡眠時，快速動眼睡眠期與非快速動眼睡眠期之間的轉換，約為九十分鐘，和成人睡眠週期一樣。

睡眠的發展不見得都很平順。在睡眠期間，許多事件都需要壓抑，以保護睡眠者的安全，不論是對人或對動物都是一樣。睡眠者不會尿尿。睡眠者不會做出夢中的動作，不會到處跑或是發出噪音，以免招來獵食者。在小孩身上，這類安全機制還在建構當中，就像你或許會注意到，你家孩子是否已經具備這類安全機制。在六歲前，有三分之一的孩子會經歷到睡眠中斷，也就是所謂的**異睡症**，包括夢遊、尿床、夜驚等徵狀。異睡症發生的年齡通常是在三歲到六歲，絕大部分在青春期開始時就會解決。異睡症常常發生在夜晚入睡後的頭幾個小時，也就是當晚第一場快速動眼睡眠期開始之前的那段最熟睡的階段。

其中最令父母煩惱的異睡症就是夜驚，在三歲或更大的孩子身上，發生的機率是1%到6%。在比較小的孩子，有可能每週至少發生一次夜驚。夜驚的症狀有時會和夢遊一起出現，通常是在非快速動眼睡眠期間，往往表情驚恐，甚至發出尖叫。夜驚的孩子通常極為激動，差不多要花五分鐘到半個小時，才能安頓下來。但是到了早晨，他們卻什麼都不記得。

夜驚不只是做噩夢。在夜驚發生的年紀，孩子的夢裡還不包括恐懼，或是任何其他的情緒。發生夜驚時，孩子很害怕，但卻無法回報任何特定事件。其中一個要素，可能在於負責處理強烈負面情緒的腦部結構，像是杏仁體，缺乏調控所致。杏仁體負責調節交感神經系統，以動員腦袋與身體，進行戰鬥或逃跑。在成年人，這個系統可以被腦袋其他區域所壓抑，例如海馬和新皮質。但是在孩童腦袋裡，由於對這類情緒反應的調控能力尚未發展完全（參見第18

章），對杏仁體的壓制力可能還不夠成熟，無法有效壓抑，尤其是在睡夢中。

在一項研究中，科學家觀察84名會夢遊或是夜驚的學齡前兒童的睡眠，結果發現：其中半數有呼吸障礙，像是阻塞性睡眠呼吸中止症。這種病症，當腦幹裡的呼吸中樞接收到呼吸中止的訊號時，患者就會突然驚醒，大口喘氣。在孩童身上，睡眠呼吸中止有好幾個原因，包括體重過重、扁桃腺腫大。很驚人的是，在那項研究中，所有睡眠呼吸中止的兒童，動過扁桃腺切除手術後，夜驚都痊癒了。

發生夜驚和夢遊時，睡眠機制無法完全壓抑一些通常發生在清醒時刻的動作。反過來看，睡眠現象也可能突然在白天不請自來。這方面的案例包括猝睡症和猝倒症，前者會讓原本清醒的人忽然睡著，後者則是讓人忽然失去運動能力。還有一種也很惱人的案例是睡眠麻痺症，人雖然清醒過來，卻無法移動。發生這種情況，通常碰一下對方，就足以終結麻痺徵狀。所以千萬別遲疑該不該這麼做，只要輕輕一碰，你就能拯救你的孩子免於焦慮。

小娃娃的睡眠還有另一個特性，那就是需要午睡。這是由一個很緩慢的循環所驅動的。不論是成人或小孩，都會出現警覺與愛睏的循環週期，例如吃飽午飯後的下午鬆懈期，之後精神又會再度振奮。孩子直到五歲或六歲之前，由於鬆懈期太沒精神了，所以一定得睡個午覺。過了那個年齡之後，孩子就能夠整個白天保持清醒。

但這倒不是說，整個白天保持清醒是最佳的成長策略。成人在下午的缺乏警覺度，可能也是我們需要午睡的遺跡。有一項實驗，叫大學生專心觀看電腦螢幕，在字母T與L飛掠過後，螢幕某個角落會出現一些測試箭頭。一大早就接受測試的學生，既能認出字母，也能認出測試箭頭的方向，即便它們相繼以高速閃現。但是到了下午，他們需要字母有較大的空間間隔以及較久的時間間隔，才能成功辨識出來。然而，如果讓學生睡個小午覺，就可以預防這種感知能力的遲鈍。**午睡不只能消除小娃娃的暴躁脾氣，可能也有助於成年人的心智表現。**

如何哄寶寶睡覺

孩子所需的睡眠量與種類，早就被寫入他們正常發育的程式裡，不需要太多外界的協助。但是觸發睡意又是另一回事了，它是可以依賴學習機制的。

建立一套規律的餵食計畫，可以讓寶寶的睡眠更規律。在此我們要警告各位，有一種讓小孩快速想睡覺的老式把戲，可能有反效果。這一招是在母乳中添加一點酒精，譬如母親哺乳前先喝杯酒。沒錯，這樣做可以縮短等待小孩入睡的時間，大約減少十五分鐘。然而，接下來三個半小時內，孩子的總睡眠時間卻會減少，而且減少的量甚至超過十五分鐘，顯示這一招不是好主意。

比較好的策略是，注意小孩子的睡意，並立即行動：趕快把小寶寶放到嬰兒床睡覺。寶寶的警覺週期和成年人一樣，只是更為快速。

關於就寢時間，小孩很快就能學會把某些線索，與睡眠聯想在一起。和其他聯想一樣，孩子能夠學自一個簡單的案例，或是一個例外。一旦這樣的聯想形成之後，入睡習慣就很難打破了。譬如說，要是孩子習慣睡覺時父母在身邊，那就會變成孩子入睡的一項先決條件。你最好還是離開房間，讓寶寶把「入睡」與「父母不在身邊」聯想在一起，日後這將具有莫大好處。一般而言，建立一套就寢的慣常程序，包括刷牙、聽故事、以及放鬆對孩子的注意，將有助於孩子入睡。

維持一貫性是很重要的。想了解更多相關資訊，請參考這本好書：韋司布魯斯（Marc Weissbluth）撰寫的《*Healthy Sleep Habits, Happy Child*》。

所以啦，**當你看到你的小寶寶或孩子在睡覺，千萬記得他的腦袋當時可沒閒著**。他的腦裡正充滿了一套有如舞蹈般精心編排的流程，不需要他自己或是你特地使什麼力，就能自行運作。雖說他腦袋裡的糖梅仙子不見得正在跳舞，但更重大的事情卻在醞釀變化之中，包括可能替發育中的腦袋重新布線、或是讓某些耗損的功能復原。

8 性別有差異嗎？

年齡：出生到十八歲

三歲小娃對性別角色看重的程度，不輸變裝皇后，我們有位同事一心想讓她家小孩掙脫傳統的性別期待，於是她為兒子買了洋娃娃，為女兒買了玩具卡車。結果，她發現小男孩把洋娃娃拿來敲釘子，當鐵鎚用，小女孩則假裝小卡車們在彼此對話。她只好投降。

許多父母都曾懷疑，這種高度刻板印象的行為究竟從何而來？尤其是那種「母親打死也不願穿粉紅褶邊洋裝，父親寧願下廚也不去看運動比賽」的家庭，更是大惑不解。放眼全世界，這種男女有別的傳統，似乎對於發展出穩定的性別認同，非常重要。這種執拗，讓我們聯想起剛開始學習文法的階段，小孩子同樣傾向於過度濫用新學到的規則（例如在應該說That hurt my feet.的情況下，錯用時態與單複數，說成That hurted my foots.）。

就男女生的行為差異來判斷，你可能會想像，小男孩與小女孩的腦袋天生有許多重大差異。由於我們的社會對性別差異非常感興趣，科學家對這個議題做了數以千計的研究，新聞記者更是熱心的大肆報導。這方面的文獻數量極大，而且種類繁多，所以我們在評估時，可以依賴後設分析（統合分析）來評估這些發現。我們仔細研讀這些論文，發現有幾個重要模式浮現出來。

評估性別差異報告時，很重要的一點是，必須注意**效應值**。大部分性別差異都太小了，不具實質意義；而且對於個體而言，也多半沒有任何意義。譬如說，女孩子平均而言，比較可能聽見較輕微的聲音；但是，得知某個孩子的聽覺能力，幾乎完全不能幫助我們猜測這個孩子的性別，因為所有可能的聽力測驗分數，都可以在男孩群體與女孩群體中找到。不只如此，在幾乎所有性別差異的統計研究中「個別女生與個別男生的差異」都比「兩性平均差異」大得多，只有極少數幾項特例。

當我們說某項性別差異是大或小，到底是什麼意思？讓我們先來解說一下技術問題。科學家在估算兩個群體之間的差異時，常常會計算一項叫做 d-prime（d′）的統計值，或是效應值，定義是：由其中一個組群或兩個組群之**標準差**所區分的組群間差異（所謂的標準差，是變異性的測量值）。如果沒有差異，d′ 就等於零。當組群與組群之間的平均分數差異愈大（這是相對於各組群內的分數分布而言），d′ 也就愈大。

這個概念，用圖來解釋會比用文字解釋容易得多。下方的三張圖，水平軸代表分數（圖中並未標出軸線和刻度），曲線的高度代表組群中獲得某特定分數的人數。從最上圖到最下圖，分別代表差異很小、差異中等、與差異很大。

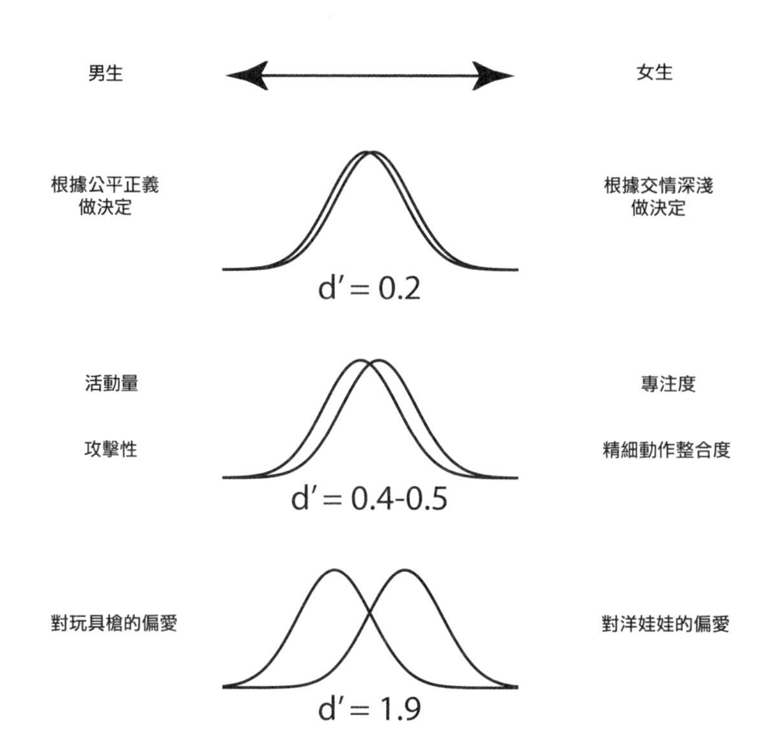

讓我們先來看一些特例。就拿美國成年人兩性的身高差異來說，可用最下圖（d′=1.9）的左邊曲線代表女性，右邊曲線代表男性。水平軸顯示身高，從矮（左邊）到高（右邊），女性曲線的頂點為162公分，這也是女性的平均身高；男性曲線頂點為176公分，這也是男性的平均身高。一名平均身高的男性，身材比92%的女性都來得高。在科學文獻裡，d′值至少要超過0.8，才可以稱為差異大，因此**身高是一項非常大的兩性差異**。

在另一個極端，讓我們來看一下前面討論過的極小差異：聽力。最近許多學者辯稱男女分班比較適合，部分理由是女生的聽覺比較敏感，因此對於輕聲說話的老師反應最佳。就聽覺敏感度，可用最上圖（d′=0.2）的左方曲線代表男生，右邊曲線代表女生。由於這兩個組群的差異是這麼的小，想必你也看得出來，兩條曲線幾乎是重疊的。

在同性組群中的個人聽力差異，比男生群和女生群的聽力差異要大得多。從圖中可看出，既然許多男生的聽力都較許多女生強，以聽力差異做為男女分班的主張，就沒什麼道理了。如果你主張聽力敏感度會影響學生的學習，你應該做的是按照學生的聽力來分班，而非按照性別來分班，才是合理的做法。

只有幾項性別差異，大到足以預測個人行為。例如，不論在哪個年代，**就三歲小孩而言，已知最大的兩性行為差異是對玩具的偏好**。不希望兒子玩玩具槍的父母，通常會發現，在小男孩的想像中，任何桿狀物體都可以變身為武器（緊急情況下，連洋娃娃都可以將就）。三歲小娃如果有權選擇典型的男生玩具，像是玩具車，或是典型的女生玩具，像是家家酒餐具，那麼兩性之間的差異d′值為1.9，這份差異符合上一頁的最下圖。意味的是，你根據一個小孩選擇的玩具，猜中其性別的機會很大，因為97%的男孩都比一般女生，更喜歡玩典型的男生玩具。也因為玩耍能幫助孩子學習並演練各種技巧，小男孩和小女孩花時間從事的活動差異，會影響他們終生所具有的能力（參見第100頁的**實用訣竅：拓展你家小孩的全方位能力**）。

對玩具的偏好，出現在剛開始的性別認同階段，也就是你家小孩對於自己是男生還是女生，開始有自我認同的階段。性別影響對玩具的偏好，是跨文化的現象，大約從一歲就開始了。事實上，連小寶寶對性別都有一點了解（參見

第1章），但是只有少數兩歲小娃，有辦法正確說出他們是男生還是女生，或是有辦法辨識圖片中的人物是男性或女性。大部分小孩（同樣又是跨文化的現象），在兩歲半達到此一里程碑，等到三歲時，幾乎所有小孩都能做到。達到這個里程碑的孩子，比起還沒達到的小孩，比較不可能「選錯」玩具。

對玩具的偏好，幾乎肯定具有天生的基礎，雖說它也同樣會受到文化的影響。其中一條線索是，公猴喜歡玩卡車，母猴喜歡玩洋娃娃。另一條線索是，在具有**先天性腎上腺增生症**（CAH）的女孩組群中，對於典型男孩玩具的偏好很常見。由於腎上腺荷爾蒙合成方面的遺傳缺陷，CAH女孩暴露在過量的睪固酮和其他男性荷爾蒙之中，讓她們的腦袋（甚至連身體）在出生前就變得男性化。像這樣的荷爾蒙疾病，出生後就可以馬上開始治療，因此CAH女孩提供了一個良機，讓我們得以觀察「出生前就暴露在男性荷爾蒙」對於日後行為的影響。

值得注意的是，隨著年齡的增長，正常女孩子對玩具的偏好，變得愈來愈有彈性。到了五歲，在有權選擇的情況下，幾乎半數女孩都會挑選典型的男生玩具。反觀男孩，卻持續拒絕典型的女生玩具，很可能是因為整個社會對「男生的舉止像女生」，懲罰極為嚴厲。不論是同儕或父母，尤其是父親，都會積極阻擾男生玩女生的玩具。

有些父母擔心，准許兒子玩女生的玩具，會讓他長大後變成同性戀。這份憂慮其實是把**相關性**與**因果**搞混了。不論做父母的是否鼓勵或准許兒子的這種習性，與他們將來的性傾向都無關。沒錯，喜歡玩女生玩具的男孩長大之後，半數左右都是同性戀；但是，同樣有半數不是同性戀。（另一方面，小時候像男生的野丫頭，長大後很少變成女同志。）玩洋娃娃並不會讓男生變成同志。最可能的解釋為，對某些男生來說，「玩女生玩具」與「成年後是同志」都是腦袋早期受到影響的結果，也許是產前的經驗或是遺傳的關係。鼓勵男性化行為的心理學治療，並不能影響成年後的性傾向，但是做父親的人，如果一直試圖阻撓兒子的女性化行為，倒是有可能造成父子之間的嫌隙。事實上，等你觀察到這類行為時，結果已經不是你能掌控的了，所以你不如坦然接受它。

你或許也注意到，另外還有兩項幼童行為的性別差異很明顯。**男生無論是在肢體活動力或攻擊性方面，都比女生強烈許多**。這些差異算是中等大小，d′值為0.5，符合第96頁的中間圖。意思是說，一般男孩會比69％的女孩更具肢體活動力與攻擊性，但是這並不能用來很準確的預測特定個體的性別，不過它確實讓一群男生看起來明顯和一群女生不同。這類差異也有可能是荷爾蒙對腦袋造成的影響，並不只是文化的影響。譬如，青少年公猴比母猴更常做出粗暴的打鬧嬉戲，而這種行為可以藉由荷爾蒙治療來修正。同樣的，CAH女孩也比其他女孩更有攻擊性、更活潑好動，在在暗示早期荷爾蒙對這類行為的影響。

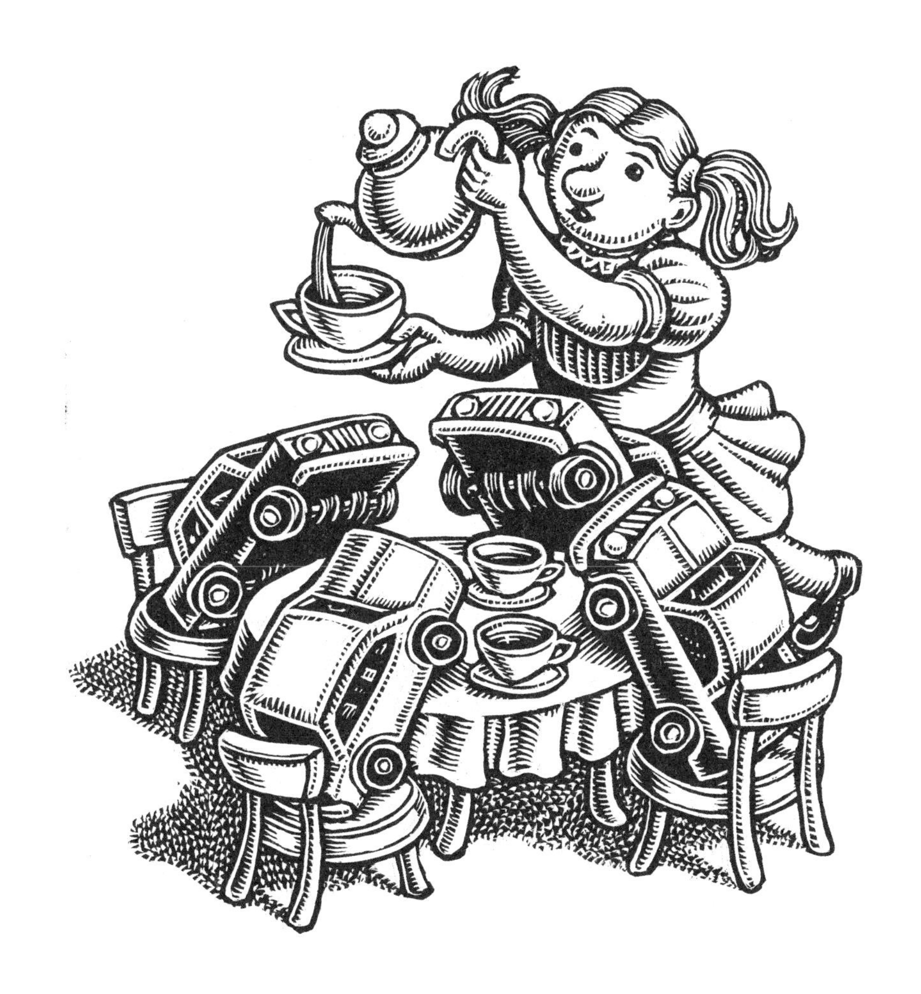

拓展你家小孩的全方位能力

孩童的玩耍，可能會影響他們日後的行為與興趣。你不能強迫男孩做出女孩的行為，反之亦然，但是你可以在兼顧你家小孩天生傾向的情況下，幫助他們練習單靠自己恐怕無法發現的技巧。沒有人說得準未來會怎樣，所以我們覺得，你如果能讓孩子成年後的選擇項目增加一些，總不會有害。

成人兩性差異最大的項目之一是，男性擁有較佳的**心理旋轉**物體能力。這項能力會影響我們對方向的思考方式，以及某些實用的技術，像是如何把長沙發搬過一扇門。

這種差異在很小的時候就出現了，日後又會受到生活經驗的調整。許多男嬰在三到五個月大，就能辨識出旋轉過的物體，反觀同年齡的女嬰，很少能辨得到。除此之外，嬰兒對於理解物體的行為，並未顯示出性別差異（參見第1章）。在小學階段，心理旋轉能力的性別差距還不大，但是隨著孩子日漸成熟，這項差距會漸漸擴大，最後達到成人階段的d′值0.66到0.94（依計分方式而定），意思是說，一般男人的表現會勝過75%到83%的女人。

心理旋轉測驗的成績，可以用來預測高中生（無論男女）在學術評量測驗（SAT）裡的數學單元成績。心理旋轉能力的差別，也很可能導致兩性在地圖判讀與導航能力上的差異。

不同類型的遊戲會強化不同技巧的說法，也是滿合理的。在男生的遊戲中，探索實體物件以及它們的互動，是很重要的一部分。當男孩用積木蓋房子、然後一把推倒，或是玩摔角、接球，或是騎單車在住家附近閒逛，等於是在學習物質世界的規則。當女孩玩洋娃娃與娃娃屋時，她們是在練習照顧人以及精細動作的控制技巧。此外，女孩也比男孩更喜歡一邊玩一邊談話，這或許也有助於女孩在開始上學時，說話更流暢，詞彙也更豐富。

男生式的遊戲，能促使所有的腦袋發展空間技巧。生長在貧困環境下的男孩，並不會展現出優於女生的空間能力。在一項研究中，來自低社經地位家庭的男生，心理旋轉測驗的分數低於來自中高社經地位家庭的男生，而且也不比同樣來自低社經地位家庭的女生強。生長在這種家庭的男生，或許是從小缺乏發展物體操控技巧所需要的遊戲經驗。

涉及導航或其他空間任務的電玩，有助於讓男生與女生學習旋轉物體，以及把它們視覺化。有些研究發現，這類訓練的效果對女生尤其顯著。運動可能也有幫助。大學裡的運動員，不分男女，在心理旋轉任務和其他空間技巧的表現，都超過非運動員學生，雖說這也可能是因為，空間能力優秀的人更可能喜歡運動。（研究人員目前還無法證明，這類經驗是否能讓人在現實生活裡的空間技巧有所提升。）

父母要如何協助孩子發展出範圍寬廣的能力？鼓勵女孩打電玩，或許能改進她們的空間推理能力，以及對電腦更覺得自在。此外，我們也建議：要讓女孩從小就多運動（參見第15章），因為自我意識可能會妨礙青少女學習新的運動技巧。

做父母的也可以藉由從小多和兒子談話、以及說故事給他們聽，來幫助男孩發展出更好的語言技巧（參見第6章）。男孩也可能受益於學齡前額外加強的音韻覺識，在這方面，父母可以藉由與男孩討論他們正在唸的字母讀音，來協助孩子。同樣的，你也可以利用小男生喜歡電腦的天性，鼓勵他們用電腦來寫故事，或是在電腦上挑選他們感興趣的讀物，例如描寫恐龍或戰鬥機飛行員的讀物來閱讀。

你可以在神經科學家艾略特（Lise Eliot）的著作《*Pink Brain, Blue Brain*》當中，找到許多協助男生與女生成長為全方位成人的建議。

或許也是這類行為差異的結果，**小孩子在二到三歲，會開始比較喜歡與同性別的小朋友一起玩**。像這樣的男女分開玩耍，會持續整個小學階段。如果只有幾個小孩玩伴，男生和女生就會玩在一起，但是只要有可能，孩子通常還是會以性別來選擇玩伴。（甚至連猴類與猿類都出現這種現象。）這種模式在許多社會都可以見到，從農村到大都市皆如此。這種現象似乎並非取決於「該社會的成人具有強烈的性別角色區隔」，但文化因素或多或少也會影響父母親的期許。

孩子在學習他們的性別認同時，這樣的行為會強化性別規範。來自其他兒童的「遵守性別規範」壓力，在四歲到八歲期間尤其強烈，可能是因為孩子早期的性別角色（以及其他諸多社會規範）傾向於黑白分明。我們認識一對神經科學家夫婦，他們的兒子在念小學期間，最要好的朋友是一個女生。在他六歲時，他在夏令營結交的一群小男孩讓他知道，和女生玩在一塊是絕對不可以的。現在，他們的兒子只敢在屋子裡和他的女生朋友玩，而且還要所有人發誓保密，以免被其他小男孩發現。單性團體通常都是以這種方式來交往，結果會更加強化不同性別的行為。這必須等到稍後的發育階段，才會出現比較有彈性的理解，展現比較包容的態度。

行為上的兩性差異，讓課堂裡的女生比男生具備中等程度的優勢，也讓女生在高中和大學獲得較佳的課業成績。女生腦袋成熟的時間點比男生早，大部分腦袋結構的最高容量，在女生出現的年齡比男生提早了一年到三年。在抑制力的控制方面，女生也比男生具備中等程度的優勢（d′值為0.4），意思就是女生上課時比較會乖乖坐定，專心聽講，所以教師通常對待女生較為友善。平均說來，剛開始上學時，女生在某些口語發展項目略具優勢。男生在精細動作協調能力上，發展較為遲緩（d′值為0.6），使得男生在寫字方面略居下風。這是剛進小學時，在課業成績上最大的性別差異。這些差距會持續到整個高中階段，使得男生在閱讀與書寫考試上，得到較低的分數。

但是，且慢下定論！我們應當正確理解這些性別的比較。所有這些性別差異，都小於「居住在擁有好學校的中產階級社區」與「居住在學校很差的低收入社區」之間的差異。貧窮學區的小一學生，不論閱讀或數學成績，都比中產階級社區的小一學生來得低（d′值大於1.1），而且這個差距通常會隨著年齡愈差愈大（參見第30章）。

和其他性別差異一樣，在教育上的性別差異可能會受到經驗的修正。近年來，女性在學術領域的表現漸漸追上男性，但是在十年前或二十年前，她們是落後的。在美國，整個高中期間的數學測驗平均成績，已經沒有性別差異了。此外，目前女生進入大學並完成學業的可能性，還高於男生。在美國，二十二歲時擁有大學文憑的男女生人數比率為100：187。由於男生花比較久的時間才能畢業，因此這項差距在較大的年齡層會縮小，但還是沒有完全接近。

要幫忙減少這層差距，**我們建議男孩在讀中小學期間，額外加強語文與讀書方法的訓練**，或許會有幫助。改善整體成績最有效的方法應該是：教育單位和教師務必有教無類，提供所有需要的協助給學童，而這群需要協助的學生當中，男生恐怕會比女生多。

很奇怪的是，面對女性的進展表現，學術評量測驗（SAT）當中的數學部分，著名的男生優勢卻一點都沒有縮小（d′ = 0.4，在2009年相當於差距35分）。然而，女生儘管入學測驗平均分數較低，她們在大學裡的數學課業成績卻比男生優秀。有一項研究發現，大一男生的數學課成績與「入學考數學低他35分」的女生一樣。事實上，幾乎所有入學考試的標準測驗，都低估了女生將來的在學成績。這些差勁的預估，可能是由於女生的讀書習慣比較好，可以拿到較高的在學成績，也可能是因為學術評量測驗含有性別偏見。

另一組很有名的性別差異，落在情緒行為上。這種差異並不像大部分人所相信的那麼大，效應值範圍落在小到中等而已。這類差異也無法準確預測個人行為，但是其中有些項目，就組群層次還滿明顯的。譬如，女生通常比男生更容易哭泣與表達恐懼，但是兩性對於壓力的生理反應卻很類似。

事實上，許多性別差異都太小了，小到會被同性中的個體差異給淹沒。舉個例子，有一種說法，男生是根據公平正義來做決定（d′值僅有0.19），女生則是根據交情深淺來做決定（d′值僅有0.28）。同樣的，女生從他人的表情去解讀情緒的能力，表現也只比男生好一點點（d′值僅有0.19，無論是童年期或成年後），顯示男生未必比較白目。男生大膽冒險的可能性，在任何年齡也只比女生高一點點而已（d′值是0.13），僅有在「十歲到十三歲」以及「十八歲到二十一歲」這兩組，效應值較大（d′值是0.25）。另外，兩性在冒險上的差距，似乎也隨著時代進展愈來愈接近，因為在比較近代的研究（1980年代和1990年代），d′值比早年的研究（1960年代和1970年代）來得小。

小孩長大到青少年時期，會回復兩性的社交。然後，青春期的荷爾蒙會開啟中等程度的性別差異（d′ = 0.53）：有70％的青少年男生，比一般青少女更常自慰，這種行為模式會持續到成年。但是這項差異的大小，在過去二十年來是從d′值0.96掉下來的，暗示了近年來社會開放風氣的強烈影響。兩性在自負方面的差異，也會在青春期拔高，青少女展現的自負低於青少年男生（d′值為0.33，差異其實算小）。

還有一個領域，女生顯然需要額外的支持，那就是身體意象。尤其是青少女，對自己身材的滿意度比男生低得多，這也成為一項可能導致飲食失調或憂鬱症的危險因子。兩性之間的這項差異，從1970年代的d′值0.27上升到1990年代的d′值0.58，或許是因為最近幾十年來，女性美的標準愈來愈纖瘦。

即便你真的很擔心女兒的體重，也不應該批評她的身材，因為那樣很可能產生不良後果。有一項縱貫研究（也就是長期追蹤研究同一群人）指出，體重受到家人嘲諷的青少年男女，五年後出現飲食失調或體重過重的機率，比一般青少年男女高出許多。同樣的，在另一項縱貫研究中，十四歲的青少女反覆節食（其中許多人在研究初期並沒有體重過重），一年後體重過重的風險會增加為近乎原先的五倍。

在所有性別差異當中，有一件很有趣的事：差異的大小並不能預測接下來會怎麼發展。小孩子出現與傳統性別印象有異的行為傾向（這通常能夠藉由環境影響來修正），未必是壞事，因為這會讓他們在童年時期擁有不同的經驗。總結一句話，你的孩子可能剛開始傾向於修汽車、照顧小娃娃、或其他讓你訝異的事，但是只要多介紹他們接觸新事物，你還是有很多機會可以幫助他們拓展經驗、發展出新的興趣。

9 青春期：不只是性

年齡：十二歲到二十歲

你可能很害怕孩子的青春期，擔心這一段由荷爾蒙和乖僻言行主宰的混亂期。但是青春期其實更為複雜，包括更多其他變化（往好的方面），令人難以想像。

雖說性成熟的關鍵步驟確實發生在這段期間，但許多與性無關的變化，也同樣發生在青春期前後。最特別的是，青春期的腦袋是高度動態的。青春期的開端通常介於十一歲到十三歲之間，然後持續到二十歲、甚至更晚，孩子在這段期間會大步邁向獨立。他們探索新的興趣，組織自己的行為，並追求家庭以外的人際關係。他們對自己的身體具有的新能力，感到飄飄然（或是感到笨手笨腳）。在大部分人的回憶中，自己的青春期都像是一段彷彿有無限可能的歲月，懷有無限的理念、無限種選擇。我們的友人也經常發現，他們剛進入青春期的女兒深更半夜不睡覺，窩在那裡研究西班牙文的動詞，或是繪製一幅精緻美麗的圖畫，或是查詢歌詞，或是上臉書為她的偶像團體加油打氣，又或者只是單純的看書或思考。哎呀！真是的。

青春期也是一段充滿危險的時期。就像出生前後的事件，有可能導致自閉症之類的疾病，某些問題也可能在青春期變得很明顯。憂鬱症、躁鬱症、藥癮和精神分裂，在青春期都可能大大增加。此外，青少年還很容易冒險，一方面他們尋求刺激的衝動變強，然而另一方面，他們的自我克制能力尚未成熟，所以總是讓父母煩憂。

當孩子進入青春期，他們的腦袋外觀似乎已接近完工。在童年期尾聲，腦袋的體積已經達到成人的97%。腦部各區域與成人腦袋的體積差距，都在10%以內（有些較大，有些較小）。然而，在這幅成熟的表象下，有些巨大的變化正在蓬勃發生。

青少年的腦袋正在進行可觀的重組，因為它們還在持續進行童年期就開始的突觸（神經元之間的連結）修剪流程。早在青春期開始之前許久，腦袋擁有的突觸數量就達到巔峰，人類和其他靈長類皆如此（參見第5章）。科學家研究兒童頭腦的葡萄糖消耗量，以及詳細的突觸數量，發現在青春期初期，人腦的新皮質突觸數量已經達到成人腦袋的標準，而且腦部使用的能量也比童年期初期減少了25%。即便如此，突觸消減的工作距離完成還早得很呢。事實上，科學家研究恆河猴的結果顯示，牠們在青春期階段，腦袋每秒鐘消減的突觸數目高達3萬個。而人腦比恆河猴的腦瓜大一些，這個數值恐怕更高。

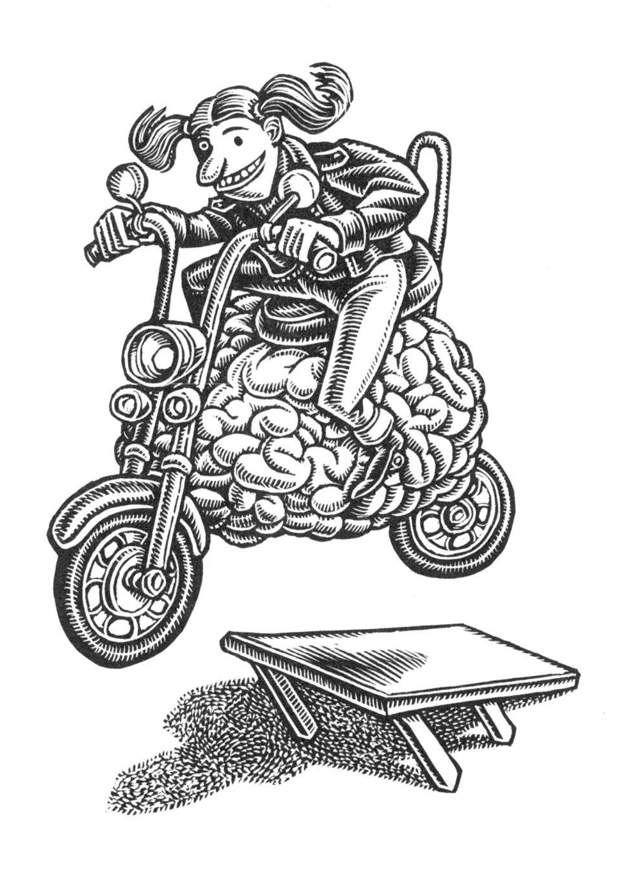

在討論你家青少年的腦袋究竟是怎麼回事之前，我們先來談點技術問題。要解釋你家小孩的行為在何時發生何種變化，我們需要先給你補充一些有關腦細胞與連結層面的細節，做為基本的背景資料。

你或許已經預期到，隨著突觸數量的改變，新皮質的**灰質**也會產生明顯的變化，因為灰質是神經元、樹突和突觸所在之處。一般的發展模式是，灰質厚度先達到巔峰，然後再減少約5%到10%。藉由這種方式，腦袋迴路會在成年之前給琢磨與定型，同時，腦袋的主人可獲得新的能力，變成主動的參與這個琢磨與定型的過程。

這些邁向成熟的變化，發生在不同時間的不同腦部區域。整體說來，含有所有神經元、突觸、大量連結的灰質，在九歲到十一歲時，容積就已經達到巔峰了。在這段期間，**白質**卻還在生長之中。（白質由髓鞘化的軸突構成，負責傳遞各腦區之間的訊息。）在新皮質裡，最先達到最大厚度的區域是靠近額頭的前額葉與靠近後腦勺的枕葉。介於前額葉與枕葉之間的區域，則是從後腦勺往前，逐一跟進增厚——顳葉皮質差不多在十四歲時達到最大厚度，然後是大部分的額葉達到最大厚度。最後，白質會突然大量增加，尤其是連接額葉與顳葉皮質的部分。

青少年腦袋開始變得有效率的徵兆之一是：相距較遠的腦區之間，協調性變得更好了，彼此的訊號會一起改變（同調性），並且能更快速的送達遠方。青春期的白質體積還是只有成腦的85%，仍在繼續生長之中（甚至能增長到四十歲），隨著白質的生長，軸突纖維很可能變寬、變肥大了，而更肥大的軸突能以更高的速度傳遞訊號。由於白質軸突負責遠距離腦區之間的溝通，這項改變很可能在腦功能方面，具有強烈的意涵，雖說我們還不知道是什麼意涵。

這些發育變化的節奏，每個孩子都不太一樣。有一項兒童腦部造影研究，從童年期尾聲追蹤到青春期，發現較高智商的孩子，灰質厚度達到顛峰的速度較為急劇，而且下降得也同樣快速。這份結果暗示，智力的關鍵之一可能不在於腦容量，而在於腦袋改變的能力。

事實上，灰質厚度的增加與減少，在童年期發作的精神分裂症、以及注意力不足過動症患者身上，也會出現。因此這些結構上的變化，在不同的兒童身上，可能反映出各種不同的潛在流程。

這些變化對你家青少年的思想（或是缺乏思想），到底意味了什麼？

額葉皮質的相對晚熟，近年來吸引了一大票媒體的注意，把它當做青少年衝動行事的理由。甚至連一家汽車保險公司的廣告都指出，腦袋的這個額葉區域尚未停止生長。額葉參與**執行功能**任務，像是自制、計畫、以及抗拒誘惑（參見第13章）。它會隨著年齡增長而更加活躍——這算是一個例外，因為活力通常是隨年齡減低的。在前額葉和上額葉皮質區，活動力會從十二歲開始，增加到三十歲。再加上較早成熟的**皮質下區域**（參與情緒和報償反應），孩子在青春期，衝動與克制之間如何平衡，恐怕和童年期或成人期都大不相同。

青少年很愛尋找新鮮經驗，他們對於正面與負面結果的衡量，往往也與成年人不同。這可以從愛荷華賭局的實驗，一窺究竟。這種賭局的玩法是，讓人從好幾疊紙牌中，任意抽取一張，看是否能贏錢。玩牌者事先不知道，哪幾疊紙牌整體來說比較容易輸，但是偶爾會大贏。對於這種可以選擇要不要拿牌的遊戲，青少年會學習多拿容易贏的牌，但還是不太會避開容易輸的牌。只有接近青春期尾聲的青少年，顯示出有能力完全避開壞的結果。還有，在玩這種遊戲時，青少年所做的決策都是基於贏錢的可能性，很少衡量輸錢怎麼辦。

愛荷華賭局的實驗研究結果，頗能讓人聯想起現實生活裡的觀察，**青少年確實傾向於低估他們的行為後果**。這個傾向早在古羅馬時代就受到注意了，現代青少年則是表現在不同的領域，像是無安全措施的性行為、嘗試禁藥，以及講話很衝、天王老子都不甩。

即便青少年的身體很健康，這種冒險行為也會令這段時期的死亡率提高。本書作者王聲宏，就很幸運的撐過這段少年期，當時他經常夜歸，忙著交友。有一次，他出了一場嚴重的大車禍——這項徹夜不歸的風險，沒有被他那青春期的腦袋所預見，這顆腦袋當時只看重短期的成果。

這種衝動出現的時間，是在「額葉皮質」與「負責處理報償與情緒的其他腦部區域」之間的白質連結尚未完成時。在實驗室的研究中，青少年受測者比較容易在可能獲得獎賞（金錢、或是出現一張笑臉）的賭局中冒險。青少年接受功能性磁振造影（fMRI）時，腦中**腹側紋狀體**的活動比成人強，而這個區域能傳送期待報償的訊號。**額葉眼眶面皮質**的活動也很強，這是另一個較晚成熟的區域，是腦袋裡情感系統的主要部位，也與能否做出好的決策有關。

一般說來，我們所做的決策通常都是經過大腦的評估，衡量結果是不是我們想要的。做決定時，總會帶有一些情感的分量，即便只是極簡單的決定，像是今天應該穿什麼衣服。

但是，額葉眼眶面皮質受損的病人，卻無法合宜的打理生活，他們會做出錯誤的投資或錯誤的人生抉擇。例如有一名病患（他的名字縮寫為EVR），長了一顆良性腦瘤，壓擠到額葉眼眶面皮質。他動了切除腫瘤的手術，但是很不幸的，手術也把他額葉眼眶面皮質的一大部分給切掉了。結果，他再也無法做出正確的決策，短短幾個月之內，就丟掉工作、離婚、娶了個妓女、然後再度離婚，後半生都毀了。

青少年在情緒、攻擊性以及社會行為上的改變，是由其他方面的腦部發育來驅動的。這些改變可能與杏仁體的體積與活動力增加有關，杏仁體位在前腦，負責處理強烈的情感，包括正向與負向的情感。

我們已經講了這麼多青春期階段，許多腦部區域會如何發生變化；那麼青春期本身，又是如何發生的呢？當然是腦袋驅動的！在大腦底下、腦幹前方，像葡萄般大小的下視丘，會分泌**促性腺素釋素**。這是一整串連鎖反應的第一個步驟，這一整串的連鎖反應最終導致釋放出雌性素及睪固酮，以帶動性成熟。合起來，這些荷爾蒙能大力重組腦袋。我們所描述的諸多腦部變化，可能都是由荷爾蒙信號所組織、塑造出來的。

雖然性荷爾蒙與壓力荷爾蒙，在童年期尾聲與青春期會升高，但在大部分情況下，研究人員發現，很少有證據顯示荷爾蒙能直接影響青少年的行為。對於組織神經迴路來說，荷爾蒙是一項關鍵要素，但是睪固酮本身卻不能拿來預測青少年是否會冒險。倒是不良的親子關係、加上高含量的睪固酮，似乎更具有預測青少年行為不良的能力。**早年與你家小孩建立的良好親子關係，在青春期就會得到報酬**。這條守則也能推廣到手足之間：良好的手足關係，能改善青春期的種種不適應。

某種程度的衝動與攻擊性，或許是人生難以避免的。在某些文化中，青少年的衝動，倒是扮演了一個正面的角色。譬如說，在美國大都市裡的唐人街、中國城的移民，男性青少年對抗外來暴力入侵者所展現的攻擊性，能保衛社區的安全。另外，在剛果的狩獵採集民族木布提（Mbuti）社會裡，由青少年代表族人來懲罰行為偏差的成年人，執行手段包括嘲弄、損毀家當。

無論在人類或其他的哺乳動物，青少年行為的特徵之一，是行為學家所謂的**趨向行為**（尋找新的社會人脈與情境）增加了。這個傾向加上腦袋的其他變化，可能導致交友廣闊，有時候也會導致反叛家庭。某些衝突很普通，不過，會與父母發生極端強烈衝突的青少年，每十位當中大約只有一位。這種情況也發生在其他動物身上，例如，青春期的大鼠有時候會攻擊自己的父母。

另外一項典型的青少年行為是追求新奇，這很可能是由腦部報償系統驅動的。**多巴胺**是一種神經傳遞物質，與引發行動與運動有關，也與發送報償信號有關。在腦部掃瞄數據中，額葉眼眶面皮質和其他接收多巴胺的區域，在青少年階段還在成熟之中。**血清張力素系統**與感官、運動以及情緒有關，在青少年階段也同樣在改變之中，笨拙與情緒化可能都與這項變化有關。

青少年腦袋的另一項變動是，訊號物質**催產素**的接收器激增。催產素是一種神經胜肽，也就是說，它是一種能做為神經傳遞物質的蛋白質賀爾蒙。神經科學家發現，催產素能促進各式各樣的人際連結行為。在人類，當我們感覺到浪漫的愛或是父母對子女的愛，催產素會增加。嬰兒或幼兒的父母親都會有較多的催產素；而催產素濃度愈高，他們愈常對孩子（以及父母親彼此）進行撫摸、擁抱、逗弄、或是其他交流行為。事實上，這些訊號有時候會互相交錯，因此，剛生完孩子的媽媽，如果心中對伴侶產生一陣愛意，可能會發覺自己的奶水突然滴落。羅密歐與茱麗葉一定也曾感覺到，一股新生的強烈催產素訊號湧上心頭。

青少年擁有較長的晝夜循環

以前那個每天一大早就起床的八歲小兒，現在變成了懶散的青少年。雖說他的人就在你面前，他的腦卻起碼落後了一整個時區。每個人都起床了，他卻還想再睡，好像在執行某種青少年日光節約時間。這到底是怎麼回事？

我們腦袋裡的晝夜節律，會設定我們想要醒來與睡覺的時間（參見第7章）。每個人都不太一樣，所以早起的鳥兒在白天最有精神的時段，比夜貓子來得早。伴隨青春期而來的一種變化是朝向「夜晚覺醒」偏移，而且不是只有人類這樣。在猴子和多種囓齒類的青春期動物身上，都曾觀察到一小時到四小時的偏移。

有一項很受歡迎的說法是，青少年擁有比較長的晝夜循環。這個印象是錯誤的；如果你把正常的光照與黑暗信號移除，或是突然改變這些信號，青少年的內部生理時鐘的反應方式，將會和其他人一樣。

但是在青春期的晝夜節律中，真正的差異在於褪黑激素的含量變低了，而褪黑激素的升降會讓時間跟著變動。褪黑激素有助於引發睡眠。但是褪黑激素從嬰兒期開始，就有持續降低的傾向，到了青春期開始時，夜間的褪黑激素含量更是突然下降。所以青少年很可能只是因為體內的睡眠信號與兒童期相比，變得較少也較晚，而延後了他們的就寢時間。

青春期同樣也出現新的社會壓力。即使所需睡眠只比童年期少一點點，青少年卻受到期待（或自己希望）採取像成年人一樣的作息。學校通常一大早就開始了。放學後，還有家庭作業、課後活動、以及花時間與朋友相處。無論智能上或社交上，他們的世界都突然大爆發。即使過了就寢時間，像是傳送簡訊之類的交流，還是會持續提供刺激來源（以及提供無眠的來源）。

最後的結果就是需要補眠。有一項研究，調查了瑞士、德國與奧地利女孩的睡眠習慣，從她們初經開始，持續追蹤九年。這些女孩在週末時，每天比平常非週末日多睡了幾乎兩小時，反觀較小的孩子與成年人，週末多睡的時間不到一小時。睡眠債會造成嚴重後果，包括減低心智表現、憂鬱情緒、健康受損，以及體重增加。

關於這種青春期的傾向，有一個名稱叫**社會時差**，這暗示了可能可以套用長程旅行時對付時差的訣竅。以下就是幾個例子：

1. 早晨打開窗簾，可以活化視網膜中的視黑素路徑。這個時候接受光照，能創造次日早一點起床的傾向。

2. 夜間的光線會導致次日晚睡。加上天然的晚睡傾向，這堪稱持續夜貓子生活的最佳配方。所以啦，即便不容易入睡，也要把電燈關掉，同時把手機關上！

3. 運動會引發松果腺分泌褪黑激素。晚上打一場足球、或是慢跑，可能正是讓腦袋準備入睡的良方。

在青春期這個階段，腦袋與環境的互動，表現出新的複雜度。青春期早期的腦袋變化，加大了孩子對刺激與社交接觸的胃口，但是自我控制系統直到青春期末期，仍在持續成熟之中。

在現代社會，青春期被視為介於性成熟與真正獨立之間的時期。事實上，性、生理以及智能的成熟，會綿延十年或更久，這提供了許多機會，讓人成長與改變。青春期在生物學上，給界定為過渡期的階段。青少年會做些什麼，要看他或她所處的社會文化、以及自身的選擇而定。對世界各地的人來說，有些人在青春期之前，已經踏入社會，例如童工；有些人生兒育女了，卻仍待在學校裡當學生。各種情況不一而足。無論如何，腦袋總是會找到出路，來適應當地環境。我們的腦袋，可是很有彈性的。

03

開始有感覺了

10 學習如何去看

年齡：出生到五歲

當你拖著孩子衝出音樂教室，匆匆忙忙趕去參加泳隊的訓練時，你可曾停下來謝謝老天，還好不必帶他們去上視覺課？學習如何看見，是一個很複雜的過程，牽涉到幾十個腦部區域的協調發展。這確實需要依賴經驗：孩子的眼睛若有問題，當然會影響他們看東西的能力。然而，說到孩子的視力，大部分的父母完全不須插手。

這不表示，你家寶寶一出生就準備好要看東西，其實還差得遠呢。成人要是視力和新生兒一樣，會被稱做法定盲人（是指視力只有正常人的20/600）。小寶寶的視力一開始就只是成人的四十分之一（15/600），而且在四歲到六歲之前，視力都無法和成人相提並論。

和你家小孩其他腦袋部位的發育一樣，這方面的成熟也是基因與環境互動的結果。這裡需要視覺方面的經驗，但是任何視力正常的寶寶，都不用擔心會經驗不足。大部分的育兒書籍，都不會探討太多這種類型的發育（科學家稱為**經驗—預期發育**），或許是因為那既不需要，父母的大力協助也不會有所回報。但是就像我們在本書一開始強調的，這樣強健的（自我管理）流程，在生命初期更像是一種常規，而非特例。「經驗—預期發育」是大部分孩子最後終能適應環境的關鍵理由之一。

雖然視力感覺起來天衣無縫，你的腦袋所建構的外界影像，其實來自好幾十個互相連結的腦部區域的神經活動，而那些區域各有專精的視覺項目。這些區域整合成兩大主要路徑：一條是**何處路徑**，由負責處理運動與空間的皮質區構成；另一條是**何物路徑**，由負責評估物體特性的區域組成，這些物體特性包括形狀、色彩以及圖案結構。這兩條路徑都能得到來自一串連結的資訊，這串連結始於視網膜，通過視丘，然後前往主要視覺皮質與次要視覺皮質。從那兒開始，這兩條路徑將分道揚鑣，各自連到不同的皮質部位，但彼此還是有許多交談的機會。

這些皮質區在剛出生時都還沒有成熟，使得新生兒的視力非常差。我們看得到的東西，小寶寶不一定看得到。新生兒主要仰賴皮質下路徑，從視網膜到**上丘**。上丘是中腦的一個區域，負責控制視覺運動反射（例如閃避衝過來的物體）以及某種類型的眼球運動。

當視覺皮質在出生第二個月開始成熟時，它就會接管皮質下路徑，這項轉換通常並不會太順暢。在這個年齡，許多小寶寶會發展出**固視**的能力，沒有辦法把眼光從先前引起他們注意的事物上移開，有時候可以瞪視長達半小時。之所以會有這項困難，是因為視覺皮質會禁止來自皮質下的眼睛轉動命令。

小寶寶在追蹤移動中的物體時，眼球的運動很不平順，稱為**眼球震顫**，直到兩三個月大，控制力才會成熟，讓他們的眼睛得以平順的追蹤移動的物體。此外，在出生的頭三個月，寶寶也沒有辦法將眼睛聚焦在遠方的景物，因此他們只會注視身邊（大約20至80公分遠）的物體，包括自己的身體和父母的臉孔。

嬰兒視覺系統裡最厲害的能力，是偵測變動中的影像，它發展得很早，而且效率很高。寶寶早在四週大的時候，偵測單一位置閃爍光影的能力，已經接近成人的水準，而且等他們長到兩個月大，能夠偵測到的閃爍頻率就已經像成人一樣了。

要偵測物體的運動方向，必須把來自不同空間位置的諸多時間相關變化，統統結合起來，這種能力在大約七週時會出現。長到二十週之後，寶寶就能分辨不同的運動速度。在三個月到五個月大的時候，感覺大範圍運動模式的能力（例如看到行進中汽車的擋風玻璃外的雨滴），會大大改進，然後持續慢慢發展，直到童年期中段。這項運動處理流程是最容易受到破壞的，例如某些發育障礙，包括閱讀障礙、自閉症，都會損傷到這種流程。

多在戶外玩，較少近視眼

刻板印象中的書呆子戴著眼鏡，其實是有幾分根據的。近視眼擁有滿奇怪的特質：一方面是遺傳而來（遺傳率約為80%），另一方面也會受到環境的強烈影響。探究如何會發生這種事，等於是讓我們上了一課，了解基因與環境的複雜互動方式。

會發生近視眼，是因為眼球的晶狀體將視覺影像聚焦在視網膜前方，導致遠方物體看起來模糊不清。近視發生率在不同種族的差別極大，從1960年代所羅門群島的2%至5%，到近代新加坡華裔學生的90%至95%。

過去幾十年來，近視發生率在許多國家都快速增加。在以色列，1990年有20%的年輕人近視，然後增加到2002年的28%。同樣的，在美國，近視發生率也從1970年代初的25%，增加到2000年代初的42%。這些變化來得這麼快，不可能完全用遺傳因素來解釋，裡頭一定還涉及某些外界因子。

隨著你家小孩眼睛的成長，瞳孔與視網膜間的距離，必須與晶狀體屈光度相配，才能讓視網膜上的影像清晰。如果這個距離不對，就會產生近視或遠視。根據動物實驗，目前已知是由視覺經驗引導這個過程。

花愈多時間在戶外的孩子，愈不可能變成近視眼。有一項研究，比較居住在澳洲雪梨與新加坡的六至七歲華裔孩童。結果，住在雪梨的孩子近視發生率（3.3%）比新加坡孩子（29.1%）的八分之一還低，即使他們的父母近視發生率很接近（大約70%的孩子，父母當中起碼一人有近視）。雪梨的孩子每週平均花十四小時在戶外，反觀新加坡小孩每週只花三小時在戶外。

至於小孩在戶外做些什麼，似乎沒有關係。一份美國的研究發現，每天在戶外活動兩小時，比起少於一小時，前者能使近視發生風險減低為四分之一左右。戶外活動的保護效果，對於雙親都是近視的孩子，強過雙親都沒有近視的孩子。這一點暗示了：與近視有關的基因，可能讓孩子的視力發育過程，更容易受到環境因素的影響（參見第4章）。

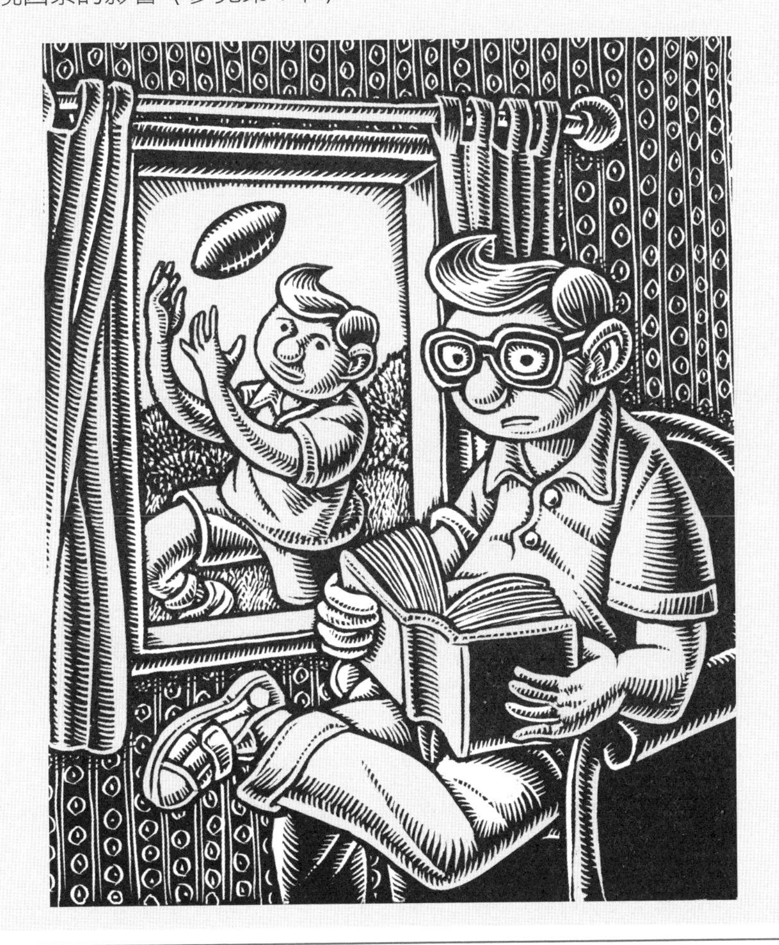

研究人員還不確定，為何待在戶外能保護孩子不發生近視，但其中一項可能的解釋為：戶外明亮的光線，比起昏暗的室內光線，更能驅動眼睛發育出正確的瞳孔至視網膜的距離。

既然我們的腦袋是在「每個小孩天天都在戶外活動好幾個鐘頭」的情況下演化出來的，「我們的眼睛發育，可能會利用此一常見經驗」的解釋，也就說得通了。我們目前的生活型態可能導致一些像這類的意外結果，因為我們的腦袋現在被迫要去適應的世界，與它們的基因起源的世界，可說是天差地遠（參見第122頁的推測觀點：**現代生活正在改變我們的腦袋**）。

嬰兒的視力，部分也受限於**桿細胞**與**錐細胞**的成熟度，這些細胞負責將視網膜裡的光，轉譯成神經信號。

錐細胞提供我們對色彩的敏感度，這些細胞成熟得很快。雖然新生兒幾乎沒有彩色視覺，但四個月大的小寶寶看見色彩的能力，已經和成人一樣好。桿細胞不會傳達色彩，但是能偵測低亮度的光子（順便提一下，這也是為什麼你無法在黑暗中看見顏色），它們在出生六個月之後會成熟。

新生兒的周邊視覺比中心視覺強，原因一方面在於視網膜周邊的桿細胞比較成熟，另一方面也在於視網膜上周邊區域的細胞，常常伸到皮質下視覺區。

嬰兒的視力很容易測量，因為小寶寶喜歡看圖案。科學家想知道小寶寶能否在一片灰色當中看出一個圖案，只要看他們是否會先去看圖案，就知道了。在三個月大，寶寶的對比敏感度依然只有成人的五十分之一，意思是說，嬰兒很難分辨不同層次的灰色，他們就好像透過濃霧在看世界（請看右頁的圖）。這些限制也解釋了，為何最受歡迎的嬰兒玩具，大部分都有顯著的黑白圖案。

一個月大的寶寶看到的影像

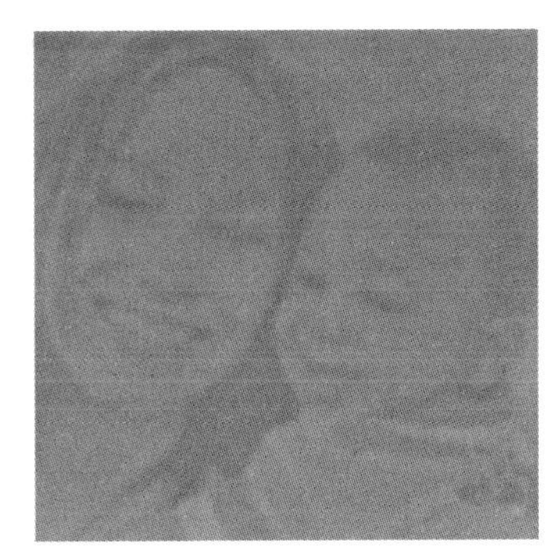

三個月大的寶寶看到的影像

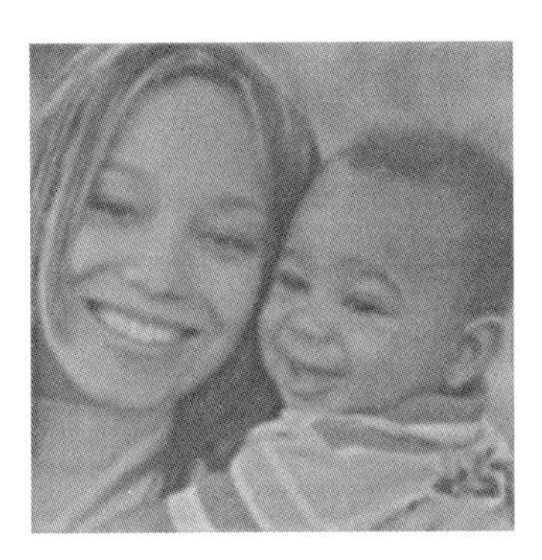

一歲大的孩子看到的影像

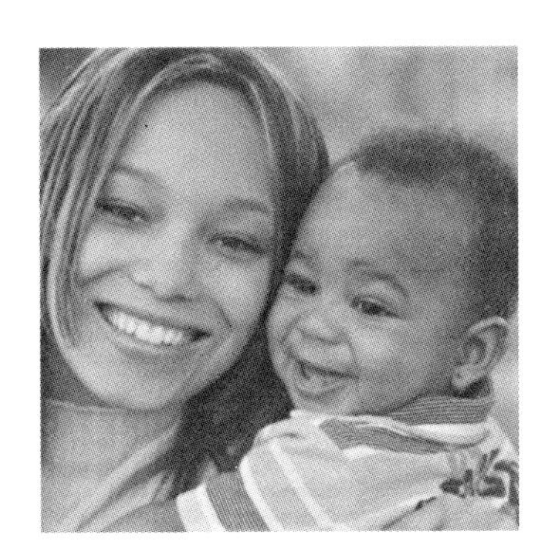

四歲大的孩子看到的影像

關於景深的感知，需要兩隻眼睛一起作用。譬如說，我們如果閉上一隻眼睛來穿針線，會覺得非常困難。左右兩眼各自看到的視覺世界，不完全相同，它們之間的差異取決於頭顱的大小。隨著孩子的成長，頭腦會利用視覺經驗來解決這個問題。新生兒幾乎沒有景深感知。同時間利用雙眼線索的能力，通常是在四個月大的時候，突然發展出來的。

打從一出生，嬰兒就會受到臉孔的吸引。這大概也不是巧合，因為寶寶最能聚焦的距離大約為20公分，差不多就是餵食時，寶寶眼睛與父母臉孔的距離。雖說小嬰兒是從「很像臉的模型」開始看起，例如，對於所有圓形物品，只要在適當的位置長了兩個「眼睛」和一張「嘴巴」，他們幾乎都要盯著瞧。（考量到他們看真正臉孔的視力有多差，這應該沒什麼好驚訝的。）

現代生活正在改變我們的腦袋

幾千年來，孩子都能放心的期待某些特定的經驗。嬰兒會聆聽父母與其他大人的交談。小寶寶可以看見物體，有些有顏色，有些會移動。食物總是能從附近的土地取得。日出會帶來光亮，日落會留下黑暗。我們的腦袋，演化成能夠盡量利用這些情況。

但是時代變了。自從農業發明以來，尤其是工業化之後，環境劇烈改變，許多情況變成在人類的掌控之下，也使得上述那些事，變得比較不那麼可靠了。

當我們發育所需的經驗很難找到時，會發生什麼結果？人造光源的亮度比陽光弱得多，而且似乎會干擾晶狀體的屈光度與眼球大小配合的流程，而這個流程通常只要透過經驗就可完成。雜貨店裡充滿了加工食品，和我們老祖宗的食譜相比，加工食品既缺乏纖維、缺乏營養，又不夠多樣化。我們的腦袋已經演化成要去搜尋糖分與脂肪，因為這些食物在人類演化期間，都是罕見的佳餚美饌，但現在它們卻是垂手可得。這些飲食上的變化，可能造成了肥胖與某些癌症的興起。

這些例子說明了一個根本的觀念問題，那就是企圖將基因影響與環境影響區隔開來時，我們會發現：兩者的影響其實是難分難解的（參見第4章）。演化已經選擇了「能夠在我們祖先生存的環境中製造出適應結果」的基因，但是這些基因與我們目前環境的互動，可能沒有辦法像以前那麼有效率。

這並不表示現代世界有什麼錯（我們非常歡迎電腦和抗生素，多謝你們啦），也不表示我們的基因有什麼錯；只不過，在某些情況下，這兩者沒有辦法像古早時期那樣合作無間了。就拿第二型糖尿病來說，它和很多種生活型態的風險因子相關，同時也具備高度遺傳性。

你不妨把基因和環境想成是在進行一場對話，討論應該如何讓身體腦袋和生長發育，你或許就不會覺得這麼困惑了。在這樣的架構下，特定基因與特定環境條件的互動，就能輕易製造出不好的結果；但是，單靠基因變異，或單靠環境條件變異，這種結果並不會發生。

等到四個月或五個月大，小寶寶的偏好就比較實際了，這時候他們腦中處理臉孔的流程，開始和處理其他物體的流程不同。這項改變可能反映出**紡錘形面貌區**的成熟，這區域位於顳葉皮質，專責臉孔辨識流程。也因為人腦具備這項特殊功能，一般成年人偵測不同臉孔的能力，都可以打敗世界最頂尖的電腦程式。兩個月大的嬰兒，紡錘形面貌區似乎已經能優先被臉孔所刺激活化了。

許多視覺功能的發展，都需要一段敏感期的經驗（參見第5章）。在皮質發育初期，化學線索會指揮軸突，從每個視覺區域延伸、分布到適合的目的區域，它們在那兒形成更多的突觸，數量遠超過成人腦袋所需。然後，神經活動模式會控制軸突的回縮與突觸的消除，此舉可以將神經連結調整得更精細，讓正確的神經元互相對話。譬如說，主要視覺皮質的突觸數量，在嬰兒八個月大時達到尖峰，之後就一路減少，直到童年期中段。由於不同的腦區會在不同的年齡發育，視覺喪失所造成的影響，也會隨發生的時機而不同。

因**白內障**而視力受損的孩子，提供了一些資料，讓我們了解人腦發育所需的視覺經驗。出生就有白內障的小寶寶，在動手術摘除白內障之前，都保持像新生兒般差勁的視力，即使已經九個月大。手術過後，配合視覺經驗，他們的視力會改善，但是沒有辦法完全追上。換句話說，剝奪了嬰兒出生後長達八個月的視覺經驗，會導致孩子在五歲時，視力僅有正常小孩的三分之一或更差。孩子發生白內障的時間如果比較晚，好比說從四個月大到十歲之間才開始有白內障，而且平均持續二到三個月，視力也會留下永遠的缺陷，但視力受損程度不像出生就有白內障的嬰兒那般嚴重。

嬰兒期就開始的臉部辨識能力，發育也會受到視覺經驗的影響。六個月大的寶寶，辨識個別猴臉的能力，和辨識個別人臉的能力差不多。但是到了九個月大，寶寶變得比較會辨識人臉，同時也失去辨識個別猴臉的能力。此外，在六個月到九個月大這段期間，寶寶還會開始發現，辨識同種族人的臉孔，比辨識他種族人的臉孔稍微容易些。這個過程，令人聯想起音素的學習過程（參見第6章），或許都涉及利用經驗來塑造突觸的連結，以便將感知能力調整到符合當地環境的特性。

由於我們的各種能力是建立在基因與環境的互動上，才能發展成熟，因此如果在生命初期的某個敏感期，發生感官經驗的剝奪或喪失，有可能在日後引發一連串的問題。這也意味著，較晚發育的視覺項目，比起較早發育的項目，對損傷更為敏感。舉個例子來說，小寶寶在兩歲生日以前，無法區分在一片灰色當中的細條紋。即便如此，從出生到六個月有白內障的寶寶，終生都無法發展出這項能力，顯然是因為這已經對主要視覺皮質造成了損傷後遺症。

這些發現暗示，父母在小寶寶生命早期的時候，應該特別小心保護他們，避免感官經驗的喪失。有好幾種問題，像是白內障、弱視或斜視，都可能讓嬰幼兒無法獲取視覺系統正確發育所必需的經驗。當兩眼無法投向同一個方向時，就會產生**斜視**，結果會干擾到雙眼視覺的發育。就算兩隻眼睛都很健康，當其中一隻眼睛的視力比另一隻差很多，就會出現**弱視**。弱視的起因可能是斜視，又或者是只有單隻眼睛為近視或遠視。雖然父母和醫生都可以憑孩子眼睛的外觀，診斷出他們患有斜視，但弱視就只能靠受過訓練的專家，才能診斷出來。

例行的寶寶健康檢查，應該都能找出這類問題，但是**如果你家孩子診斷出具有視覺方面的缺陷（或是你懷疑他們有），那就盡快去矯正**，把孩子腦袋發生長期損傷的可能性降到最低。有好幾種方法可以治療弱視。第一步應該是配戴度數正確的眼鏡，因為此舉可以解決四分之一到三分之一弱視孩童的問題，即使沒有完全解決，仍然可以獲得改善。下一步是，讓視力較強的眼睛戴上眼罩，以強迫較弱的眼睛更努力看東西。對於所有早期的視覺問題來說，最重要的莫過於盡快行動，務必趕在嚴重傷害造成之前，就展開行動。

幸運的是，視覺發育問題算是特例。想一想這個流程有多複雜，真是太神奇了。事實上，但就大部分個案來說，父母都可以輕鬆的站在一旁，觀看孩子自己發展出新的能力。

11 透過聽覺與觸覺，和寶寶連結

年齡：第三孕期到兩歲

我們有一顆大腦袋。這是人與其他靈長類的一大差異，而它也造成諸多後果，有些是意想不到的。其中一項，因為人類婦女的臀部就只有這麼寬，使得人類的寶寶必須趕在腦部完全成熟之前就出生。

這麼一來，嬰兒就擁有一顆很不成熟的腦袋了。新生兒沒有辦法自己翻身，而且幾乎沒什麼視力，就像我們在上一章學到的。不過，他們的腦袋裡有一些部分在出生時，相對來說發育得比較好，包括負責聽覺與觸覺感官的部分。於是，聽覺與觸覺就提供了最佳途徑，讓我們與新生兒有所連結。

聽覺始於耳朵接收到一個聲音，也就是一組壓力波，它們在空氣中傳送的方式，就好比漣漪在水塘中傳送的方式。前後波抵達時間的差距（稱為頻率）決定音高，波的高度決定聲音的強度。外耳把這些聲波傳送到**耳蝸**，耳蝸具有能感測聲音的**毛細胞**，這些毛細胞分布在一片長長的捲曲膜片上（參見次頁的圖）。聲壓會推動耳中的液體，讓膜片產生振動，而不同的聲音頻率，會讓膜片產生不同的振動。此振動會讓細胞頂端的一小束纖毛（所以這些細胞稱做毛細胞）產生位移，將振動變換成其他神經元都能理解的電訊號。

位於耳蝸膜基底的毛細胞，能感測到最高的頻率。隨著膜片的捲曲方向往另一端移動，愈靠近另一端的毛細胞，感測的聲音頻率也愈低。這種組織形成了一幅聲音頻率的地圖，被保留在許多腦部區域中，這些區域能接收最先透過耳蝸傳送來的資訊。正如同視覺的發展，經驗對於微調各聽覺腦區之間的連結也非常重要，但是只要孩子能聽得見，適合的經驗一點都不難取得。

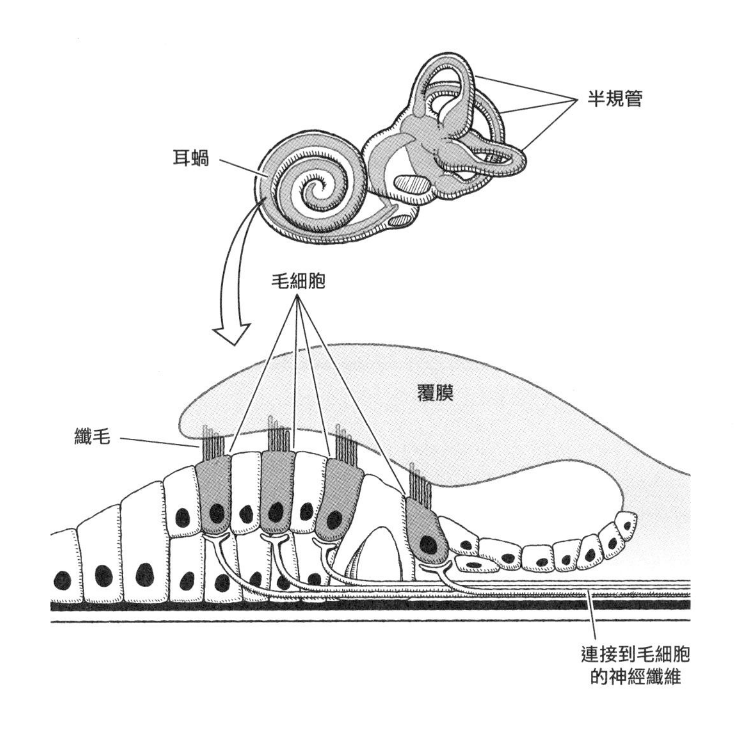

在內耳裡，有一組相關的器官：**半規管**（參見附圖），負責感測頭部的加速度。這叫做**前庭系統**。這些半規管也含有毛細胞，分布成環狀，它們會受到鈣結晶的刺激——基本上，這些鈣結晶就是一些很小的石子，在耳朵內滾來滾去，最後根據頭部的位置（例如抬頭或低頭），停靠在特定的毛細胞上。請想像一下嬰兒常玩的手搖鈴裡頭的小珠子；你如果能感受到小珠子的位置，就能猜出它會指向哪裡。腦袋收到半規管送來的消息時，所進行的處理流程就很像這樣。

前庭系統成熟得很早，在第二孕期的時候就成熟了。許多能破壞聽力的因子，包括產前感染（尤其是感染到巨細胞病毒，天生失聰者當中，12%都是因為這種疾病）、出生體重過輕、以及嬰兒期的腦膜炎，都很容易傷害到前庭系統。前庭系統疾病有可能導致運動功能的發展遲緩，畢竟缺乏可靠的平衡感將很難學習走路。

小寶寶在出生前就能聽見聲音，差不多是從第三孕期剛開始的時候。在這個階段，他們只能聽見附近的巨大聲響，音高為中音到低音的聲音，像是汽車的喇叭聲，或是卡車的引擎聲，因為那些是最容易穿透媽媽肚皮層的聲音。母親的聲音也同樣能強勁的傳到寶寶耳中，因為寶寶就在她體內。隨著胎齡的增長，聽覺系統對於較小聲的噪音與較高的音高，會變得愈來愈敏感，這種過程在出生後仍會持續下去。

聽覺的學習在妊娠期間已經開始了。等到寶寶出生後，會偏愛自己媽媽的聲音，勝過陌生人的聲音。大部分新生兒會發現，在子宮裡就聽過的聲音最讓他們安心——從媽媽最喜歡的連續劇主題曲，到她的心跳聲，都算在內。同時，他們也偏好媽媽的語言，勝過外國語言，或許是因為母語的抑揚頓挫，對他們來說比較熟悉吧。

剛出生時，小寶寶對細微的聲音或尖銳的聲音，不像成年人那般敏感。正常的談話聲聽在寶寶耳裡，音量大約就像你我所聽到的耳語聲。最遲到六個月大的時候，寶寶的頻率敏感度已完全成熟，他們就能聽到尖銳的高音。然而，這個年齡所能容許的聲音響度最高門檻，也只有成年人的一半。至於**雞尾酒會問題**（區分背景雜音或是造成干擾的聲音），處理這項挑戰需要所有這方面的聲音訊息，孩童的解決能力會持續改進，直到十歲左右完善為止。（編注：更多關於「雞尾酒問題」的討論，請參見《大腦開竅手冊》第7章。）

所有年齡的孩童，聽高頻率聲音的能力都勝過大部分成年人，因為成人的聽力遭遇過太多巨大聲響的損傷（請參見第130頁的**實用訣竅：讓孩子遠離噪音，從出生前就開始**）。有些青少年會利用這種情況，用高頻率的「蚊子鈴聲」當作手機鈴聲，來防止老師和父母聽到。其實成年人也會回敬，大人常利用很大聲的高頻率聲音，來防止小孩閒逛到商店外或是公園裡。但是我們並不支持這種做法，因為這些噪音可能會在父母沒有察覺的情況下，傷害到嬰幼兒的聽力。

由於聽覺在寶寶生活中相當重要，**儘早檢驗孩子是否失聰，非常關鍵**。

幾乎所有嬰兒在醫院剛出生時，都會接受檢查，但是對於那些沒有在一出生就檢查的孩子，平均要到十四個月大，才會檢驗出聽覺的問題，但是等到這個時候，聽力和語言發展已經受到延遲了。

聽力喪失也會發生在較大的寶寶身上，原因可能是感染，也可能是遺傳問題。一旦發現小寶寶對突然產生的巨響沒有反應，或是對於視野以外的人的說話聲沒有反應，做父母的就應該趕緊把孩子送去做聽力測驗。

如果失聰的原因出在耳蝸受損，那就可以用**人工電子耳**來治療，這種裝置能將聲音資訊直接傳送給聽覺神經。如果失聰原因出在腦部受損，而非耳朵受損，通常就無法矯正了。

人工電子耳傳送的訊號，複雜程度遠不如健康的耳蝸，但是人腦會漸漸學習如何正確詮釋這些新訊號，特別是如果在童年期初期，聽覺系統最能做出調整時，就進行植入手術。一般說來，人工電子耳能夠改善聽力，不分年齡，但還是愈早配戴愈好。

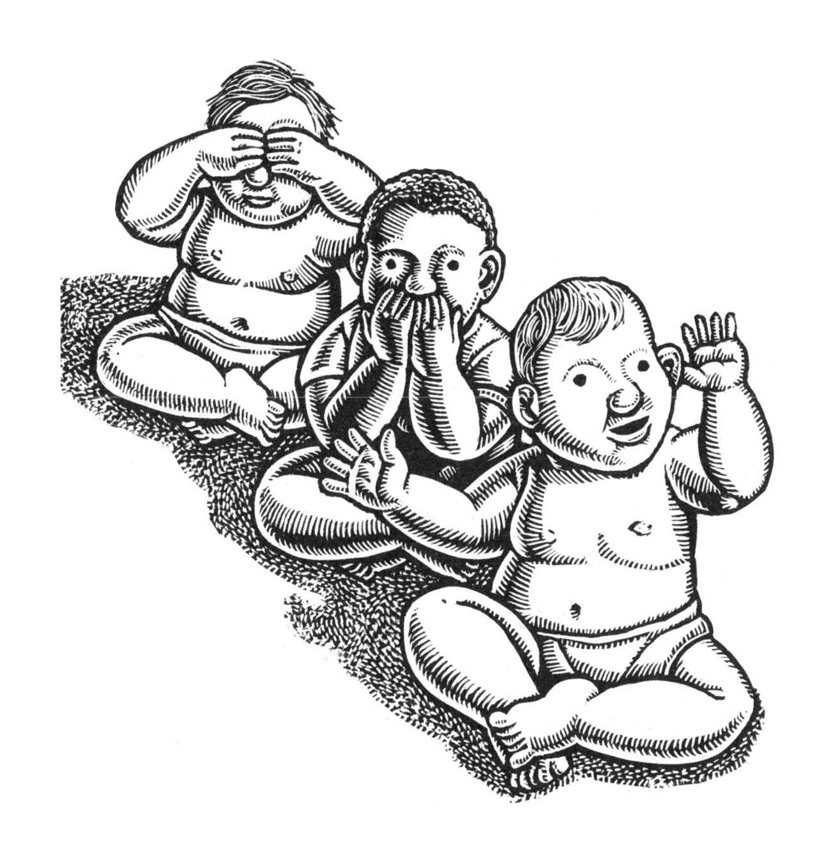

讓孩子遠離噪音，從出生前就開始

現代環境帶來的另一個問題是，演化並沒有幫我們預備好，如何處理暴露於噪音中的情況。暴露於噪音中，也是最常見的聽力受損原因，受害者的年齡正逐年降低。

目前在美國，六歲到十九歲的孩子當中，有八分之一具有某種程度的聽力喪失，而且他們的情況很可能還會隨著年齡日增，更加惡化。聽力喪失的普遍程度，男生超過女生，可能是因為活動不同造成的。

要是準媽媽在第三孕期持續暴露在很大的噪音中，甚至會導致還沒出生的寶寶喪失聽力。事實上，寶寶的聽力最容易被噪音損傷的階段，是在第三孕期到出生頭六個月期間。還沒有成熟的寶寶，尤其容易因噪音而導致失聰。

太大聲的噪音，會摧毀耳蝸裡的毛細胞，從最容易受損的細胞開始，也就是那些負責轉換高頻率聲音的毛細胞。醫生沒有辦法逆轉這類損傷，而聽力輔助器材也無法恢復聽力。

聽力喪失的最初徵兆通常是，在有背景雜音干擾的情況下，很難理解別人說的話。到了這個地步，耳蝸裡的毛細胞早就已經死了一半。聽力喪失在孩童造成的傷害尤其厲害，因為這會損及語言的學習，使課業成績變差。

噪音干擾到聽力的另一種後果是，耳朵裡持續聽到嗡嗡聲的耳鳴。此外，噪音也是一種慢性壓力源，也就是說，耳鳴有可能在許多方面干擾到孩子的發育（參見第26章與第30章）。

聽力喪失也可能因短暫的巨響而造成，像是放鞭炮，或是長期暴露在中等的噪音下，例如城裡繁忙的交通聲音。住在吵雜的高速公路旁邊，對你家寶寶聽力的損害程度，相當於在小孩房間裡放鞭炮。

對孩子來說，最常見的風險因子是搖滾音樂會以及像iPod之類的隨身聽。這些配備通常會製造75分貝到105分貝的響聲，相當於從「大聲談話」到「哈雷機車的聲音」。在聽了一陣子的音樂後，如果出現暫時性的聽力喪失或耳鳴，就是一種警訊了；重複暴露在這種程度的噪音下，將導致永久性的聽力喪失。

音量的大小，影響很大。就標準的iPod耳機來說，你如果調到最大音量的80%，可以每天聽個九十分鐘，還算安全；或者調到最大音量的70%，每天可聽四個半小時。但是你如果調到最大音量，每天就只能聽五分鐘。

你的孩子如果是在吵雜的環境中聽音樂，像是飛機上或捷運上，尤其要小心，因為這通常會讓人把音樂開得太大聲。你可以試著下載一些能限制音量的軟體，來保護小孩，或是花錢買降噪音耳機給他們用（小心別買到太土氣的，以免他們看不上眼）。你家小孩現在或許不會感謝你的用心良苦，但是這樣做，至少可讓他們將來還能聽見自己孩子的抱怨聲。

觸覺感官的發育，同樣也需要依賴經驗，這方面則是由照顧小寶寶的大人來提供。幸運的是，大部分人都很喜歡抱小寶寶，所以缺乏這方面刺激的孩子非常罕見。**觸摸對於父母與嬰兒的親子連結至關重要，對寶寶的情緒與認知發展有很重要的影響。**此外，對許多哺乳動物來說，包括人類，早期的觸碰還會影響成年後的壓力回應性（參見第26章）。

傳遞皮膚訊號的神經路徑，在妊娠之初就發展出來了，比其他感官都要早。你家寶寶的皮膚，含有許多不同種類的接受器——專門感應觸碰、振動、壓力、皮膚張力、疼痛、溫度的特化神經末梢（參見下圖），它們在第一孕期末尾就已經全部定位了。另一組位於肌肉與關節的接受器，會提供有關身體姿勢與肌肉張力的資訊。

在所有情況下，觸覺都會轉譯成我們先前告訴諸位的棘波（參見第2章），並沿著神經元的軸突，進入脊髓或腦幹。

處理觸覺資訊的頭腦路徑，要到懷孕第五個月才會完全形成。腦袋會知道是哪一種感測器被活化，以及它們在身體的哪個部位，因為每個感測器都有自己的「專用線路」，利用棘波來攜帶僅僅一種訊號到腦部。（腦袋裡還有一塊獨立的區域，專門處理痛覺。）

一出生，嬰兒就能辨識觸摸的感覺，也能感受到溫度——他們會避開碰觸自己臉頰的冰冷物體，迎向溫暖的物體。由於小寶寶攜帶觸覺資訊的軸突，尚

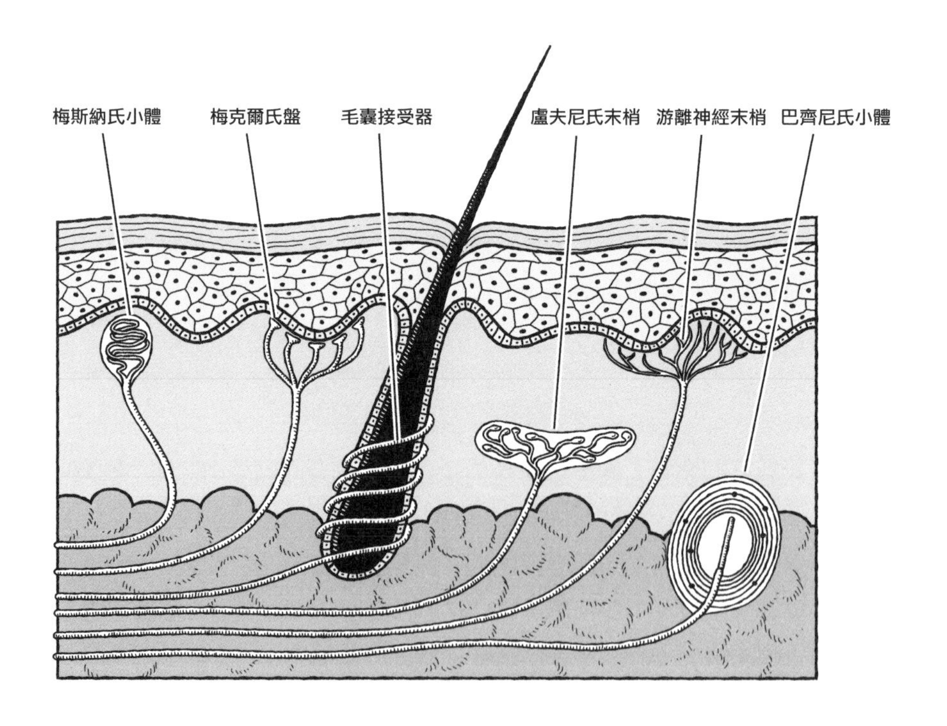

未進行髓鞘化，他們對於大部分類型的碰觸，感應速度只有成人的八分之一。兒童的處理速度在出生頭一年便會改善，但是要到六歲，才能夠達到成人的程度。只有痛覺例外，攜帶痛覺的軸突即使在成人體內，也是未經髓鞘化的，所以這方面的處理速度就和小寶寶一樣。

你家寶寶身體上，會有一些部位比其他部位更敏感。就像其他感官一樣，處理觸覺的皮質區，畫分成一張地圖：身體上相近的部位，由相近的神經元來代表。這些地圖的比例是根據身體各部位的接受器數量來決定的，而非該部位的真實大小，所以在這張地圖上接收臉部資訊的區域，比接收整個胸部及兩腿資訊的區域還來得大，因為你的臉部要比胸部與兩腿敏感得多。在成人，觸覺接受器密度最高的部位，在於指尖，臉部是第二名，只差了一點點。

這張地圖是按照順序來發展的，從頭部區域開始，這也是為什麼新生兒老是主動用嘴巴來探索外界，而不是用雙手。想想看，你能想像出多少種熟悉物品的滋味，像是門把、小草等等。這證明你曾經有很長一段時間，用嘴巴去嚐各種東西。

用手來分辨物體的能力發展得很慢，甚至到了五歲，臉部的敏感度還是勝過雙手。隨著體感覺皮質地圖的成熟，小寶寶開始能夠更加正確的定出觸感的位置，以及分辨發生在皮膚相鄰處的不同觸感。

這些地圖剛開始是由遺傳機制建立的，但它們的維護工作卻得依賴經驗，甚至在成年期也一樣。譬如說，原本專責處理已遭截斷的肢體的皮質空間，最後會由身體鄰近區域的輸入訊號，來占據和執掌。這就是**幻肢症候群**的起因，有這種病症的截肢者，會想像自己還能感覺到失去的肢體。（編注：有關體感覺皮質地圖、幻肢的詳細解說，有興趣的讀者可參閱天下文化出版的另一本書《念力》第3章〈虛擬的身體實境：電擊腦袋、幻肢、靈魂出竅〉。）

在生命初期，碰觸經驗不夠多的小寶寶，會變得發育遲緩，說明腦袋即使具有像蒲公英般快速生長的特性，還是有所限制的。這種問題通常發生在組織不完善的看護機構，像是人員素質不佳的孤兒院，或是禁止嬰兒與他人接觸的加護病房。

對於建立早期的親子連結來說，相互依偎比食物來得重要。有人做過實驗，沒有母親在身邊的猴寶寶，大部分時間都窩在由碎布做成的代理媽媽身邊，而不去理會鐵絲做成的代理媽媽（雖然鐵絲媽媽能提供牛奶），只除了短暫的進食時間例外。不過話說回來，在大部分家庭中，你的麻煩恐怕是有太多家人在小寶寶就寢時間，跑來逗他們玩，而非沒有人要理他們。

親密依偎，有神經科學的根據

不同類型的碰觸，會由攜帶那些特定類型訊號的「專用線路」傳送到你家小孩腦袋中。那些能導致情感連結的觸覺，在孩子的腦袋裡（就像你自己的腦袋裡），自有專門的路徑。

正如我們說過，皮膚上有超過十種形態不同的接受器，專門偵測特定的感覺，像是溫度、壓力與疼痛，其中一種是特別針對由輕柔撫摸所造成的皮膚快感。負責攜帶這種感官訊號到大腦的軸突，是沒有髓鞘化的，意思是說，它們的反應比較慢。實驗紀錄顯示，這類軸突在回應輕柔撫摸所產生的電活動，與受測者回報的快樂程度成正比。

這類路徑在傳向脊髓的途中，如果受損，會傷害到對於觸覺的情感反應，但是卻不會影響到辨識所碰觸物體的能力。在腦袋裡，這種「快樂路徑」會將觸覺資訊，帶往一處叫**前腦島**的皮質區，而非帶往體感覺皮質區，雖說後者才是大部分觸覺反應神經纖維傳送訊號的目的地。前腦島能夠接收非常多種系統的輸入訊號，似乎與監控各種內心狀態有關，包括從口渴到母愛。

12 這樣吃，孩子更健康

年齡：第二孕期到兩歲

和許多還在學步的美國小孩不同，聲宏的女兒超愛吃壽司。從很小的時候，她就讓父母沒法好好吃一盤生魚片，總是要弄得橘紅色的魚卵到處亂飛。雖然我們不敢一口咬定，但是我們強烈懷疑，她在出生前的那趟日本之旅，恐怕要為這個怪現象負責。

聲宏的老婆在懷孕到第二孕期時，曾經與聲宏暢遊日本。結果，她愛上了壽司。身為內科醫生的她，知道吃壽司對子宮裡的胎兒很安全，而且可能有助於胎兒的腦部發育（參見第48頁的實用訣竅：**懷孕期間多吃魚，孩子腦袋更靈光**）。所以她在那趟旅程中以及往後，都吃了很多壽司。當我們讀到一些研究顯示，**孩子的食物偏好，會受到母親懷孕期間飲食的影響**，我們心想，這下可能找到原因了。

就像視覺和聽覺，我們辨識氣味與滋味的基本能力，也建立在感覺器官和通往腦部的輸入路徑上，這些器官與路徑大部分會自己發育。從鼻子和舌頭開始，嗅覺和味覺接受器與大腦結構開始連線的初期，並不需要太多協助。但是在形成對氣味與口味的偏好時，就需要靠經驗了。

人類身為雜食動物，可以吃的食物範圍很廣，如果要靠遺傳程式設定適合所有可能環境的食物偏好，未免太困難了。這或許也解釋了為什麼食物的偏好是這麼的獨特，譬如說，在美國，很多小孩都喜歡喝沙士，但是在歐洲某些國家，那裡的人認為沙士難以入口。

嗅覺與味覺的學習過程，早在出生前就開始了，早得驚人。新生兒的嗅覺與味覺系統已經發育得很好，他們能夠馬上表現出對牛奶和母親乳頭的偏愛，甚至有辦法區分母親與其他人的氣味。（事實上，母親也有辦法做到這一點，她們能區分自己寶寶與其他寶寶穿過的衣服。）

出生時，羊水的味道具有橋樑的功能，幫助嬰兒安心的出娘胎，同時也幫助他們確立對母親（及母乳）的偏愛。在出生頭幾週，你的小寶寶對羊水氣味的偏愛會漸漸減低，同時，對乳房天然氣味的偏愛則漸漸增加。這種對乳房氣味的偏愛，是很有用處的。

對於餵母乳的嬰兒，他們會更快愛上帶有天然氣味的乳房，勝過清潔後的乳房。因此，如果餵奶有困難，你不妨試試看不要清潔乳房。同樣的，如果母親擦香水的話，一旦更換香水品牌，剛開始也可能會把嬰兒搞糊塗。

對於成年人來說，嗅覺與味覺這兩種化學感官，會讓位給視覺與聽覺，由視覺與聽覺這兩種物理感官（光學感官和聲學感官）提供主要的資訊來源，帶領我們闖蕩世界。但嬰兒由於視力很差（參見第10章），會更依賴化學感官。嬰兒在這方面的依賴性，與某些最古老的動物一樣。超過八億年前，某些種類的蟲開始將比較精細的化學感官，移到身體的前端，換句話說，牠們發展出了鼻子。甚至連更原始的動物，像是又聾、又瞎、又沒鼻子的水母，依然能夠偵測到，覆蓋在自己體表某處的有毒化學物質。

關於風味的感官，是由嘴巴與鼻子裡的好幾個部分所組成。送到舌頭上的是味覺，包括基本的甜、鹹、酸、苦、以及鮮味。英文的鮮味是umani，源自日文的うま味，意思是「鮮美」。用來形容熬煮過的肉類或香菇的濃郁口味，這種口味是因為含有**麩胺酸**的關係，而麩胺酸是蛋白質的成分之一，也存在番茄和許多種濃湯當中。

伴隨著味覺的是嗅覺，嗅覺可以從鼻子而來，或從口腔後面往上送，複雜度遠超過味覺。我們在食物裡品嚐到的微妙之處，大部分都由嗅覺傳送。你可以利用「軟心豆粒糖測驗」來親身驗證。拿一碗豆粒糖，一次吃一顆，起先用普通吃法，過一會兒之後，把鼻子捏起來吃。當你捏住鼻子時，你會發現每一顆豆粒糖吃起來都差不多味道。同樣的，你如果捏著鼻子來吃蘋果與馬鈴薯，

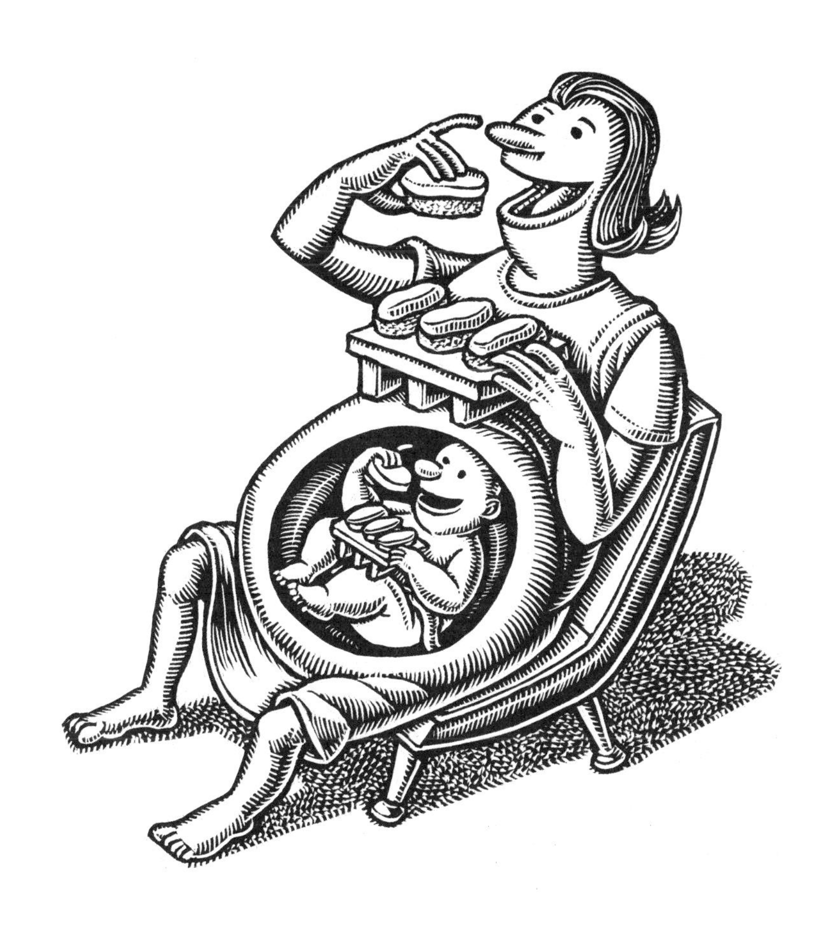

比較看看，也會覺得味道沒差別。

偵測嗅覺訊號的，是鼻子內的一層接受器細胞（參見次頁的圖），它們上頭覆蓋著能幫忙捕捉氣味的黏液。每一個感覺細胞，只表現一種氣味的接受器蛋白。（所有接受器都是由蛋白質做成的。）共有好幾百個不同的接受器，每個都有自己偏好的一組氣味分子。這些感覺細胞送出的軸突糾纏成一團，沿著一片叫做**篩狀板**的薄骨（長得很像雞冠）的數百個小孔送出去。然而，當這團軸突抵達腦袋裡的**嗅球**（位於大腦前端下方的一個橢圓形結構），又會解開纏繞，變得條理井然。等到軸突抵達目的地，嗅球上的每個部分都會接收到「只對映一種氣味接受器的一條專用線路」。

那麼，小寶寶到底從什麼時候開始聞東西？**嗅上皮**（鼻腔上部，含有嗅覺接受器細胞）與嗅球在懷孕第十一週已經出現了，也就是第一孕期的尾聲。然後，有時候在第二孕期的中段（第十六週到二十四週），胎兒的鼻孔會張開，讓羊水進入嗅上皮。在早產兒，最早對氣味有反應的，是在這段時期的尾聲，差不多懷孕七個月大時。這可能不只是因為鼻孔張開的緣故，也是因為來自嗅上皮的神經元，已經將軸突送進腦部，抵達嗅球。接下來，嗅球的神經元也會把連結送往腦袋其他部位，包括負責產生情緒反應的杏仁體，以及**梨狀皮質**（新皮質裡的一個區域，也就是主要嗅覺皮質），梨狀皮質又會將訊息傳給其他腦部區域（如下圖）。

嬰兒對大部分的氣味，最初都無所謂好惡。有些反應是天生的：出生十二小時之內，如果給小嬰兒聞腐壞的蛋，他們已經會做出嫌惡的表情了。同樣的，糖水也能引起嬰兒自發的微笑，就好像在說：再來一點，拜託。

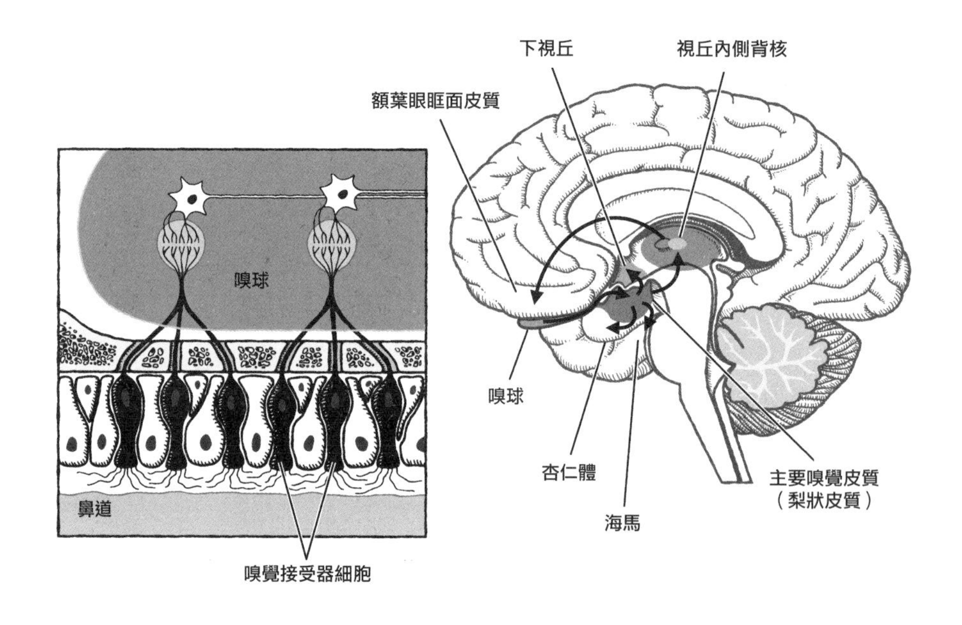

但是一般而言，氣味需要時間，才能與正向或負向的反應、情感以及記憶做連結。與世上種類繁多的食物飲料和氣味的連結，都是出生後才建立的。將新的氣味與已經熟悉的信號和喜歡（或不喜歡）的結果加以連結，這個流程受到大腦機制的引導。

對於發育中的腦來說，最初指導食物偏好的老師是舌頭（味覺）與腸道（營養）。在舌頭上，引發五種基本味覺之一的分子，會與味蕾上的接受器結合，然後在帶有該接受器分子的神經元內產生一個化學信號。每個神經元、味蕾和軸突都是一小條通信線路，根據它的連結位置，被分配來辨識甜鹹等各種味覺。這些分門別類的線路，會傳送在食物中出現的化學物質的基本資訊。

科學家原本以為，感受甜味的味蕾只存在某部分的舌頭表面，但是現在我們知道，每一種味蕾都遍布整個舌頭表面。接受器細胞在舌頭上形成得很早，就在懷孕第八週時。到了懷孕第十三週，味蕾已經遍布口中，而且還和通往腦部的神經相連。等到軸突與腦部結構進行功能上的連結後，它們便完成接線，開始正確詮釋味道。

味覺信號轉譯成電脈衝，沿著神經元的軸突送往腦幹裡的一群神經元，稱為**孤立核**（參見次頁的圖）。孤立核是很重要的一站，不只對味覺資訊如此，對其他的內臟信號也很重要，這些信號包括食物裡是否含有脂肪。除了腸道之外，其他器官也會送來信號，像是心血管系統、肝臟及肺臟。孤立核負責眾多任務，包括產生咽反射、咳嗽，以及與呼吸、消化、心臟有關的反應。在這類項目中，有一個很著名的**胃結腸反應**，是指吃下食物，尤其是含脂肪的食物之後半小時，有助於引發便意（嬰兒與成人皆如此）。知道有這種胃結腸反應，對於預測何時需要換尿片，還滿有用的。

這些標記味覺與熱量的線路，具有重要的演化目的。在生命之初，人人都強烈偏愛甜味與高熱量食物。**愛吃甜食的好處顯而易見：甜食通常富含珍貴的熱量。**麩胺酸同樣有用，鹽也是。苦味和酸味則不受歡迎。所有這些經驗都能刺激產生強烈的教育信號，告訴腦袋發生了好事或壞事。這些教育信號會經過孤立核，上傳到視丘、紋狀體以及新皮質。

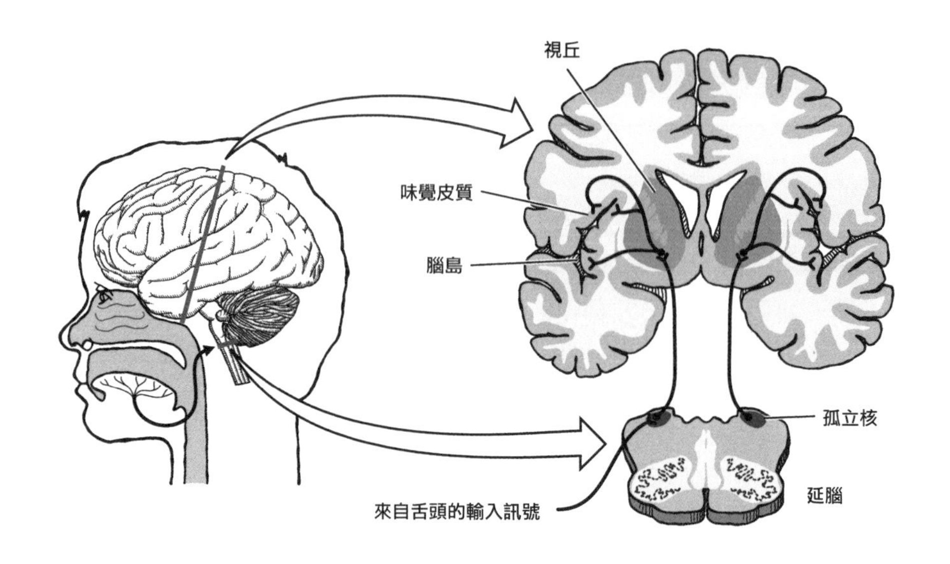

DNA不只會幫接受器編碼，還會攜帶指令，告訴每個細胞應該製造什麼樣的接受器蛋白。其中一個研究得很詳細的案例，是偵測甜味的味覺神經元。

這些神經元全都會製造同樣的甜味接受器分子，也就是一種專門與糖結合的蛋白質。研究人員利用基因工程，製造出一種特別的小白鼠，將製造嗎啡接受器的DNA序列（正常的小白鼠無法嚐出嗎啡），接到原本製造甜味接受器序列的位置上。經過這種基因改造後的小白鼠，沒有辦法品嚐糖果，但是卻有辦法嚐出與嗎啡有關的化學物質，而且牠們吃得興致勃勃，好像在吃糖果般。即使對於劑量輕到不可能成癮的嗎啡類藥劑，效果還是一樣。這樣的結果暗示，周圍的DNA還具有路標的功能，指示當地的接受器應該與腦中攜帶「這是糖，我要吃更多」訊息的線路連接起來。

甜味接受器只有一種，但是其他種類的味覺接受器，我們的基因組卻能夠製造好多種，尤其對苦味化學物質敏感的接受器就有幾十種。

小寶寶會本能的覺得苦味很難吃，因為許多有毒化學物質都有苦味，而且常見於植物當中。苦味是一種天然的信號，叫我們趕快把這些東西吐出來，但矛盾的是，我們也可以教導自己的腦袋去享受苦味。這種彈性很有用，因為它可以讓你家小孩的腦袋去適應有營養價值、但不巧含有某種天然苦味的食物。經由練習，我們可以學會喜愛通寧水、咖啡以及青花菜——小孩應該要喜歡青花菜的（參見次頁的**實用訣竅：讓你家小孩多吃一些帶苦味的青菜**）。我們能藉由報償，訓練腦袋接受特定的苦味（讓它們和好吃的、具熱量的、或是社會贊同的口味搭配在一起），並利用懲罰，來拒絕其他苦味（要是這些東西會導致生病、或是他人的反感）。

後天學習的食物偏好，會在出生後頭幾年漸漸累積。對鹽的喜好會在兩歲時形成，最後則是嘗試和接受一些更複雜的口味，像是櫻桃。這個流程早在出生前就啟動了。事實上，**對自身文化裡的食物的偏好，有可能是透過母乳傳遞的，甚至在子宮裡就傳遞了**。

子宮是充滿味道的環境。胎兒每天會喝下好幾杯羊水，這些液體能夠達到他們的嗅上皮。正如我們已經說過的，新生兒剛出生時，明顯會偏愛羊水的氣味（尤其是他們自己的羊水）勝過白水，而羊水中也會帶有母親飲食的痕跡。為了測試子宮中的味覺制約，科學家安排懷孕婦女在第三孕期，每隔一天飲用300毫升的胡蘿蔔汁，一連三週。結果她們的嬰兒第一次給餵食胡蘿蔔汁時，確實比較不會做出嫌惡的表情，而且比較可能真的喝下去。

在娘胎裡學習口味，不是只有人類特有的，在其他哺乳動物也獲得證實。實驗證明，剛出生的小兔子，如果透過母乳或兔媽媽懷孕期間的飲食，暴露在杜松子的味道中，甚至是與帶有杜松子氣味的糞便關在一起，結果都會增加牠們對杜松子口味的偏愛。新生的小動物似乎有很多種方式，來學習哪些東西能夠食用。對於聲宏的女兒來說，最起碼，壽司所具有的幾種特殊風味，像是生魚及海苔，有可能是在出生前或嬰兒期就接觸到了。

口味的偏好也可能是間接形成的。譬如，對於四個月大的嬰兒來說，如果母親在懷孕初期有害喜，他們就比較不會對鹹水做出嫌惡表情。我們還不確定為何害喜會導致喜歡鹹水。其中一項可能的原因是，害喜的母親會脫水或是缺鈉，導致身體分泌**腎素**以及**血管收縮素**，這兩種信號分子會引發對鹽分的渴求。腎素是一種酵素，由腎臟分泌，能參與血壓的調節；血管收縮素是一種胜肽，會造成血管收縮。

讓你家小孩多吃一些帶苦味的青菜

五分之一的美國小孩，每天甚至連一樣蔬菜都沒吃。你能教導小孩喜歡吃這些帶有苦味、但是有益健康的食物嗎？

大部分的父母會採用社交手段，通常也管用，像是讓小孩參與準備食物的過程，或是父母和兄弟姊妹都展現出喜歡這種食物的樣子。讓小孩直接嘗試，是比較不討好的做法。

只要食用某種食物很多次，就足以減輕負面反應。嬰兒在出生頭幾個月的可塑性尤其高。食用味道較苦的非牛奶嬰兒奶粉（像是大豆為主的配方奶）的寶寶，長成兒童後，對青花菜的容忍度會比較高。而且在詢問他們最喜歡的蔬菜時，他們也比較會給青花菜高評價。此外，媽媽在懷孕期間多吃蔬菜也是好主意，因為對口味偏好的發展，始於娘胎。

將新口味與某種很受喜歡的舊口味加在一起，也是建立對新口味偏好的有力手段。研究人員發現，兩種口味給予的時間間隔不能超過9秒。你可以對小寶寶試試這個方法：就是把兩種味道混在一起。譬如說，小寶寶在喝過胡蘿蔔汁與牛奶的混合液之後，會發展出對純胡蘿蔔汁的喜愛。

甜味通常也很管用。讓小寶寶吃固體食物的常見方式是：用攪拌器將它們打成濃汁，這樣就很適合把多種口味混搭在一起。

這種學習模式會持續一輩子。同時吃到青花菜與糖果的大學生，後來在青花菜與花椰菜進行一對一評比時，會認為青花菜較好吃；如果先前同時吃到的是花椰菜和糖果，後來的口味評估，花椰菜就占上風。喝咖啡的人也是，剛開始通常會加糖或牛奶，但後來就可以接受黑咖啡了。口味的學習甚至也可以是負向的：將新口味與帶苦味的奎寧（通寧水裡就有奎寧）配在一起，可以減少我們對新口味的喜好。

有一個方法我們並不推薦，那就是提供甜點，做為把正餐吃光的獎賞。渴望吃下含有熱量的食物，是強有力的激勵因素，我們的日常生活經驗和行為學實驗都已經證明過。但是，當小孩在正餐之後吃甜點，怪事發生了：對於較早吃下的食物，他們的偏好會減低。怎麼會這樣呢？

各位還記不記得，我們的腦袋希望我們喜歡高熱量的食物。而腸道會在我們吃下食物之後許多分鐘，才偵測到熱量。所以，當甜點入口時，由於早先吃下的食物的熱量還在處理之中，早先吃下的食物反而鼓勵到對甜點的偏好，而非倒過來（甜點鼓勵正餐食物）。

有一個辦法可以解決這個問題：先給甜點，再給新口味的食物，最好間隔不超過9秒。如果你甜點給得太早，會產生適得其反的困擾：等到菠菜登場，你的孩子可能已經不餓了。如果你想用這套甜點引誘法，建議在正餐結束後三十分鐘，再上甜點，或是在正餐進行時，讓孩子穿插吃一兩口甜點。

另外，許多關於口味的訊息，也是透過母乳來傳送的。孩童很可能只是因為單純的熟悉感，便對食物有容忍度。例如，餵食母乳的媽媽平常會吃大蒜油或胡蘿蔔汁，小寶寶就比較不會對奶瓶中添加這類口味做出反應，不論是正向或負向的反應。

嬰兒期間學到的口味偏好，可能會維持好幾年。要解釋這一點，且讓我們來看一場有關嬰兒配方奶粉的實驗，實驗中包括各種不同的配方，分別以牛奶、大豆、水解蛋白為主（水解蛋白配方主要是針對：會對牛奶及大豆過敏的嬰兒）。非牛奶配方的嬰兒奶粉，明顯的比較酸、也比較苦，水解蛋白配方尤其難吃（你可以自己去試試看）。一般說來，對於某種食物，只要吃過幾次，就足以減低負面反應。不只如此，嬰兒口味的可塑性在出生頭幾個月尤其高。

在這場實驗中，一歲以前喝大豆或水解蛋白嬰兒奶粉的孩子，在四歲或五歲時，依然偏好選擇大豆或水解蛋白配方的嬰兒奶粉，勝過牛奶配方的嬰兒奶粉。反觀喝牛奶配方長大的孩子，根本不肯喝大豆或水解蛋白配方的奶粉，而且會做出厭惡的表情。不過，喝大豆以及水解蛋白配方奶粉的孩子，對於添加了酸味或苦味的蘋果汁，容忍度則是高出許多，而且他們對於其他帶有苦味的食物，包括青花菜，反應也比較正面。

隨著孩子懂得字句愈來愈多時，他們也擁有較多的管道，來學習口味與氣味。無論是孩子或成人，感覺與喜愛都可以受到標籤字眼所影響。譬如說，成人受測者在評鑑一罐標示為巧達乳酪的氣味時，都認為它比另一罐標示為體臭的氣味好聞，雖說兩個罐子裡其實是一樣的氣味。科學家在掃瞄成人腦袋時，發現頭側前扣帶皮質、內側額葉眼眶面皮質、以及杏仁體的活動，都產生了變化。這些區域都能接收嗅覺與味覺兩種路徑的訊息，而且似乎是負責將風味與心理連結在一起的區域。

隨著孩子的成長，他們也學會將食物與複雜的意念，包括社會評價，聯想在一起，就像成人一樣。在你家小孩的發育過程中，樂趣也可以是一股正面的力量，這個概念，我們將會在第4部〈玩樂大事〉來探討。

應該擔心孩子的體重嗎？

身為父母，自然會關心孩子吃了什麼，但是對孩子的肥胖感到焦慮，通常既無必要，也無濟於事。父母需要小心，不要採用那些反而會造成更大傷害的解決之道。

因為孩子在生長中，每公斤體重所需要的熱量超過成年人。另外，小小孩需要吃的脂肪也比成年人多出許多。美國國家衛生研究院建議，兩歲以下的兒童，50%的熱量來源應該是脂肪，兩歲以上的孩童，則是25%到35%的熱量來源為脂肪。膳食中的脂肪對於早期的腦袋發育很重要。

限制兒童飲食是很棘手的問題：低卡路里飲食可能會妨礙他們的正常生長，而低脂飲食又會使重要營養素的攝取不足。更麻煩的是，我們很難確定孩子在某個年齡的體重應該是多少，因為孩子通常會囤積多餘的脂肪，以備未來青春期的生長陡增之用。

困難這麼多，你要如何判斷你家小孩該吃多少食物呢？在大部分情況，如果你能提供豐富多樣的健康食物，以及例行的運動機會，就可以放心讓你家小孩的腦袋去管理進食問題。（如果你家裡擺了一堆垃圾食物，這個辦法可能就行不通了。）

人腦的體重調節系統極端複雜，包括超過二十種能促進進食的分子，以及類似數目的減少進食的分子，全都根據各式各樣的營養線索來行事。如果孩子只在肚子餓的時候進食，肚子飽了就停止，那麼腦袋自會善盡其責，讓「進食」與「能量消耗」達到平衡。同時，這種做法也能幫助孩子學習成年後調節自己的飲食習慣，不要暴飲暴食或是餓肚子。

在崇尚苗條的社會風氣中成長，對女孩子來說尤其困難。健康的青春期需要多餘的體脂肪，以形成乳房與臀部，卻剛好就在女孩對自己的身體意象特別敏感的時期（參見第8章）。十五歲到二十四歲的年輕女性當中，超過1%有飲食失調的問題。至於飲食失調的男性人數，大約只有女性的八分之一。

有一項長期追蹤研究顯示，報告自己曾反覆節食、或是體重受到家人嘲弄的青春期少女，五年後發展出飲食失調或變成體重過重（原本體重算是正常）的可能性，比一般女孩高出許多。這樣的結果暗示了，父母若太賣力想要控制女兒的體重，通常只是徒勞，甚至會有反效果。研究中報告自己通常在愉快的氣氛下，與家人用餐的女孩，發展出飲食失調或體重過重的可能性，低於一般女孩。

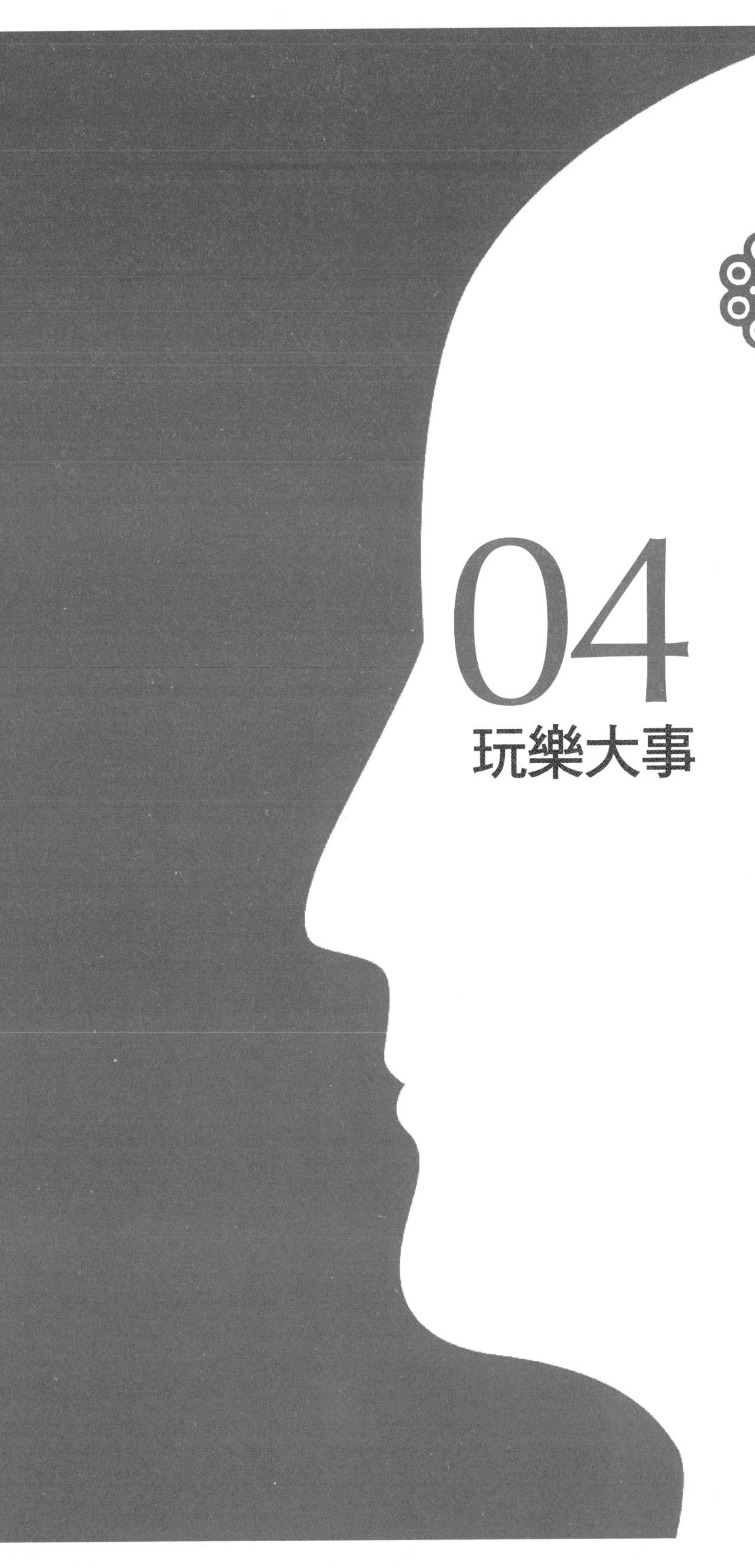

04
玩樂大事

13 給孩子最好的禮物：自制力

年齡：兩歲到七歲

對三、四歲的小孩來說，抗拒誘惑顯然很費力。找出良策，是成功拒絕誘惑的關鍵因素，告訴天下做父母的人一個大好消息：這些策略是可以學習的。事實上，幼時學習到自制的方法，日後將獲益匪淺。

小小孩的遊戲，有助於發展一項最重要的基本腦功能：為了達成某個目標而控制自我行為的能力。這項能力可以奠定小孩在諸多領域的成功，這些領域都是父母最關心的，從學校功課到踏入社會後的表現。然而，負責自制力的神經迴路屬於最晚發展的腦袋部位，相信所有兩歲小兒的父母都知道這件事。但是即便孩子的年紀還這麼小，父母也應該教導和鼓勵他們：要抑制行為上的衝動。因為這是心智成長過程中，一個很重要的早期階段。

學齡前兒童抗拒誘惑的能力，比他們的智商，更能準確預測未來的學業成就。針對這項能力，心理學家設計了一項經典測驗——**棉花糖實驗**，他們在桌上擺一顆棉花糖，然後告訴房間裡的小孩，如果他願意多等幾分鐘，先不要吃糖，最後他可以得到兩顆棉花糖。但是，他也可以隨時搖鈴叫研究人員進來，然後就能把桌上那顆糖吃掉。（自制力甚差的小孩，根本不想等待，不經允許就直接吃掉桌上的糖果。）對於四歲小兒來說，平均等待時間約為六分鐘。在這種年齡就能忍耐十五分鐘的小孩，算是非常了不起的，絕對有資格吃到兩顆糖果。

過了十年之後，研究人員追蹤這些接受過測驗、已經步入青春期的小孩，發現「幼兒園時期的等待時間」與「青少年時期的SAT成績」，具有強烈的相關性。同時，「幼兒園時期的等待時間」也與「青春期應付壓力與挫折的能力」及「專注能力」有相關性。

其他類似的「為了放長線釣大魚，而抑制衝動行為」的測驗結果，也顯示與小學低年級兒童的數學和閱讀技巧有關。這樣的結果其實滿合理，因為學校課業本來就需要專注與持久。

自制力會隨著年齡增長而改善，但還是能夠準確預測學業成就。有一項研究針對八年級學生，測量方法是：讓學生每天帶一美元上學，只要連續一星期不花用，便能多得一美元。這種自制力的考驗，可以預測在學年結束時，他們的學業成績、出勤紀錄、以及標準化成就測驗分數。用學生的自制力來解釋上述各項評量的個人差異，比用智商來解釋，準確度高了一倍。

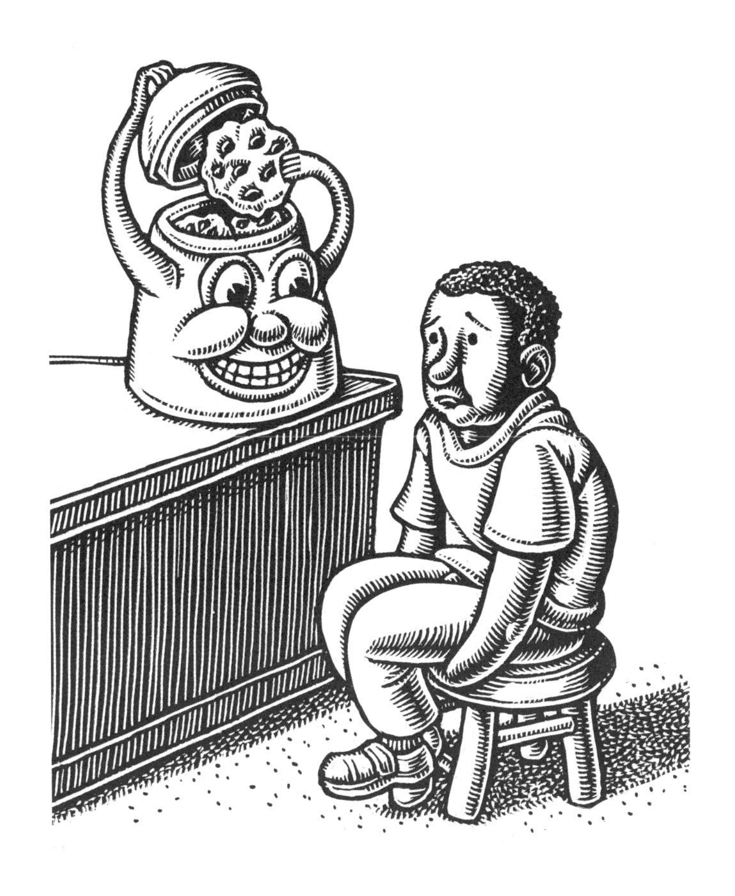

管控自己的行為，不只對學業成就很重要，對人際關係也很重要。行為自制技巧高的孩童，與同年齡小孩相比，較少顯露生氣、害怕或不自在的樣子，而且同理心也較高。即便多年之後，旁人評估這些小孩，依然認為他們社交能力較強、較受歡迎，這或許是因為他們擅長管理自己的情緒，也擅長顧慮他人的情緒。

要發展自制力，某種程度的腦部成熟是必備的第一步。差不多在十個月大，這種能力會開始露出徵兆，小寶寶能夠選擇注意的對象（並非不自主的關注每一個吸引他們注意力的物體；參見第10章與第28章）。這個徵兆一旦出現後，他們就能夠選擇要安撫自己、或是讓自己分心，有時候還會改變行為，不像小嬰兒那樣非得繼續採取無效的行動。

在這方面更為複雜的能力是：刻意去壓抑行為、控制衝動、以及計畫行動。這些稱做**主動控制**，最早出現的年齡大概是在二十七個月到三十個月大。這種能力可讓孩子做到類似下面的事情：即使很興奮，依然能輕聲說話；或是忍住不把手伸進糖罐裡（至少偶爾辦得到）。幼兒大約是在兩歲到三歲生日期間，發展出自主的抑制行為。接下來，主動控制能力會快速進步，直到四歲生日，之後又慢下來，一直到七歲。在整個童年期，抗拒分心的能力會持續進步，在青少年中期達到成人的水準。

有兩套相關的技巧，也需要依賴「負責主動控制的腦部區域」，因此通常會與主動控制能力平行發展。其中一套技巧是**認知彈性**，也就是如果最初的嘗試沒有成功，會尋求替代之道來達成目標的能力，以及調整行為來適應當時情境的能力，例如在泳池邊不要奔跑。另一套技巧是**工作記憶**，也就是在一小段時間內，記得任務相關資訊的能力，例如你在解謎時，記得已經嘗試過的方法。以上三種能力，合起來稱做**執行功能**。

當孩子的這些能力隨著年齡而成長，對於如何適當調整行為的順序、進行多步驟任務，以及抗拒分心或回復專注，他們會愈來愈進步。執行功能是成年人自制力的核心，必須仰賴**前額葉皮質**與**前扣帶皮質**。前額葉皮質能藉由活化或抑制其他腦部區域，來塑造我們的行為，以達成目標。前扣帶皮質會受到需要認知控制的任務所活化，尤其是監看或偵測進行中的錯誤，以及在相衝突的線索中做出決定。前扣帶皮質的另一部分與額葉眼眶面皮質、海馬和杏仁體相連，和情感的調控有關。

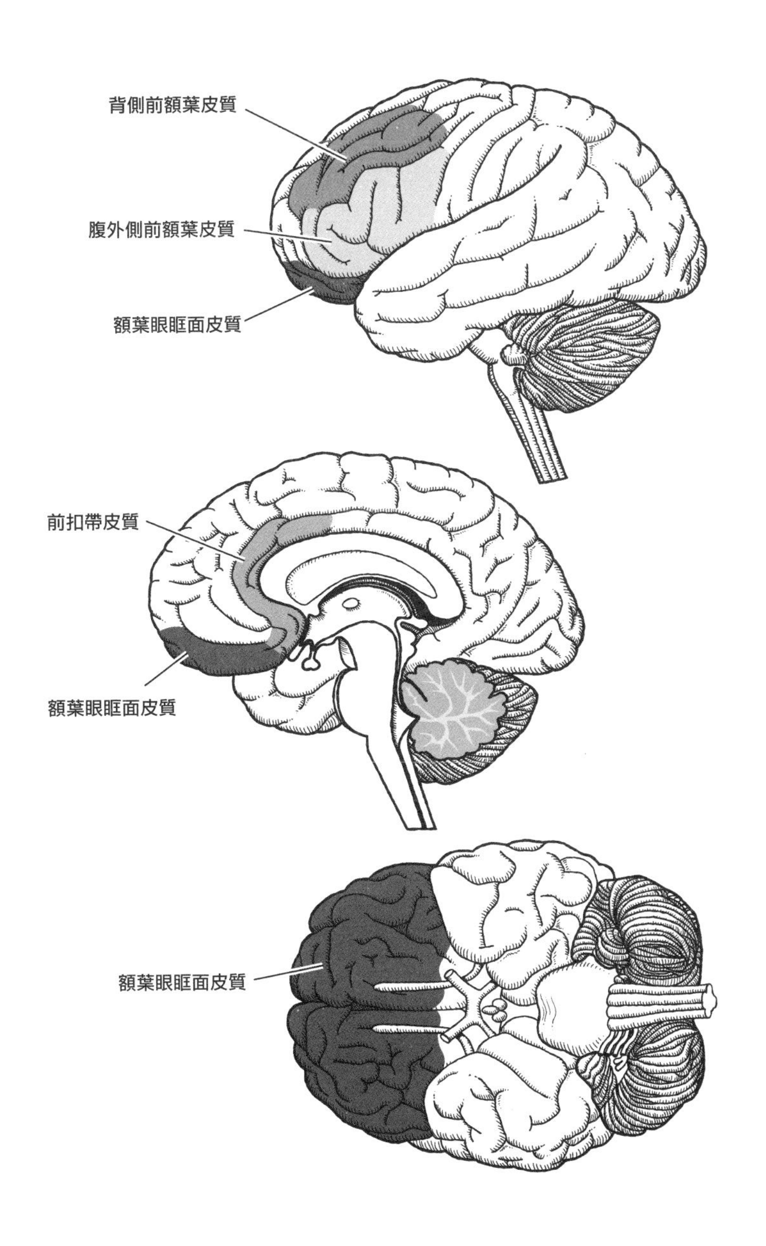

想評估孩子與日俱增的執行功能，可以測量他的認知控制強度。要衡量這項能力，通常是利用**衝突線索作業**，要求孩子快速偵測某個目標的出現。如果孩子能夠預先知道目標會在何處出現，任務就會比較容易，因此也可以較快速完成。

以下是衝突線索作業比較簡單的一個版本（見下圖）。目標出現之前，會先出現兩種線索：一種是五隻魚全都朝向目標的未來方向（稱為一致情況）；另一種則只有中央那隻魚朝向目標方向，其他四隻魚都朝向錯誤的方向（稱為不一致情況）。然後從這兩種線索，判斷目標的方向。在面對不一致情況時，無論孩童或成人，反應時間都會變慢，因為腦袋必須抑制「自動跟隨大部分線索」的傾向，轉而把焦點集中在中央那隻魚。完成這項測驗的時間，與父母對自家子女的自制力評估，具有相關性。

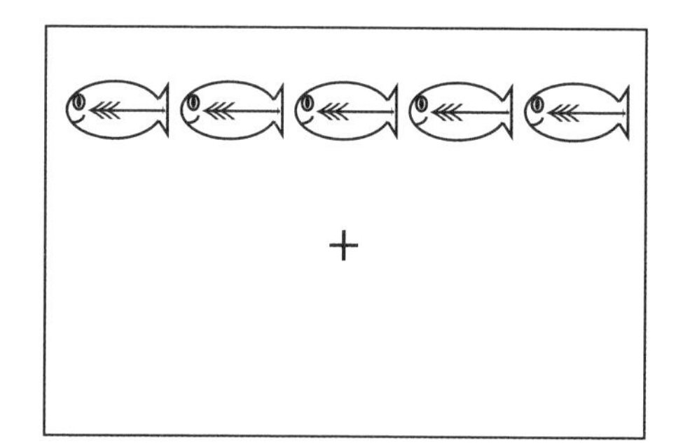

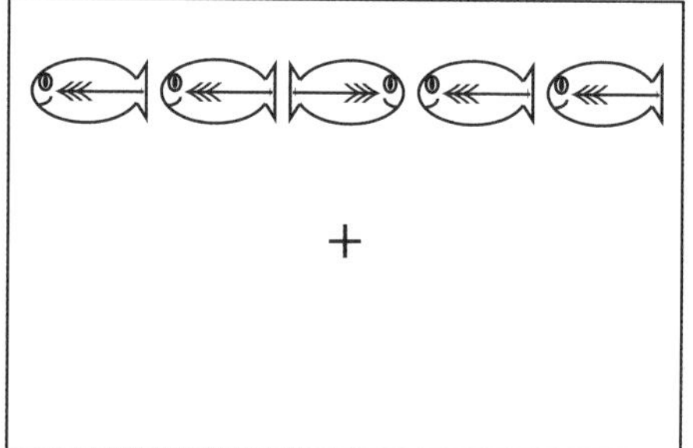

在童年早期，這類測量的個人差異，已經明顯很穩定。這暗示，自我管控能力具有中等的遺傳性。某些證據顯示，這與負責調節神經傳遞物質**多巴胺**和**血清張力素**的基因有關。但是在一些已經把遺傳影響納入考量的研究中，兒童的經驗對於他們的自制力也有重大影響。

棉花糖測驗表現良好的四歲小孩，通常都會在等待期間設法讓自己分心，不要去想桌上那顆誘人的糖果。他們會把眼睛遮起來、把頭轉開、背對棉花糖，或是試圖去想別的事。

雙語兒童，認知控制能力比較好

會說雙語，可能讓孩子在認知方面享有優勢。學習多種語言的難處，部分在於：將注意力指向其中一種語言時，必須同時壓抑另一種語言的干擾。這種干擾會讓說雙語的人，在碰到想不起來的字眼時，說話變慢的程度大過說單語的人，而且也更常出現舌尖現象。

但是，面對這些挑戰也有好處。雙語兒童的執行功能測驗表現，勝過說單語的孩子。雙語兒童過一歲生日前，在學習抽象規則及逆轉先前所學規則方面，都比較容易。他們比較不會被相衝突的線索給愚弄，像是用綠筆寫「紅」這個字，也就是心理學家所稱的**史脫卜作業**。雙語兒童的這種行為模式會持續到成年，甚至在非語言的任務上也一樣。

在兩種語言之間選擇適當的行為，似乎能強化雙語兒童根據情境來展現認知彈性的能力，這也是一種自制力。

此外，在評估理解他人想法的能力測驗上，雙語兒童的表現也優於單語兒童（參見第19章）。會發展出這樣的優勢，可能是因為說雙語的人，比較常練習考慮他人的立場，因為他們必須根據說話對象，來選用適當的語言。

說雙語的人在行使認知控制時，可能不僅是做得比較好，而且還採用了不同的腦部區域。在進行「需要解決兩項相衝突資訊來源之間的差異」作業時，雙語兒童所顯示的腦部活動區域，不只限於前額葉皮質（所有人都用這個區域來解決衝突），還包括負責處理文法規則的語言區——**布羅卡區**。

雙語可能還會保護大腦，讓認知能力不至於因年老而下降。平均而言，一輩子都經常說兩種語言的人，痴呆症發作的年齡，比只說一種語言的人晚四年。

說雙語的好處還真不少呀！而且，我們還沒提到第二種語言最重要的用途呢：與更多不同背景的人溝通。

自制力還有一項很微妙的特性：需要紀律，來學習紀律。**能專注某項任務不分心的孩子，透過持續練習，這項能力會更加進步。**關鍵在於，父母與師長要提供練習的環境、玩具和誘因，來支持他們這個學習過程，直到孩子的自制力夠強，足以自立為止（參見第29章）。所以，父母不妨幫孩子留意適合他們年齡、而且能讓他們感興趣的多步驟任務，像是藝術活動或建造東西等等。尤其，如果孩子發現這個任務有獎勵，做起來會容易得多，特別是很小的孩子。

這裡還有更好的消息：自制力的改進並不只限於敏感期（參見第5章）。我們都知道，即使成年後控制自己行為的能力有限，還是可藉由訓練來增強。就像心理學家鮑邁斯特（Roy Baumeister）的說法，意志力有如肌肉：你愈使用，它就愈管用。

鮑邁斯特的研究證明，鍛鍊任何形式的自制力，都有助於改善自制力，只要有規律的去做，從節食、到理財、到用左手刷牙都可以。進行這類練習好幾星期的大學生回報說，自己在從事各項需要自制力的任務時，貫徹完成的能力確實有提升，這些任務從定時上健身房、到理財、到做作業都有。

事實上，亞洲父母著名的嚴格養育方式，似乎就是特別針對「小孩必須逐漸學會自律」的目標，這可以解釋為何亞裔子女常會有好表現。

自制力在成人身上仍然具有可塑性，暗示了孩童應該也能經由練習來增進自制力。年紀很小的孩子，「母親的溫馨支持」與「自制力的改善」有關，即使把母親的遺傳影響剔除，依然如此。在讀小學期間，以電腦為主的注意力訓練，能夠增加推理能力；而且，訓練之前注意力最差的孩子，獲益最大。

與其他孩子一起玩堆積木之類的遊戲，也能改善執行功能。有一項很受看好的學齡前兒童訓練計畫，就是利用遊戲來改善弱勢背景兒童的自制力（參見次頁的 **實用訣竅：玩角色扮演的遊戲，學習管控自己**）。以上這些訓練方式，可能都會改善與認知控制有關的頭腦網路。

你可以從旁協助，鼓勵你的孩子盡量在快樂的情境中，練習自制，例如下棋。下棋的規則會要求孩子壓抑某些衝動，舉個例子：還沒輪到他走棋時，不得移動棋子。要是你站在他背後，一步一步幫他下，你等於是剝奪了他學習如何控制自我行動的經驗。但反過來，要是你家小孩老是無法控制自己，下棋對他當時的發展階段而言，可能太過困難。孩子若是能成功面對困難的自制任務，那就可以建立更多的成功。但是父母也得當心，若是孩子一再挑戰失敗，可能反而讓孩子學到「再怎麼嘗試也沒用」的自暴自棄態度。

沒能發展出「符合年齡層該有的自制力」的孩子，將來可能會碰上更多麻煩。在學校，他們比較可能拿到很差的成績，因為難以專心完成任務。師長和同學往往也覺得他們很難搞，而懲罰可能更容易引起怨氣，而非增加自制力（參見第29章），這樣反覆下去，終究會把自我管控能力低落的孩子，打造成班上或家中的壞胚子。這樣的壞形象，在師長、父母與同儕眼中，可能已經蓋過原本的問題，造成惡性循環。結果，孩子表現愈來愈差，甚至成為少年犯。

即便是小小孩，都能從「花時間指揮自己的活動」當中獲益，不論是獨自一人或是與其他小朋友一起玩，尤其是在進行角色扮演的遊戲時。父母應當鼓勵孩子追求自己的興趣與熱忱。有些孩子對玩音樂著迷，有些則寧願去蓋城堡。你孩子喜歡什麼，恐怕並不重要；只要他們能夠專心投入某樣活動，就能改進自我管控能力，有益於將來的前程。遊戲對孩子有諸多好處，我們將會在下一章探討這個議題。

玩角色扮演的遊戲，學習管控自己

平均說來，如果要求一個四歲小孩站立不動，愈久愈好，他通常撐不到一分鐘。但是如果你要求他假裝自己是城堡外的守衛，他謹守崗位的時間可以增加為四倍。理由很簡單：假扮他人很好玩，也就是說，這樣做比較容易讓小孩熱中練習。

不妨讓孩子選擇能反映他們興趣的遊戲，他們便可以用自己的方式來達成目標。這樣做可以教導他們自制——這種能力在進入成年期之後，更是有用，遠超過只是為了討好他人而調整自己的行為。最重要的是，孩子很看重想像遊戲的規則。在玩學校遊戲時，他必須表現得像一位老師或學生，即便心裡想扮演飛行員或小寶寶，他都得壓抑那些衝動。遵守這些規則，可以讓孩子初次獲得「為了達成某項渴望的目標，而控制自己行為」的經驗。

有一套很新的學前教育課程，稱為**心智工具**，利用遊戲來教導弱勢家庭的兒童，如何為了追求目標，而控制自己的衝動，管理自己的行為。孩子被要求自己計畫想玩些什麼（例如「我想帶寶寶去看醫生」），然後就得按照計畫來玩。老師會從旁提醒，協助孩子輪流演出，像是叫某個小孩拿著一張紙卡做的耳朵，另一個小孩拿著紙卡做的嘴巴，來提醒他們，當時誰應該聆聽，誰應該說話。這樣做的目標，是要幫助孩子發展出控制自己行為的能力，而不只是為了拿到星星或是避免喊暫停而守規矩。

這套課程才進行了幾年，初期的數據已經很令人興奮。有一項在低收入社區進行的研究，參與心智工具課程的孩子，在從事一項需要注意力的困難作業時，完成作業的人數是沒參與課程的小孩的兩倍以上。我們期待將來更進一步的研究，能把目標放在找出這些新增的自制力能持續多久，是否可以改進未來的學業表現，以及這項課程中哪些技巧最有效。

同時，我們鼓勵父母多多採用這類技巧，來幫助家裡的三歲（或四歲）小孩，透過想像的遊戲，學習管控自己的行為。

14 遊戲就是孩子的工作

年齡：兩歲到十八歲

對「豬臉」來說，動物園裡的生活真的是改善了。

牠以前老是喜歡在身上抓抓咬咬，後來得到一些棍子和其他東西，利用這些東西，牠發展出一堆新把戲。其中一個是用口鼻來推籃球，有時候則是用力咬球。水管環圈也是牠最喜歡的東西之一，牠會又聞又啃，有時候則是游泳穿過去。每逢牠家水池大清洗的日子，牠都會跑到注入池子的水流前面，動也不動，去感受水流沖在臉上的滋味，等到池子注滿水才離開。

以上種種活動，讓「豬臉」聽起來好像是一隻水獺或海豹。牠的紀錄片看起來確實像是在嘻鬧的水獺或海豹——只不過看起來像是超慢速放映。這些影片必須用三倍於正常的速度來放映，牠的行為看起來才會像是哺乳動物的嬉戲，因為「豬臉」是一隻烏龜（參見次頁的照片）。

人類的玩耍，與其他動物相似度極高。你在觀察**你家小孩玩的時候**，可能會覺得他們好可愛，但其實他們也**是在學習將來的生存之道**。與實物有關的遊戲，像是把小卡車或球推來推去，就很類似日後的一些活動，譬如揮舞榔頭、狩獵或是建造機具。

事實上，遊戲還帶有明顯的動物特性。小寶寶和幼兒都很喜歡抓了東西就嚼，或是把東西拆開。亂咬東西是幼稚園裡很普遍的惡行，但也是一種掠食的練習，曾經是我們這個物種的覓食之道。

遊戲現象廣泛存在於動物界，從哺乳動物與鳥類，再到脊椎動物，甚至無脊椎動物都有。我們要如何確認一隻動物是否在玩遊戲？研究人員有三項標準。首先，遊戲很像是某種認真的行為，例如打獵或逃跑，但卻是由一隻年幼的動物所為，或是以誇大、笨拙或改動過的方式來行使。第二，遊戲沒有立即的生存目的，似乎只是為了遊戲而遊戲，而且是自願的，或是有樂趣的。第

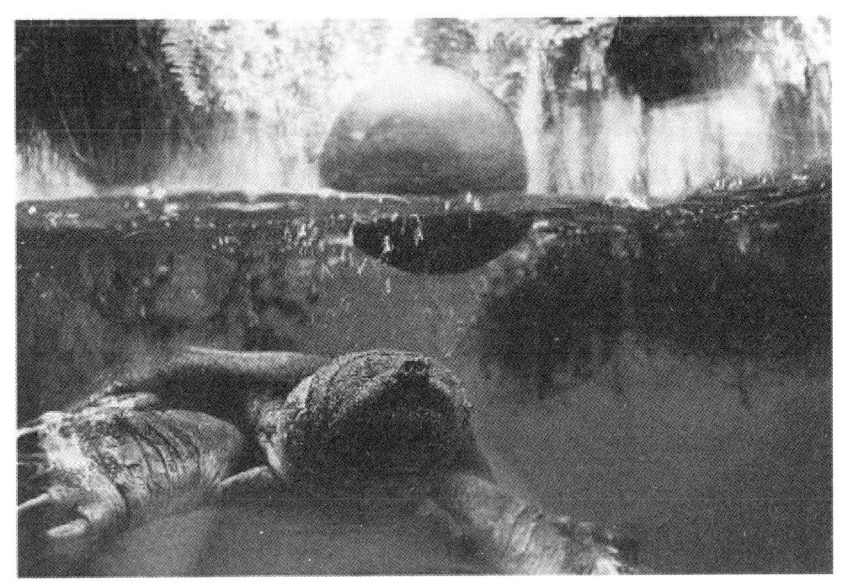

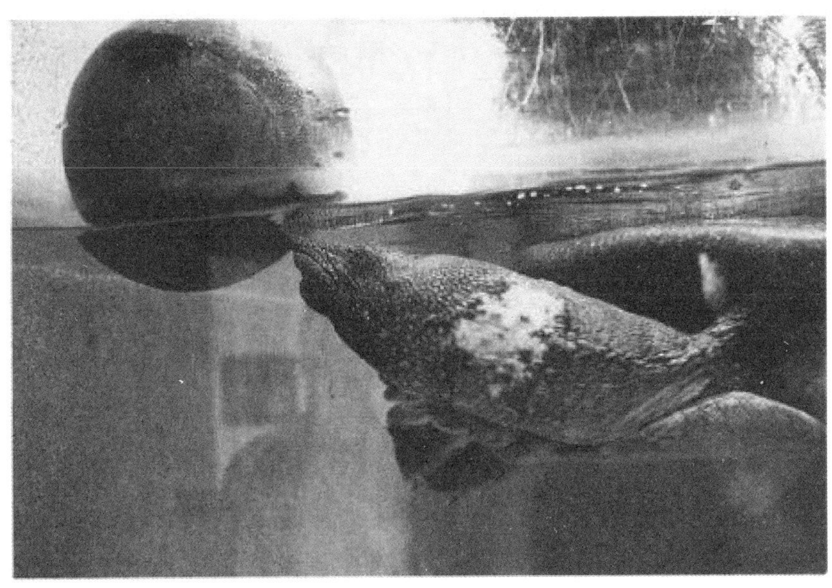

三，遊戲是在沒有壓力、沒有要緊事可做的情況下發生的。

符合這些判斷標準的遊戲動物，有跳躍的頜針魚、戲水的短吻鱷，以及蜥蜴——在美國華盛頓特區，國家動物園裡的巨蜥會玩搶球遊戲。體型最大的巨蜥「科摩多龍」，會和管理員用塑膠環圈玩拔河遊戲。牠會叼起某個熟悉的管理員口袋裡的筆記本或其他物品，銜在嘴裡到處走動。有一部影片拍攝玩耍中的科摩多龍，看起來好像一隻小狗在玩，只不過放映速度要減半。

這種行為不是在展現掠食或狩獵。假如塑膠環圈裹著一層可口的亞麻籽油或是動物的血，遊戲的性質就會消失，明顯的占有欲，會取而代之。YouTube可以找到這類影片，呈現科摩多龍如何吞下整隻豬，或另一隻科摩多龍，在在暗示了，真正掠食的行為，並不容易和遊戲混淆。

遊戲在動物界如此普遍，顯示了遊戲在動物史上的起源甚早。遊戲也出現在許多社會複雜度遠較人類為低的動物身上。這種普及性告訴我們：即使遊戲確實很有趣，但也一定具有某種攸關生死的功能。換句話說，當你的孩子在玩耍時，他同時也在從事一些能左右未來發展的事。

遊戲的形式因動物種類（包括人類在內）的不同，而有所差異。遊戲的內容會提供一些線索，透露出這些遊戲大概有哪些益處。遊戲研究人員（這個職業聽起來挺有趣的）把遊戲分為三大類型。最常見的是**物件遊戲**；烏龜「豬臉」玩的推籃球或水管環圈遊戲就屬於這類。物件遊戲最常出現在需要狩獵、吃腐肉或是食物範圍很廣的物種。

同樣常見的是**移動遊戲**，像是沒有明顯目的的跳躍。「移動」這個名詞，是指在空間中的協調性運動，例如爬行、步行或奔跑。移動遊戲最常出現在那些經常移動的物種，譬如說，會游泳、會飛翔或住在樹梢上的動物。此外，明顯會玩移動遊戲的，就是那些得經常躲避獵食者的動物。

第三種遊戲類型、也是最細膩的一種，則是**社交遊戲**。社交遊戲可能有很多種形式，包括假打鬥、互相追逐、以及摔角。角色扮演也是社交遊戲裡的一個重要部分。

對於行為展現大量彈性與可塑性的動物來說，社交遊戲會特別顯著。（當

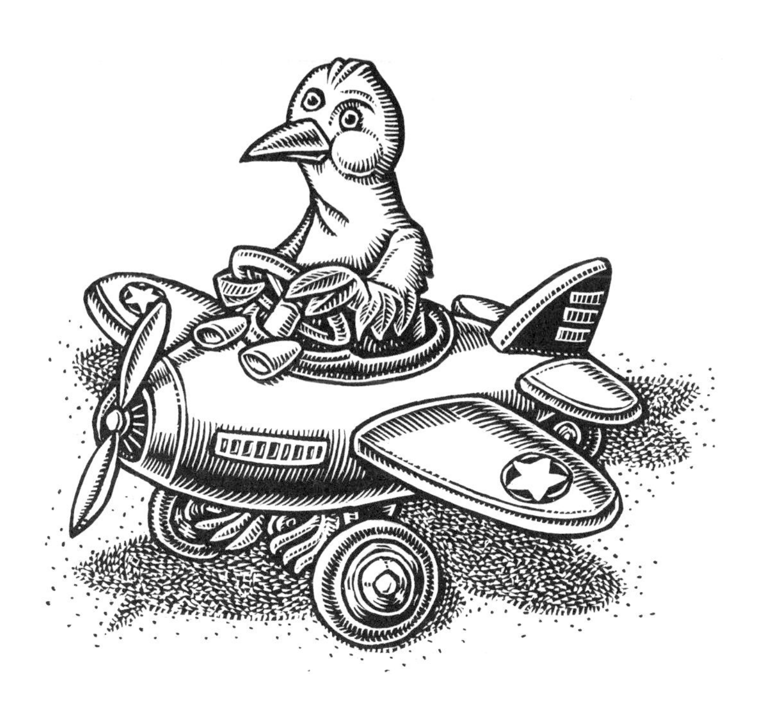

然，最有行為彈性、最具可塑性的小動物，就是你家小孩囉。）在哺乳動物與鳥類，我們可以總結出一個簡單的規則：如果你所屬的物種，相對於身體的體積而言，具有算是大型的腦袋，你大概就會進行社交遊戲。在這些物種中，腦袋大小的差異，大都發生在前腦；假定各種哺乳動物或鳥類的身體體積都一樣大，那麼腦幹大小也會很接近，但是新皮質（如果是哺乳動物）或前腦（如果是鳥類）的大小，就會出現極大差異。

新皮質或前腦相對體積愈大的動物，通常群居的個體數目較多，社會關係也較複雜。前腦相對體積小的鴨子，雖然經常動作一致的閒逛，但基本上就只是聚集在一起。新皮質相對體積大的猿類以及牠們的親戚（例如人類）會形成社會，在這些社會中，結盟關係不斷改變，而且年輕成員會玩一些我們能辨識的遊戲，像是追逐、摔角、以及呵癢。當你的孩子在做這類動作時，他們其實正沉迷於內在的猿性。

遊戲現象並不限於脊椎動物。在無脊椎動物，目前所發現最複雜的腦袋，或許要算是頭足類動物的腦袋了。頭足類包括烏賊與章魚。章魚會利用自己噴出的水流，推動池中漂浮的物體，譬如藥瓶，讓它們往前、往後或是兜圈子。儘管這類行為相當複雜，章魚的腦袋與脊椎動物相比，卻還是很小；章魚腦袋的直徑只有美金一角硬幣的一半（約0.8公分），即便腦袋最小的哺乳動物，都比牠們大。另一種顯然會玩遊戲的無脊椎動物是蜜蜂，牠們在無脊椎動物中，擁有最大、也最複雜的神經系統。至於相反的例子，家蠅算是一個，牠們從未被觀察到有類似遊戲的行為。

當然，遊戲也可能不是「為了」任何目的。有人推測，或許遊戲行為只是童稚時期，在真正行為確立之前，所發展出來的早熟行為。也有人推測了另一種可能性：遊戲是在沒有更急迫的事之下，我們的腦袋所從事的活動，可比擬為心智的螢幕保護程式。

但是這些推測的想法和一項關鍵證據有矛盾，那就是：遊戲很有趣。乍看之下，這可能像是一個古怪的論點。我們從事有趣的活動，不正是因為它們有趣嗎？表面上來看，沒錯，但是讓我們再挖得深入一點。

某項活動的樂趣，其實正是一種生存特質。譬如說，我們可能會認為，我們追求性，是因為它很有趣，但事實上，性是必須的。性之所以有趣，正是因為追求性，才能夠適應世界。不喜歡性的人，無論在擇偶或生育方面，都比較困難。一般說來，享受某項活動，是一種內建的反應，這些反應會讓我們的腦袋去追求這類活動。如果這些必要的行為不夠有趣，我們很可能會忘了去做，結果我們也就無法把日子過好。就這些根據看來，遊戲必定具有演化適應上的目的，提供某種生存優勢。

腦袋產生的某些化學信號，能夠為趣味的一項關鍵成分編碼，這項成分就是**報償**，這種性質能讓我們一再回頭，想要更多。報償在腦袋裡是由**多巴胺**運送的，這種神經傳遞物質具有許多功能，要看分泌它的部位及時間而定。製造多巴胺的細胞位於腦袋的核心，在**黑質**與**腹側被蓋區**裡。科學家在大鼠身上發現，多巴胺與遊戲是有關聯的。能夠活化各種神經傳遞物質接受器的諸多化學物質中，只有少數幾種可以促進遊戲行為，包括能夠活化多巴胺接受器的藥物。

有一個方法可以發現遊戲的好處在哪裡，那就是不讓動物玩耍，然後觀察牠們的狀況。問題是，這樣的實驗幾乎難以執行。動物（包括小孩在內）是管不住的，牠們在最不利的情況下還是會玩耍。唯一能讓動物停止遊戲的辦法，是限制牠們的行動。但是這樣嚴厲的限制，會導致身體活力降低，而且壓力也會增加——測量唾液中的壓力荷爾蒙**皮質醇**的含量就能得知。可以說，遊戲、運動和壓力，三者密切相關。

雖然剝奪實驗很難執行，但這樁事實也代表了，只要看見某個動物在遊戲，就等於在昭告天下自己的狀況不錯。年幼松鼠猴身上的皮質醇少，與多遊戲有相關性，這告訴我們，如果不是遊戲能減輕壓力，可能就是沒有壓力的猴子比較會去玩遊戲。小熊在出生後度過第一個冬季的存活率，與牠們在前一個夏季的遊戲量，具有高度相關性。這暗示了，**遊戲可能是健康或是抗壓性的一個指標**。不論你怎麼看，你家小孩在玩耍，都是一個好徵兆。

遊戲也能活化腦部的其他訊號系統，包括神經傳遞物質**正腎上腺素**。它的近親腎上腺素釋入體內時，是做為壓力相關信號中的快速反應成分（參見第26章）。正腎上腺素是交感神經系統中的主要激活因子，能夠啟動我們的精力，以決定是要「戰鬥、逃跑、或害怕」。正腎上腺素也與激發我們的注意與行動有關，但它是以神經傳遞物質的形式達成的。

正腎上腺素還能促進突觸的學習機制。對某些神經元來說，正腎上腺素能改變腦部的可塑性，因此當這種化學物質含量升高時，改變就有可能發生。多巴胺也是同樣道理，它能解釋為何報償能導致長期的變化，讓我們渴求更多；當報償發生時，腦袋線路會重組。

雖然在真實生活裡，造成壓力的因素，能引發正腎上腺素與皮質醇釋放，遊戲卻不會增加皮質醇。皮質醇這種荷爾蒙能幫助我們應付真正的危急狀況，方式是暫時關閉可以割捨的功能，像是與眼前壓力無關的學習經驗（參見第26章）。我們敢拍胸脯說，你如果發現遊戲是壓力來源，那麼你的遊戲方式一定有問題。即便是打暴力電玩，也不會增加體內皮質醇的含量。在某些案例裡，皮質醇含量甚至還降低了呢，有些人就是利用在電玩中開槍掃射，來舒壓的。整體說來，遊戲與促進學習的反應有關。

多巴胺系統

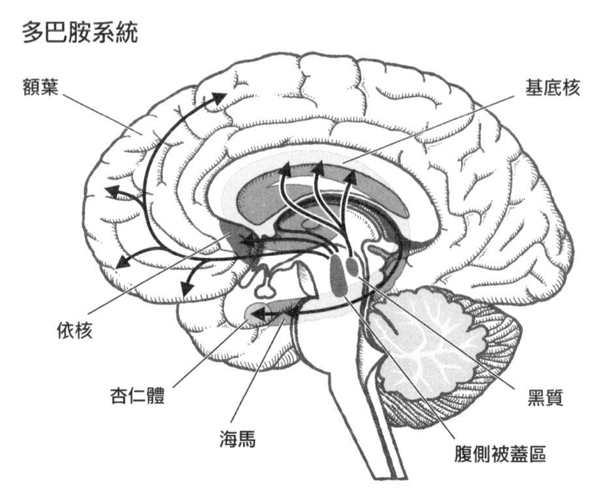

正腎上腺素系統

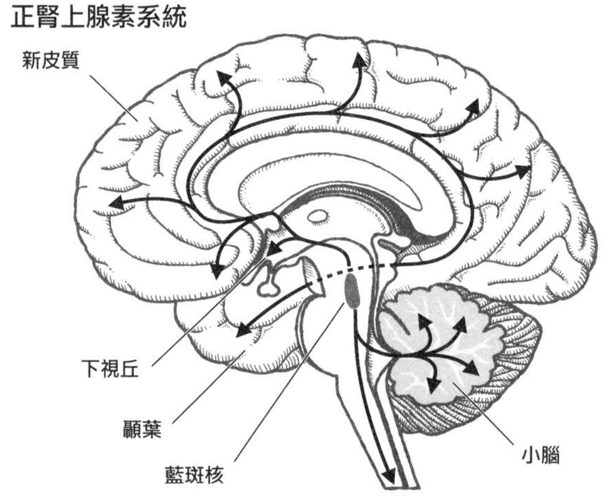

遊戲的條件（產生強化學習的訊號，但沒有伴隨壓力反應），讓腦袋得以探索各種可能性，並從中學習。換句話說，遊戲的主要功能之一，可能是為真正的生活提供演練。就像我們之前講過的，多多使用某項技巧或心智能力，可以強化那項能力。來自動物的證據暗示我們，遊戲也是如此，它通常能反映出該種動物更為重要的需求。小貓咪常常玩撲抓物體的遊戲，這個舉動很類似牠們日後的獵食動作。小鹿則不太撲抓東西，但是牠們常常到處蹦蹦跳跳的，這是一種類似逃跑的舉動。

所以說，遊戲很可能是一種練習，為動物將來的真實生活預作準備，尤其是碰上緊要關頭時的準備。譬如說，我們在第13章描述過心智工具，一項學前教育的課程，利用複雜的遊戲讓孩子提出詳細的計畫，並練習自我約束，也就是為前額葉皮質和自制力做演練。甚至更早之前，在十九世紀推廣學前教育概念的幼稚園運動，根據的想法就是：唱歌、遊戲和其他活動，是兒童獲得知覺、認知、社交、情感知識的管道，能為他們日後進入真實世界預作準備。

對哺乳動物來說，遊戲對於正常社交關係的形成是必需的。飼養在隔離環境中的大鼠與貓咪，會變得沒有能力與同類相處，通常表現出攻擊性。在我們人類，成年人的許多功能障礙，通常可以從童年期的異常遊戲行為看出端倪。**精神病人的一項顯著特性就是，他們的童年缺乏遊戲**。

根據報告，連續殺人犯通常具有異常的遊戲習慣：不跟別人玩，或是玩一些極其殘酷的遊戲。有時候，這類問題也與早年的頭部傷害有關。（當然啦，如果你小孩的遊戲習慣異常，並不表示你家裡將會養出一個連續殺人犯。）

文化也會透過遊戲傳遞。美國中產家庭的媽媽，會鼓勵她們的小寶寶注意物體，而且也比較喜歡讓他們去玩玩具，像是積木之類的。相反的，日本媽媽會鼓勵小寶寶在遊戲時進行社交互動，譬如說，建議他們餵洋娃娃吃飯，或是對洋娃娃鞠躬。強調要發展獨立性的社會，比較看重物件遊戲；反觀重視團體生活的社會，則鼓勵社交遊戲。

遊戲也有不利之處。首先，雖然遊戲定義為「在缺乏壓力或外界威脅的情況下，才會產生的活動」，但孩子不見得總是能偵測出威脅是否存在，因此遊戲也可能很危險。有一項關於小海豹死亡率的研究，二十六隻早夭的小海豹當中，有二十四隻是在父母看得到與聽得到的範圍之外玩耍時喪生。遊戲確實可能讓動物分心（也會讓人分心），導致沒能認出危險。

但即便就這一點來說，遊戲可能仍是在為現實生活預作演練。孩童在遊戲當中冒險，也是重要的身心發展過程。遊戲可以測試界線，並確立何者安全、何者危險。在美國，兒童遊樂場的設備都設計得非常安全，也導致了意想不到的問題：孩子缺乏測試這類界線的經驗，可能會在日後現實生活中遇到麻煩。

成人生活中的遊戲

對許多人來說，遊戲會持續到成年期，而且對於協助解決問題，貢獻多多。物理學家常常說到，他們從小就喜歡組裝和拆解機器。聲宏小時候也是這樣，讀小學的時候，就喜歡像動手做日晷這類型的活動。

成年期的工作如果愈像遊戲，效率通常也愈高。事實上，全心沉浸在某個活動中，通常是該活動非常有趣的徵狀，也就是「沉浸於心流」，或是運動員所謂的「處於化境」的概念。發生心流的活動經驗，是那種需要專注、但同時需要極多演練的活動經驗，它們的目標與界線非常明確，但是仍留有創意的空間。這最可能發生在「不算容易達成、但也並非不可能達成」的任務，也就是「你的能力剛好足夠應付挑戰」的任務。這可以用來描述許多成年人的嗜好，從滑雪到玩樂器，以及像是外科手術或電腦程式設計之類的職業生涯。

這種沉浸狀態，可以讓某項重大挑戰，變得有如兒童的遊戲般簡單。鼓勵你家小孩追求能產生心流的任務，對於他日後一生的快樂，將會大有助益。

除了提供經驗之外，**遊戲也能幫助兒童得知自己究竟喜歡什麼，以及不喜歡什麼**。諾貝爾化學獎得主錢永健說，他在不滿八歲時，就從書中讀到各種奇特的化學反應，然後還親自嘗試，他甚至有辦法在家裡或後院製造出美麗的色彩變化反應。由於缺乏足夠的實驗室玻璃器皿，他還得利用牛奶罐以及飲料瓶，自製實驗設備。

長大後，錢永健贏得諾貝爾獎的研究是：發展出「在遇到活細胞（包括神經元）中的化學訊號時，能夠變得更亮麗或改變色澤」的彩色染料與蛋白質。這項成果能讓某些生物流程，例如腦部訊號，變得更容易觀察與理解。錢永健這項偉大的科學貢獻——研發出可以觀察活動中生物系統的工具，正是根植於童年在家中玩化學實驗的興趣。當然，不是所有兒時的實驗都能導致這樣的成就，但是不論你家小孩最後的興趣為何，把它們發掘出來，可能會是遊戲最重要的結果之一。

我們不妨這樣想：遊戲就是孩子的工作。遊戲可能是最有效率的方法，讓孩子學習生存技巧，發覺自己的興趣。基於這些理由，很重要的是，要避免讓遊戲變成義務，變成枯燥的活動，因為它那快樂的性質，正是讓大部分兒童得以成長茁壯的原因之一。所以啦，與其試著透過強制活動，來扭轉你家小孩的個性（這樣是費勁的方法，參見第17章），不如放手讓他們去玩，然後從旁協助他們長成他們將要長成的人。

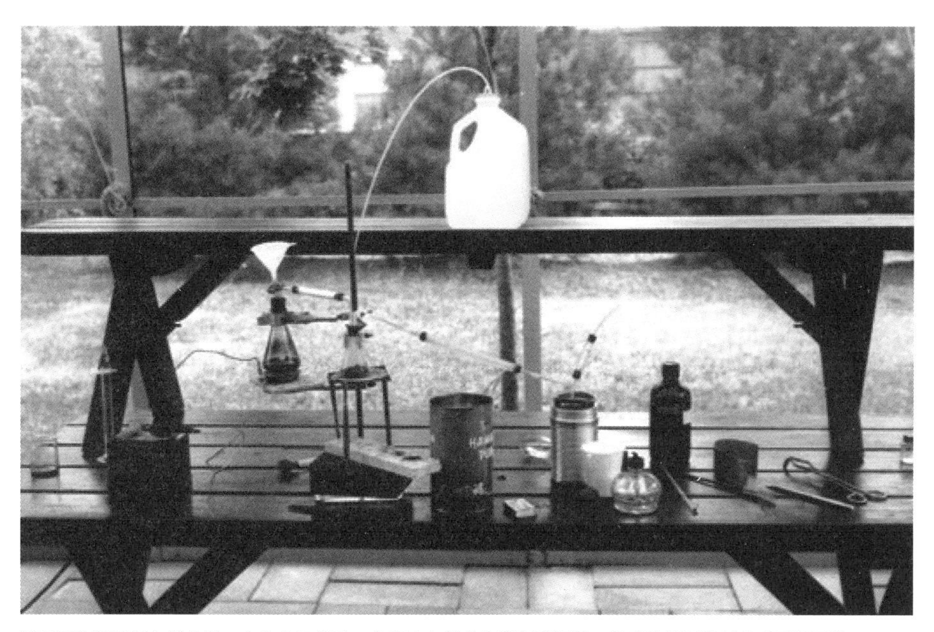

諾貝爾化學獎得主錢永健，大約十四歲時，在家中自製的化學實驗設備。當時他想要嘗試合成阿斯匹林。

15

身體動，頭腦跟著動

年齡：四歲到十八歲

你家小孩在看書時，顯然有在用腦子，但你可能不曉得的是，當孩子在踢足球時，腦子也在做運動呢。童年期的體育活動，對於運動控制以及認知能力皆有助益；而且，更重要的或許在於，**運動建立起來的習慣，能幫助你家小孩在年老時保持腦袋健康**。根據這些理由，最近美國的學校傾向減少或刪除體育課程，對孩子來說可能不是好消息。

控制運動與平衡的能力，在整個童年期都會持續改進。這段期間，頭腦在協調指令給不同的肌肉，以及詮釋感覺系統的回饋資訊方面，也會愈來愈好。有些技巧，像是在高低起伏的路面上行走，對你來說可能沒什麼大不了，但是你的腦袋其實費了很大功夫，才能給人那種輕鬆的印象。控制身體是很困難的工作，需要練習。電腦專家已經發現，要讓機器人參與體育活動，甚至只是平穩的走個路，都困難得令人訝異。相關指令其實非常複雜。

孩子的體育活動，和好幾項正面性格有關。強調樂趣的體育課程最能產生這類益處，勝過那些強調競爭的體育課程。活潑的孩子，自尊會比不愛動的孩子強。而且和不活潑的孩子相比，活潑的孩子也較少覺得緊張、憂鬱和焦慮。當然，這些結果也可能是因為憂鬱的孩子不想去運動。但是從另一方面看，有幾個小型的介入性研究顯示，適度的運動能減輕孩童的焦慮與憂鬱症狀，就像運動明顯對成人具有效果。

雖然父母有時候擔心，體育活動會占去孩子的念書時間，但是從來沒有研究顯示，學業成績下降，是體育活動增加的結果。有幾項研究甚至證明，孩童的體適能與較高的考試成績有關聯。

事實上，有相當大量的研究證明，**運動對於認知能力極具重要性**。在人的一生當中，心臟的健康就是頭腦的健康。在童年期，**有氧適能**與數學和閱讀成就都有關，但是肌肉強度跟彈性則與數學和閱讀成就無關。有一項後設分析顯示，兒童（從四歲到十八歲）在體育上愈活躍，在智商、感知技巧、語言能力、數學能力、以及學業準備度的測驗上，就愈傾向於拿到高分（效應值d'為0.32，參見第96頁）。關聯性最強的是四歲到七歲、和十一歲到十三歲的孩童。

健康的兒童在從事注意力作業與衝突線索作業（參見第152頁）時，表現都比較優，而這兩種作業都與自制力有關。體適能也能夠改進**關係記憶作業**的表現，這項作業要求受測者記憶兩張同時出現的圖片，需要用到前額葉皮質與海馬。

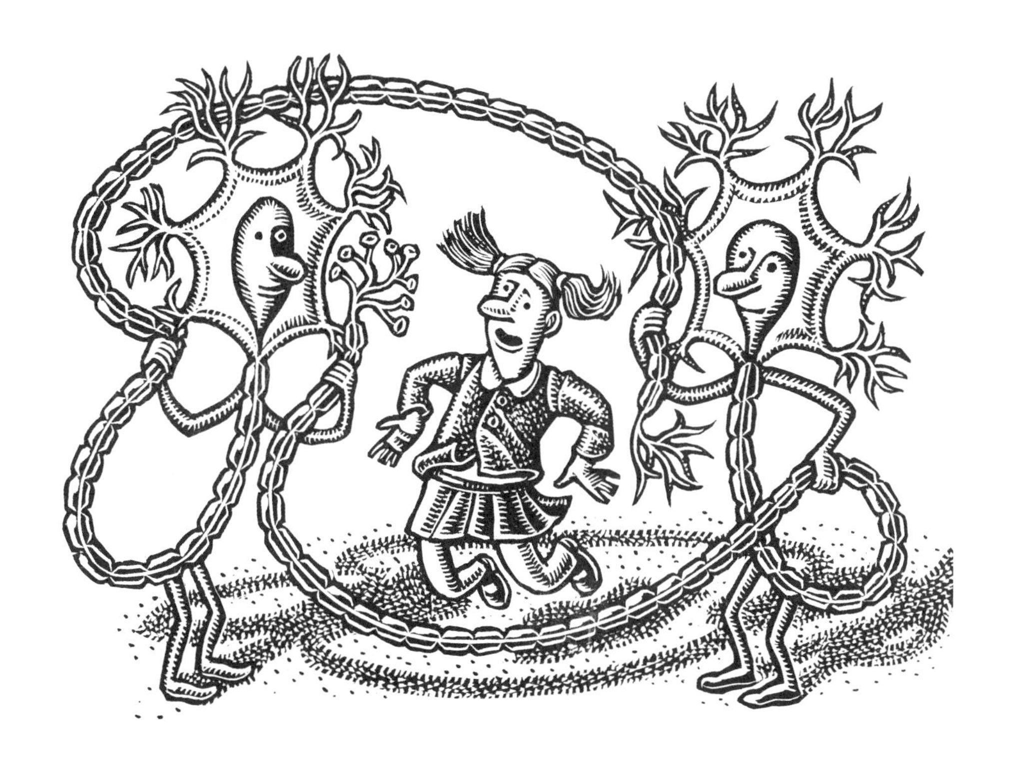

雖說習慣最好從小養成，但是規律的進行有氧運動，對於頭腦的益處，卻是在老年人身上特別顯著。

循環系統老化的毛病，會減低血液的供應，而血液負責攜帶氧氣與葡萄糖到你的腦袋裡。一生都保持運動習慣的老年人，無論在「規劃並組織自己的行為」或是「處理模糊不清或相互衝突的線索」方面，表現都比久坐不動的同年齡老人出色。

值得注意的是，原本不愛動的人一旦開始運動，即使七十多歲才開始，腦部功能在幾個月內就可以改善。另外，運動與老年時較低的痴呆症風險（包括阿茲海默症），也有強烈的關聯。

在成年人，體育活動能導致額葉與頂葉皮質的增長與活躍程度。根據腦部造影研究，受測者進行閱讀理解與數學計算測驗時，腦中的這些區域特別活躍，在許多自制力測驗時也是如此。健康的成人，不論年輕或年老，都顯示出前扣帶皮質的活動會減低（表示其效率增加了），而這個區域負責偵測錯誤，以及解決不同選項之間的衝突。

與運動有關的腦部差異，在兒童身上也能觀察到。九到十歲、體能健康的孩子腦袋裡，海馬與**背側紋狀體**（此區域對反應選擇、認知彈性、學習行為的表現非常重要）的體積，比常常坐著不動的小孩來得大。這些差異可以改善一些行為任務的表現。對於孩童的前額葉皮質成熟度，運動扮演了什麼角色，目前還沒有研究，但是運動對行為上的效應，暗示了這個腦部區域可能也有受到正面影響。

運動如何改變腦袋，有好幾種可能方式，而且這些方式並不會彼此排斥。

神經科學家發現，無論在人類或是實驗室動物的身上，運動都能造成**生長因子**的釋放，這些蛋白質能支持軸突與突觸的生長，並增加突觸的可塑性。

此外，對於年輕人以及年老的實驗動物來說，運動也能讓海馬內新形成的腦細胞，增加存活的機會——甚至於在大鼠的例子，如果鼠媽媽在懷孕時經常做運動，生出來的鼠寶寶也能享受到這種好處。

避免孩子頭部受傷

對於運動有益頭腦這項法則來說，有一大例外，那就是：接觸性運動帶來的頭部傷害風險。

各位不妨參考以下這個案例：湯瑪士（Owen Thomas）高中到大學都是美式足球隊員，他在2010年自殺了，年僅二十一歲。湯瑪士是目前已知最年輕的**慢性創傷腦病**患者，在自殺後經解剖，才發現他罹患了這種神經退化性疾病。（**神經退化性疾病**是一個泛稱，是指會漸漸喪失神經元結構與功能的疾病。）湯瑪士從未診斷出有腦震盪，之前也沒有憂鬱症的病史，但是他一向以在足球場上敢於衝撞聞名。

好幾項研究顯示，重複撞擊頭部，會增加晚年發生神經系統症狀的風險，包括痴呆症、運動失調、憂鬱症。單單美國，運動導致腦震盪的病例，每年就有一百六十萬到三百八十萬例，這是一個潛在的重大問題。從事同樣的運動，女生比男生更常診斷出腦震盪，雖說其中差異可能只是因為：男生比較不會說出自己身體有異常徵狀。

慢性創傷腦病具有各式各樣的症狀，包括憂鬱、喪失記憶及衝動控制出問題。它的症狀很容易和憂鬱症、阿茲海默症、盧賈里格症（肌萎縮性偏側硬化症）或帕金森氏症搞混，因此還不能確定它的盛行率。（有些研究人員現在認為，前洋基隊球星盧賈里格，可能是罹患慢性創傷腦部病變，但被誤診為後來以他為名的盧賈里格症。）帶有*ApoE4*變異型基因的人，罹患阿茲海默症的風險較高，而這種變異型基因似乎也會增加「與頭部傷害相關的神經退化性疾病」的風險。

許多廣受歡迎的接觸性運動，可能都有風險。美式足球、摔角、橄欖球、曲棍球、空手道、足球、籃球、以及滑雪，都可能會造成重複性頭部傷害。目前還不清楚頭部傷害的次數、時機和嚴重度，與這些長期風險之間的關係為何。不過，在大部分研究中，經歷三次腦震盪將會顯著提升這類風險。另外也有些研究發現，單單一次腦震盪（或是未診斷出的頭部傷害，如同湯瑪士的案例），就會增加風險。

和成人相比，兒童需要更長的時間，才能從腦震盪中復原。這可能是因為他們的腦組織與顱骨之間的空間較小，使得腦袋受傷後引發的腫脹，在兒童引起的問題要比成人嚴重得多。此外，兒童在復原期間，也特別容易因為再次受傷，而產生併發症。自1945年以來，全美國因頭部運動傷害而死亡的人當中，超過90%是還沒有完成高中學業的運動員。

雖說目前仍需要長期的研究，來解答這方面的疑問，但謹慎一點還是不會錯的。家族病史中具有阿茲海默症風險的兒童，尤其應該小心避免頭部傷害。小孩如果還殘留腦震盪的症狀，絕對不該再回去從事激烈運動。（並非所有的腦震盪都會造成意識喪失；頭部傷害後，若出現神智不清或是喪失記憶，也是腦震盪的徵兆。）

在復原期間，小孩不只應該讓身體休息，也應該讓腦袋多多休息，要避免做作業，甚至不要閱讀。最後，孩子若在目前例行的運動中，承受過不只一次的腦部傷害，父母親應該認真考慮，讓孩子改從事非衝撞性的運動。這方面的更多資訊，請見網站http：//www.cdc.gov/concussion。

年輕人與年老實驗動物做運動時釋出的蛋白質，能刺激血管生長，幫助把營養素從循環系統送往腦部。這些效果大部分都在成年動物身上研究過，但是很可能也發生在兒童的腦裡。至於運動與頭腦發育之間的交互作用，還有待研究。

想獲得運動對頭腦帶來的好處，所有年齡層的兒童，都應該每天至少享受一小時的身體活動。小小孩自己就會到處跑，很少需要特別鼓勵他們這麼做，所以大部分孩子在小學期間都能達到這樣的活動需求量，甚至超過。然而，除了讓孩子玩一些不太可能延續到成年期的遊戲，像是爬樹或捉人遊戲，父母也應該**趁著這段活動力強的歲月，引導孩子進行一些可以做為終生嗜好及社交活動的運動**，像是武術、舞蹈、壘球或爬山等。同時，父母也可以從旁協助，減少孩子進行久坐不動的活動，像是看電視或打電腦（參見第16章），並以身作則，灌輸孩子「運動是成人生活裡的例行活動」這種觀念。

活在整天擔心肥胖的文化中，我們很容易就會把控制體重當成運動的一大主要功效，但是這樣做可能會產生不良後果（參見第145頁的**實用訣竅：應該擔心孩子的體重嗎？**）。把運動想成節食的一部分，等於是將它定義成一種偶爾才進行的活動，而非你每天從事的快樂活動——而且會讓運動感覺起來像是對不良行為的懲罰，尤其是對年輕少女來說。沒有人會喜歡從事與羞恥和罪惡聯想在一起的活動，所以說，你如果想讓運動成為你家小孩生活中規律且快樂的一部分，用控制體重做為動機，可能反而會浪費你的努力。運動對所有人都有益處，不論肥瘦，不論是否能因此減輕體重。

讓孩子趁著年幼精通運動技巧，還有社交上的理由。幼稚園小朋友在玩樂樂棒球時揮棒落空，看起來可能很可愛，但是換成青春期男孩在體育課上揮棒落空，可能就會令他感到丟臉。在企圖追趕同儕較出色的運動技巧時，伴隨而生的屈辱感，往往會令孩子終生都對運動反感。在一些長期的研究中，研究對象如果有不活潑的童年，往往可以準確的預測出，他們也會有不活躍的成年生活。

父母如果在童年期中間階段打好這方面的基礎，通常可以在青春期和成人期看到成果。在青春期初始階段（女生一般是十三歲，男生是十五歲），體育活動通常會減少，因為有組織的活動與社交，會擠壓到運動與睡眠的時間（參見第9章）。對許多孩子來說，這個階段的發展會成為「活潑的童年」與「不運動的成年」之間的分水嶺，進而影響到成年後的健康。

在大部分的演化過程中，以前的人類都比現在的我們來得活躍。我們的身體與腦袋是適應規律運動的，要是不運動，它們將無法好好運轉。從一個人的長跑，到競爭激烈的團隊運動，到帶有社交性質的瑜伽課程，有各式各樣的運動可以投合每個小孩的喜好。請幫助你的孩子，找出幾項適合個性與能力的運動，對孩子大有助益，可讓他們的人生有一個美好的開始。

16 電子娛樂和多重任務迷思

年齡：出生到十八歲

珊卓和聲宏都夠年輕，工作的時候常常會因電子郵件或網站而分心，但是我們兩人也都夠老，所以腦袋不會在這些情況下發育。相反的，現代許多小孩都是在持續接觸電子媒體的情況下成長，從客廳裡的電視、到臥室裡的電腦、到通勤時打的電玩。在美國，寶寶平均在五個月大的時候開始看電視，雖然他們連自己坐直身子都還辦不到呢。到了七年級，已經有82%的孩子上網了。

你家小孩的腦袋，天生就設計成要去尋找並注意新資訊，因為人類祖先的生存往往得依賴「偵測出環境的變化」這件事，從獅子來了，到配偶臉上出現的新表情。但是，如果新資訊太容易取得，對我們的腦袋會有什麼影響呢？隨著網際網路帶來雪崩般的大量訊息與想法（以及一堆不怕死的特技表演，和彈琴的小貓咪），我們的社會似乎正在努力尋找答案中。

研究人員目前還不知道，兒童如果長期暴露在高度刺激之下，整體的影響會如何，因為新媒體環境只是近年來的事。讓我們先來討論幾項基本的概念原則，它們是神經科學研究累積數十年的結果。縱觀本書，我們一再強調，你家寶寶的腦袋要依賴平常就能取得的感官經驗，來幫助決定哪些神經元連結應該保留，哪些應該去除。如果這些經驗的特性改變得很劇烈，我們預期腦部發育將會受到影響。

就新媒體的例子，有幾項已完成的實驗支持上述想法，雖說還不夠確定。但我們已經知道一件事：媒體經驗對腦袋造成的影響，要看細節而定——你的孩子到底是被動的看電視、還是主動的打電玩；這些經驗發生的年齡；還有，你的孩子為了接觸新媒體而犧牲了哪些活動。

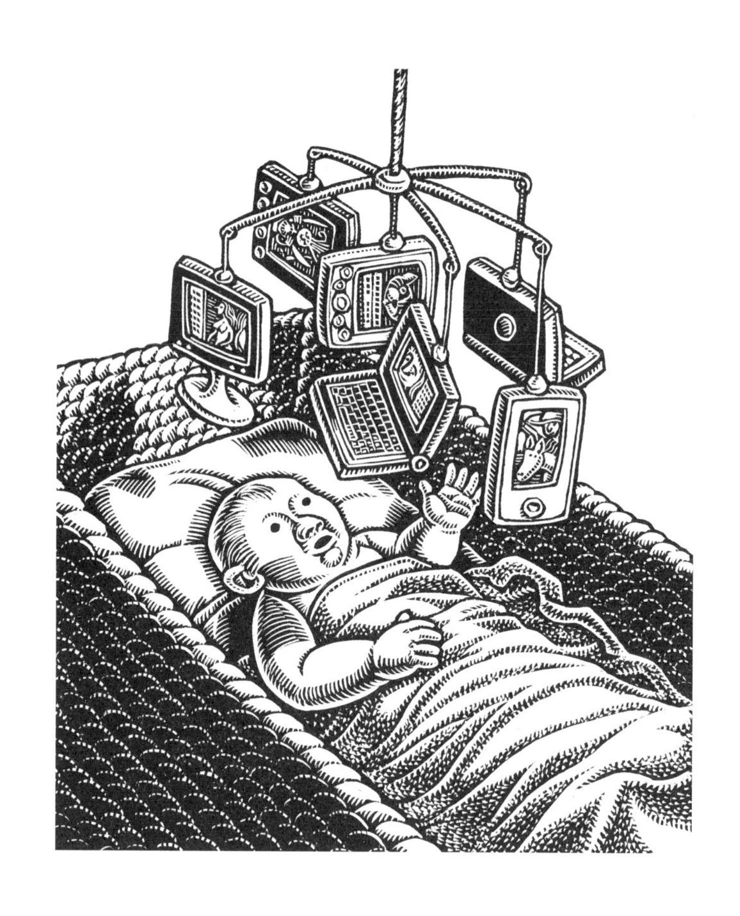

在日常生活的某個時刻，要你決定應該注意哪些資訊，執行起來一點都不容易。你的腦袋需要將「深刻專注於某特定問題的能力」與「一旦重大變化發生，快速重新定位的能力」結合起來。要達到這種平衡，從上往下的注意力（也就是由你的大腦皮質蓄意導引的腦袋焦點），必須和從下往上的注意力，相互競爭——後者是由各種顯著的事件自然捕獲了你的腦袋焦點，例如某人在尖叫，或是你的手機開始嗡嗡叫，通知有簡訊上門。你可能有過某系統壓過另一個系統的經驗，結果，你要嘛是太過專心，沒有聽見寶寶在哭，不然就是發現自己一直受到干擾，無法好好完成手邊的工作。

從下往上的注意力系統，在出生時就能夠運作了，比從上往下的系統來得早，後者在寶寶即將滿週歲時，才開始偶爾取得一下控制權，此後會繼續進步到至少十歲，甚至能進步到邁入青春期的時候。這兩個系統在成熟時期上的差異，正是小小孩比大小孩容易分心的主因。就像我們在第13章討論過的，運用執行功能的能力，是自制力的關鍵要素。

神經科學有一項基本原理：腦袋對於常做的事，會愈做愈好。打電玩的人是這項論點的最佳證明，因為他們通常會投下數百小時、甚至數千小時，來練習打電玩，而那些電玩常常需要迅速偵測到目標，並分辨目標與非目標。

巴佛利爾（Daphne Bavelier）教授與同事證明，這樣的努力可以改善玩家腦部（對於各種不同任務）的反應速度與視覺注意能力。雖然在你的想像中，電玩可能會訓練從下往上的注意力，但事實上，**打電玩的益處似乎主要是改善從上往下注意力系統的效率**。而且不幸的是，只有父母最討厭的那種「把敵人殺光光」的暴力電玩，似乎才具有這些效果。

這些變化看起來像是打電玩的直接影響。但是你也可能會這樣想，視覺注意力較佳的人，可能會覺得電玩的報償較大，因而更喜歡玩它們，這樣一來，因果關係就逆轉過來了。

不過研究人員把這種詮釋排除了，因為在某些研究中，把不常打電玩的大學生隨機分組，讓他們練習動作電玩，譬如「俠盜獵車手」或「決勝時刻」。控制組的大學生，花同樣多的時間練習非動作電玩，像是「俄羅斯方塊」或是「模擬市民」。訓練確實改善了視覺注意力的好幾個項目，但只限於動作電玩組。同時，這一組的對比敏感度（看見模糊輪廓，例如霧中汽車的能力）也有改善，這種效果在訓練結束後還可以持續多年。打電玩的人的反應，比不打電玩的人快，但是在反應中所犯下的錯誤數量，兩者並無差異。

類似的隨機分配實驗，不能套用在小孩子身上，因為讓他們暴露在暴力電玩中，是不道德的。我們只能猜測，兒童與大學生之間若有任何差異，很可能在於年輕的腦袋比成人腦袋更具可塑性。研究人員目前正在尋找具有類似益處的非暴力電玩，但是尚未找著。

上網會減低同理心嗎？

對於那些在排隊結帳時，還大剌剌戴著耳機對著店員說話的人，有誰不會覺得討厭呢？自從2000年以來，同理心在美國突然大幅滑落，導致一大堆類似上述店員的遭遇。有一項後設分析發現，今日的大學生贊同「批評他人之前，我會先設身處地為對方著想」這類的修養，較二、三十年前的大學生，降低了40%。在另一項調查裡，許多美國公民都回答說，感覺現在的人不像十年前那般和善與體貼。

這類變化是最近幾年才確立的，原因還不明，但是電子媒體的興起，確實被列為頭號嫌疑犯。這段期間最顯著的環境變遷在於：時下的大學生是在電子通訊與電玩的陪伴下長大的。傳簡訊已經取代了講電話，許多青少年甚至在轉個頭、就可以面對面交談的情況下，依然選擇傳簡訊給對方。

這些變化可能會在許多方面影響到同理心的發展。像臉書這類線上互動文化，等於是鼓勵大家不要理睬那些被認為「要求太多的人」，此舉有可能讓人對於當面溝通時碰到的問題，容忍度降低。接觸暴力電玩的兒童，可能對其他人的痛苦不夠敏感。或許最重要的是，在線上學習人際互動的兒童，接觸不到許多情感方面的線索，像是面部表情等等，這些線索原本能夠幫助他們體會其他人的感受。

缺乏真實世界的經驗，可能無法正確發展出同理心。因此而付出高昂代價的，則是我們全體人類。

已經在家裡打動作電玩的孩子，相對於不打電玩（或是只打非動作電玩）的孩子，也展現出大學生實驗裡的大部分優勢。從七歲到二十三歲，打電玩的人相對於同年齡不打電玩的人，更擅長把注意力投向線索所在位置（請參見第152頁的圖）。在不一致情況下的干擾箭頭，拖累電玩玩家反應的比例，要大過拖累非電玩玩家的反應，暗示了電玩玩家注意的是較廣的視野。此外，打電玩的人也比較擅長在充滿干擾物件的背景中，偵測出目標，對於快速處理一連串視覺輸入，以及同時追蹤多個目標，也很拿手。

由於打電玩的人大部分是男生，這些練習的效果也有可能導致兩性在注意力處理流程上的差異，而這些都是從前不存在的。

孩童的感官經驗有另一項近年才出現的變遷，那就是多重任務的崛起。在美國，現在的孩童經常同時進行多重任務（邊看電視、邊傳簡訊，或是邊聽音樂、邊打電玩），他們每天平均使用電子媒體的時數，高達6.5小時到8.5小時。**我們所有人幾乎都相信，自己有辦法同時處理多件任務。然而，腦袋其實沒有辦法同時處理超過一件事。**多重任務彼此之間的干擾，似乎主要源自前額葉皮質的能力有限，而前額葉皮質又剛好是腦袋執行控制系統的關鍵之一。

腦袋有很多功能都不需要直接用意識去控制，像是走路或開車行經熟悉路段。不過，規劃你的行動就需要注意力了，下一次如果你心不在焉的開車來到某個熟悉地點，但其實原本是要前往另一個地點，你就會注意到這個現象了。

有些人常常宣稱，自己有辦法同時處理很多件需要注意力的任務，但事實上，他們只是在不同的任務之間反覆切換。每一次將注意力從某一項任務轉換到另一項任務，都需要動用到腦袋資源，因為每當你回到某件任務時，腦袋必須去記憶或是重建剛才離開時的進度到哪裡。也因為這樣，在不同任務之間來回切換，耗費的時間，會比依序完成每一件任務所需的全部時間更多。這就是認知心理學家所說的，**轉換成本**會減低個別任務的表現。

如果兩件任務都經過長期的鍛鍊，那麼同時從事這兩件任務的轉換成本，可能會降低；在罕見的案例，甚至可以完全消除。但是無論如何，「同時從事多件需要注意力的任務，效率勝過分開執行各件任務」的情形，不可能出現。

簡單的說，多重任務只是一個迷思。

長期從事多重任務的成本，可能還包括降低各件任務的表現。有一項研究發現，在分心測驗以及任務切換能力的測驗中，經常從事多重任務的大學生，表現較差。平常花很多小時上網的學生，也傾向於花較多時間同時使用多種媒體。高度從事多重任務的人，與較少從事多重任務的人相比，前者的表現受到干擾物件的影響更嚴重，雖說當干擾物件不存在時，這兩組的表現沒有差別。在其他任務，高度從事多重任務的人在「忽略記憶中的不相干項目」以及「在兩套規則間來回切換」方面，碰到的麻煩也比較多。

目前我們還不知道，究竟是天生容易分心的人比較會從事多重任務，或是從事多重任務會增加分心的程度。但不論是哪種情況，如果你家小孩花很多時間從事多重任務，就他們的專注能力而言，恐怕都不是好消息。

就如我們在本書其他章節一再強調的，你家小孩的生活經驗，會以各種方式來影響他們的腦袋。由於電子媒體興起的時間很短，但影響程度卻很強大，科學家正在努力研究它對孩子發育的影響。我們已經知道，與看顧者的一對一交流，能夠對小小孩的腦袋產生強烈影響，任何電子螢幕上的事物都無法取代這種交流。

在兩歲以前，電子娛樂完全沒有益處，而且顯然有害（參見**實用訣竅：小寶寶看教育節目，不會贏在起跑點**）。對於年紀較大的學齡前兒童，教育性電視節目可能有益處，但是某些節目往往反而有害。譬如說，在兩歲半時觀看「愛探險的朵拉」或是「藍色狗狗」的孩子，語言技巧比較優，但是那些觀看「天線寶寶」的孩子，語言技巧卻低於平均水準。對於小學生來說，電子媒體算是利弊參半，它們能改善某些認知能力，但可能會損害其他的認知能力。

全面禁止孩子接觸電子媒體，恐怕既無必要，也不切實際。就算你能成功強制執行，但是讓你家小孩無法接觸同儕間最熱門的話題，會令他們陷入嚴重的社交困境。而且缺乏電腦經驗，恐怕也會成為他們日後在專業上的障礙。

即便如此，你還是可以採取一些策略，來減輕負面衝擊。例如，限制電子媒體使用時間，讓孩子有空從事其他活動，應該會對生長發育有好處。毫無疑問，童年的經驗會影響腦袋發育，因此一定要確保你家小孩能夠取得各種重要的經驗。

孩子需要運動（參見第15章），需要面對面的交流（參見第20章），還需要花時間進行戶外活動（參見第10章）。就這方面來說，你老媽常建議的「到屋外去玩」，不只有常識撐腰，也有現代腦科學研究來背書。蒲公英也需要不時曬曬太陽的。

小寶寶看教育節目，不會贏在起跑點

現在的小孩幾乎都是在兩歲前，就開始看電視了。對於他們的未來而言，這可不是好消息。雖然銷售人員宣稱，像是「小小愛因斯坦」和「我的天才寶貝」這類幼兒智能開發節目，能讓你家小孩贏在起跑點上，但研究人員卻證明，結果剛好相反。

就像我們已經討論過的，感官經驗對於腦袋發育非常重要，尤其是突觸連結的生長與刪減，這種活動在出生頭三年非常活躍。我們可以預期，在這個腦部發育階段，如果睡醒時間有高達三分之一都花在看電視，孩子的腦袋應該會受到影響。問題是，怎麼個影響法？

寶寶的腦袋生來就能最有效率的從社交互動當中學習。譬如說，小寶寶從電視節目學習外語，效果並不理想（參見第6章）。電子保母會減少嬰兒與其他人互動的時間，在很多方面都會損及發育。如果你在看電視，小孩和你在同一個房間，即便你原本無意要寶寶一起看，電視還是會干擾到寶寶的遊戲，也減低了親子之間的親密互動。

許多研究都證明，「嬰兒看電視」和「語言發展不良」有相關性。在美國，七個月到十六個月大的寶寶，在螢幕前待的時間愈長，知道的字彙愈少。泰國兒童滿週歲之前，如果每天待在螢幕前的時間有兩個小時以上，語言遲緩的風險會增加為六倍。即使是讓小嬰兒觀看「芝麻街」，也會和語言遲緩現象有相關性，雖說這個節目對三歲至五歲的小孩，有長期的良性影響。此外，讓寶寶看嬰兒DVD，還會降低他們在三歲時的認知能力。

小寶寶節目中典型的亮麗色彩和快速剪接，也有可能干擾到正常的注意力發展（參見第13章）。暴露在緊扣人心的刺激，例如快節奏的娛樂節目中，有可能使得轉換成自主注意力的過程，變得更加困難。在一項縱貫研究中，三歲前觀看暴力節目的孩童，於五歲至八歲時患有注意力不足過動症的可能性，會增加為兩倍。不難想像，過動症兒童的父母可能會忍不住利用電視來讓過動兒分心，卻反而造成惡性循環（參見第28章）。

目前還沒有可靠的研究能證實，看電視對寶寶有任何益處。法國最近禁止針對嬰兒製作電視節目，但美國不太可能這樣做。所以，只有靠為人父母者來保護寶寶，遠離電視，直到起碼兩歲以後。

05 孩子是獨立的個體

17 性情是成年後的人格基礎

年齡：出生到二十來歲

許多人在肚中寶寶還沒出生前，就開始勤讀父母經——並不是去學習如何包尿片或餵奶，而是想方設法，要讓寶寶更聰明或更好相處。如此千方百計，想和一個素未謀面的人建立良好關係，看起來有點奇怪，或許是因為你的文化認定嬰兒就像一張白紙，不論個人特質如何，未來什麼樣的發展都有可能。你在各種政治光譜裡，都可以看到這樣的事：「自由派父母禁止兒子玩玩具槍，卻驚駭的發現，孩子拿棍子當武器，照樣玩打仗遊戲」，「保守派父母堅信，同性戀兒子可以經由治療，變成異性戀」。

正如我們已經說過的，大部分小孩都能蓬勃生長到某種程度，好比蒲公英一樣，不論在什麼環境下，只要情況「夠好」即可。人格發展也是如此，就像許多其他的腦功能，只要環境「夠好」即可，自然能順利發展。事實上，父母對子女人格的影響是有限的。這其實是好消息（雖說有時看起來不是），因為子女將來在社會上的成就與快樂，不必由你一肩扛起所有責任。

你家小孩的人格，確實有一部分會受到環境影響，但千萬記住，環境影響不完全來自你。不要忘記下列事實，或許你就比較容易理解了：核心家庭是人類歷史中，非常晚近的發明。在人類演化過程中，孩子是由整個社群帶大的，由成年人與較年長的孩子一起帶大。有許多文化直到現在還是如此。不論你住在何處，你家小孩可能都會花許多時間，和其他人生活在一起：去上學、玩遊戲，和兄弟姊妹、朋友、老師、以及其他人相處。這些因素加總起來，通常就足以導致一個不錯的結果。（如果環境不夠好，會造成什麼影響，請參見第30章。）

新手父母有時候，還會保有「嬰兒像白紙」的幻想，但是任何人在生了第二胎之後，都會擁有足夠的線索，讓他們知道這個想法是錯的。事實上，即使剛出生，每個寶寶就已經展現出許多重大差異了。**性情**在心理學上稱為氣質，可描述嬰兒的個性差異，性情也是成年後的人格基礎。性情的特性，包括活動力、注意力，以及孩子有多容易感覺害怕、生氣、挫折或快樂。和大部分其他的天生差異一樣，孩子的性情並不會完全決定最後的結果，但是卻會影響到成年後具備某種人格特質的可能性。或許對父母來說，更重要的是，孩子的性情還會影響到他對於不同管教方式的反應，以及面對不同成長問題的承受力。

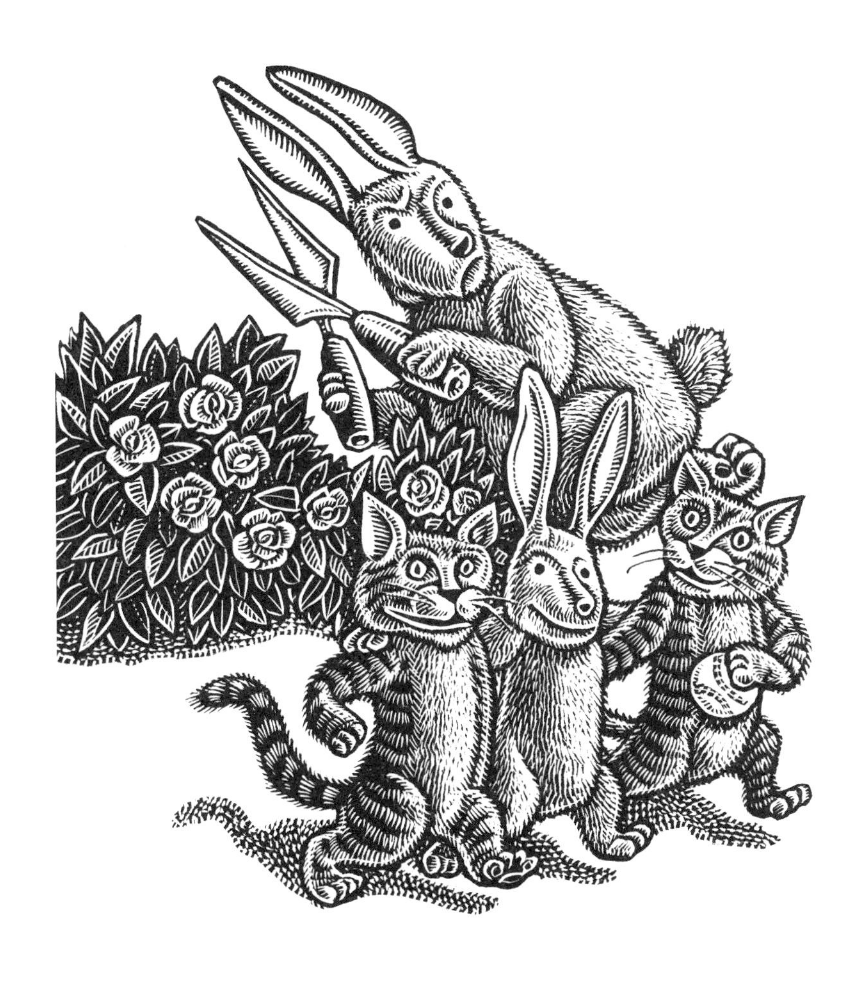

關於性情，研究得最棒的其中一項是：嬰兒對於意外事件的反應，是否足夠冷靜或是惶惶不安。差不多有20%的嬰兒屬於**高反應寶寶**，他們一接觸新事物或陌生的東西（但並不可怕，例如掛在搖籃邊的一輛小玩具車），就會又踢又叫。等他們長成幼兒，通常會傾向於成為科學文獻所稱的**行為抑制**，也就是一般人說的害羞或保守。高反應寶寶長大成人後，比較可能變得內向，而且和小時候冷靜的寶寶相比，他們日後更有機會變成多愁善感的成年人，即使沒有被診斷為焦慮症。

事實上，不同的經驗有可能將高反應寶寶的發育軌跡，輕輕推往比較不焦慮的方向。譬如說，在出生十五天時、老是焦躁易怒的嬰兒，長到一歲時通常會非常缺乏安全感，緊緊黏著媽媽（參見第20章），但是如果媽媽很善於安撫煩躁的寶寶，一歲時出現上述結果的可能性便會降低。在美國，一般說來，所有高反應寶寶當中，大約有50%會在七歲前的某個階段，變成很容易驚恐的孩子。好消息是，這類小孩只有三分之一會成為焦慮的成年人，其他三分之一則成為注重細節、準備周全的人，因此往往事業有成。除了別的職業外，他們也會是很好的科學家（珊卓以前就是高反應寶寶），雖說他們成年後，很少會成為聚會中的靈魂人物，也很少會選擇從政或是擔任推銷員。

那些不具焦慮症的成年人當中，原本是高反應寶寶的人，比起原本性情平和的嬰兒，更容易成為警戒心較重的人。在一項實驗室測驗中，警戒心重的成年人，發現自己很難不去注意電腦螢幕上具有威脅性的臉孔。大部分成年人在看到螢幕呈現藍色、並顯示說「接下來，他們可能被一道令人不悅的噴氣襲擊」時，都會顯得緊張；但只有原本是高反應寶寶的成人，即使在螢幕呈現綠色、並顯示「一切安全，無任何突發事故」之後，依然緊張。這些實驗室反應，對日常生活並沒什麼要緊，但是其中有一項頗有意義的觀點：高反應的性情背後，具有真正的生物學差異（演化遺傳差異），而且這些差異會持續到成年。

不論是兒童還是成人，你的個性並不需要你在所有時刻，都固定表現出某種行為。相反的，它只是設定了門檻，讓你在某種情況下，比一般人更容易或是不容易做出某種行為。譬如說，大部分害羞的人，在家人面前並不會羞怯，反觀即使是個性外向的人，在數千人面前演講，可能也會害羞。

個性確實會對生活產生重大影響。事實上，用人格特質來預測各種人生事件（例如離婚或職業成就）的可能性方面，它的預測準確度，不輸給智商（參見第22章）或是社經地位（參見第30章）。

目前最廣為接受的人格特質模型，包括五大因素：**經驗開放性**、**嚴謹性**、**外向性**、**友善性**、以及**神經質**。對於不同文化背景的個人，從馬來西亞到愛沙尼亞，這五大因素的比重會有很大的變化。人格特徵的穩定度會隨年齡增加，在三十歲過後相對穩定，尤其是到了五十歲至七十歲時。所有五大因素都顯現出強烈的遺傳性，也就是說，血緣愈近的人，愈有可能擁有相同的人格特質。也因為這樣，你比較可能和親生父母具有相同的人格特質，即使你讓人領養，從未見過親生父母。

但在另一方面，即便是同卵雙胞胎，還是會有顯著的個性差異，所以想當然耳，生活經驗必定有助於決定人格如何成熟。不過，科學家想藉由實驗來判斷，有哪些經驗面向，能影響孩童的性情發展為成人的人格，卻遇到困難。行為遺傳學研究不斷發現，同一個家庭成長的孩子，共通的環境對於他們成年後的人格，影響效果極少、甚至完全沒有。的確，有些研究發現：一起成長的同卵雙胞胎的個性相似度，並不會高於被分開撫養的同卵雙胞胎。不過，你或許還記得我們在第4章說過，這些研究往往都把基因與環境的互動，歸入「遺傳的比重」，使得環境的影響顯得不如實際那般重要。事實上，基因與環境的互動對於人格的發展與定型，有很重要的效果。

雖然父母不願意承認，但是同一家庭裡的每個孩子的教養方式，其實各不相同，這通常與孩子的性情有關（參見次頁的**你知道嗎：為何你年紀愈大，會變得更像你爸媽**）。除此之外，同樣的環境對於帶有不同基因的小孩，產生的效果也不相同。當研究人員開始尋找「基因環境互動能影響人格發展」的案例時，他們發現了各式各樣的效果：父母溫和的教養方式，會讓性情焦慮的孩子發展出更大的同理心（相較於大膽的孩子，參見第20章）。孩子如果帶有某種特定基因，使得他們很容易過動和衝動（包括注意力不足過動症；參見第28章），他們對於父母的教育方式，會比其他小孩更為敏感。

為何你年紀愈大，會變得更像你爸媽

平均而言，說到個性，孩子都會比較像親生父母。其中一個原因在於，你的基因會影響你的生活經驗。

寶寶的性情會影響其他人對待他們的方式，而且影響很大。人們常常喜歡把生長在同一個家庭裡的小孩，說成擁有共通的環境，但這裡頭其實有許多差異，包括每個小孩與父母、與手足、與同儕之間，關係都不會完全一樣。

從小寶寶出生那一刻開始，做父母的就會針對他的個性做出反應。對於固執任性的小娃兒，父母幾乎不可能用對待友善的小娃兒般的方式來說話。同樣的，喜歡與人交際的小孩，比起寧願自個兒待在房間玩小車的孩子，一定會得到更多與他人說話及傾聽的機會。

這就是為什麼我們說，把遺傳和環境當成各自獨立的影響因素，完全沒有道理。

隨著孩子長大，他們天生的性情差異、以及因此造成的經驗差異，往往會彼此強化。年紀較大的孩子比起年幼的孩子，可以控制的環境範圍也會變大，譬如說，他們可以選擇空閒時去運動，不去看書。

而我們常見到，人的年紀大了之後，人格特質好像愈來愈像父親或母親。或許可以這樣解釋：隨著年齡增長，你愈來愈有能力去選擇可發揮個人本質的環境。

將來，父母很可能可以根據某個孩子的性格，量身打造互動模式，以製造出想要的結果。但是在美夢成真之前，科學家還有得忙。

反社會行為的發展，是另一個研究得比較多的回饋圈案例——從孩子的性情開始，然後影響到父母的行為，然後又更進一步影響孩子的行為。焦躁易怒或是動不動就攻擊人的孩子，撫養起來非常辛苦。不論親生父母或養父母，碰到孩子的惡質行為，通常都會用更嚴厲的管束與處罰來回應。本身個性就好鬥的父母，最有可能養育出同類型的孩子，而且管教風格通常也更為嚴厲。此外，因其他問題而受挫的父母，例如婚姻亮紅燈或是工作沒保障，也比較可能嚴厲管教孩子。這些粗魯的教養方式，反而會增加孩子的攻擊性，直到終於失控。這時如果有外力介入，軟化父母的管教態度，通常也能降低孩子未來出現攻擊行為的風險。

影響孩子發展的環境事件，不只限於家庭。所有孩童都擁有家庭以外的生活，他們與外界的互動，也會留下永遠的痕跡。他們花許多時間和老師、朋友相處，參與體育活動或其他社交活動。孩子從同儕那兒學會很多東西。譬如，移民家庭的小孩，通常說話的口音和朋友一樣，不會和父母一樣，而且會把朋友的語言說得很流利，即使父母完全不懂那種語言。孩子的態度與行為通常會愈來愈像他們的同儕團體，而這項影響也可能是很正面的。譬如，低成就兒童如果落到一群高成就朋友之中，很可能改善學業成績。當然，孩子自己會選擇朋友，而不是被隨機分派給某些同儕團體（雖說研究人員可能希望這樣做），所以孩子與朋友之間的相似度，是因不是果，他們在態度和興趣上早已經具有共通點了。（**別再說，你家小孩會變壞，是因為交到壞朋友！**）根據長期追蹤研究，兒童與朋友的相似度，還會超過他們剛開始做朋友時。

對於「從性情發展為人格」，文化也有強烈的影響。這是又一個「腦袋發育如何讓兒童的行為配合環境」的好例子。行為抑制對於中國的媽咪來說，是可以接受的，她們認為這種行為反映的是克己與成熟。相反的，加拿大媽咪會非常努力誘勸行為抑制的孩子開口暢談，在她們的文化裡，行為抑制反映的是害怕與缺乏社交技巧。於是，中國的高反應兒童和西方世界的高反應兒童相比，前者更可能長成保守的個性，而這項特徵能幫助孩子將來在社會上擁有更高的成就（如果是在中國社會）。一般說來，父母對孩子的性情的反應，如果與他們的背景文化信念一致，影響力會更大。

或許人類個性的發展太過複雜，難以精確研究，因為連科學家都無法控制（或說估計、或甚至連辨識都很難）在人類漫長童年期當中，可能很重要的影響因素。事實上，關於父母養育方式能影響個性發展的最佳明證，來自動物實驗。經常舔舐鼠寶寶、幫牠們理毛的鼠媽媽，會養育出一窩比較不膽怯、比較願意向外探索的小老鼠。即便這窩小鼠是由低度理毛媽媽所生，但由高度理毛媽媽所養，結果仍然一樣。類似的研究也證明，高反應猴子比起低反應猴子，更容易受到母親照顧品質差異的影響。有些證據顯示，同樣的情況也會出現在人類兒童身上。（這方面的研究細節，可參見第26章。）

排行順序影響個性

老大比較能自食其力、比較傳統、也比較有成就，老么則是比較隨和、有創意、而且很叛逆。真的是這樣嗎？即使有無數文章支持這個想法，事實上，才沒這回事。兄弟姊姊之間，並沒有顯露出以排行為依據的個性差異。

雖然有好幾千篇心理學論文在討論這個主題，但大部分都有瑕疵。其中最大的瑕疵是人口統計上的。

事實上，不論小家庭或大家庭，都有頭生子女，但是排行第二、第三、第四、第五的孩子，就只有大家庭才有。許多研究計畫都沒能注意到小家庭與大家庭的社經地位差異；一般說來，小家庭通常較富裕、長輩大多受過高等教育，大家庭通常較貧窮、長輩教育水準較低。因此，這些研究計畫指出，平均而言，頭生子女比排行後面的子女，更有成就；其實，只是因為很大比例的頭生子女來自小家庭。這些有瑕疵的研究，都犯了這個疏失。

第二個瑕疵，來自研究計畫中，往往要求父母去評估子女的個性。一般說來，這些評估都與外人的評估不相符。如果是由家人來評估，手足排行對個性的影響確實會被感受到，但是在外界的評估中，卻幾乎不存在。問題出在：父母幾乎都會拿年長的孩子與年幼的孩子做比較，而年紀本來就是個性是否成熟的預測因子（年紀愈大，個性通常愈成熟）。由父母親來評估的研究，比起其他方式的評估，都更容易做出「排行老大的子女比較成熟」的結論。這種做法還有另一項問題是，孩子在家裡和在外面，往往表現出不一樣的行為。就像所有成年人假期返鄉度假時，往往會發覺自己好像又倒退回十二歲般。

有一項後設分析，只納入那些「有控制家庭大小與社經地位的研究」，結果呈現出：排行具有的效益非常之小，也不一致。其中，超過半數以上的研究，發現排行對個性沒有任何影響。另外那些顯示出某種影響模式的研究，通常很小型，只有很少數的研究對象，因此碰運氣的成分更大。

小型研究的成果，比較有可能是碰巧，但大型研究在統計學上更有說服力，因此也更可靠。關於這個議題的最大型研究（超過七千名研究對象）發現，在擁有兩名子女的家庭中，排行老大與排行老二的孩子，並沒有個性上的差異。

排行老大的讀者們，抱歉啦，其實根本沒有多少可靠證據顯示排行能影響個性。

即使父母無法完全塑造子女長大後的人格特質和成就，但教養方式還是很重要。首先，也是最重要的一點，你與子女的關係本身就是一種報償。你們能否好好相處（包括在他們的成長過程與長大成人之後），要看你對他們有多關愛。第二，你的孩子在家庭中的行為，很大部分要看你的家規和你如何執行家規而定（參見第29章）。這些可能強烈影響他們（以及你）的家庭生活樂趣。第三，你其實可以教導孩子更多在成年後會很實用的觀念和技藝，從廚藝、到理財知識，甚至是修理汽車。你也可以給他們機會發覺自己的熱情。第四，你能幫助孩子學習「如何設法依照他自己的性情來過活」，讓日子過得自在又豐富，尤其是性情與你相仿的子女。

不要把教養子女，想成是培養你想要的人才，而是把它想成協助子女的過程，協助他們發覺「如何善用自己的獨特能力與偏好，去適應外界」。

18 情緒掌控人生方向盤

年齡：出生到二十歲出頭

我們所有人都經歷過情緒激昂失控。想像一下時時刻刻的感覺都像那樣，你就可以勾勒出你家小小孩的日常經驗了。幼兒為何這麼難帶，其中一個原因就在於：製造原始情緒的神經系統，比起負責詮釋與管理情緒的腦部區域，較早成熟。還好，你家小孩多半不會記得這段歲月。唉！若是做父母的碰到情緒惡劣的日子，也可以享受這份健忘就好了。

情緒會組織我們的心智。情緒是基本的生存信號，從一出生就有了，但會隨著孩子的成長而日趨複雜。就最基礎的層次，情緒是針對環境做出的反應，以便幫助你快速辨識外界的利益或威脅。情緒也會迫使你注意很明顯的事件，界定你的價值觀，讓你的身體預備做出反應，讓你的內在與其他人溝通。

有些情緒是放諸四海皆準的，無論身處在哪一種文化。同樣的，傳達所謂基本情緒（恐懼、厭惡、驚訝、悲傷、喜悅）的臉部表情，也是內建在人類的生物本能當中，因此當某人很高興看到你，或是對你很生氣，你都看得出來，就算你們沒有共通的經歷、共通的語言或文化傳承。

新生兒會笑，但是他們並不會用笑容來回應外界的事件，直到出生三週到八週為止。等到三個月大的時候，他們會主動對熟悉的臉龐微笑，也會展現出有興趣或驚訝的樣子。等到四個月大，小寶寶就已經很會笑了，而且他們對於視覺遊戲的喜愛，會持續增加到滿週歲，例如躲貓貓或是觀看滑稽的臉。

負面情緒也會在人生很早期的時候出現。在出生頭兩、三個月，最早出現的驚嚇、厭惡、苦惱，可能就像微笑般，與外界事件無關。到了三個月大時，臉上展現的生氣或悲傷表情，就與外界有關了，通常是由痛苦或挫折挑起的。所有這些情緒的表情，都有助於激發父母或其他成年人的關懷。

你可能還記得，你家小孩第一次懂得用微笑來回應你的時刻。像這種辨識他人面部情緒的能力，發展的時間之早，幾乎和他能夠展現臉部表情同時。嬰兒長到兩、三個月大，專司臉部表情辨識的枕葉和顳葉皮質區，就已經很容易針對周遭臉孔的表情起反應了。長到七個月大，嬰兒瞪視恐懼臉孔的時間，比瞪視快樂臉孔或是中性表情臉孔的時間，來得更長，而且他們的額葉皮質已經能顯現與強烈刺激相關的電反應。

杏仁體坐落在處理情緒的腦部網路正中央（參見次頁的圖）。它能接收非常多個腦部區域的輸出訊息，包括來自所有感官的資訊。此外，杏仁體的輸出訊息也會前往許多腦部區域，其中包括兩大系統。第一個系統，透過下視丘與腦幹來作用，能活化自主神經系統，改變心跳速率、血壓、呼吸，讓身體準備好去戰鬥或是逃跑（參見第26章）。另一個系統，透過各個皮質區來控制情緒的認知，包括詮釋、調節、意識知覺、以及對記憶和想像的反應。上述這些連結都是相互的，所以兩個系統都能回頭去影響杏仁體。

由於這些連結分布得如此之廣，情緒幾乎能影響腦部每一個系統。實驗室研究證明，情緒訊號可以改進視覺感知，而且行跡遍布所有的決策流程。即便連選擇要穿藍色或綠色襯衫這般簡單小事，對於皮質情緒區域受損的病患，都會變成一件不可能的任務。

杏仁體會給予速度優先權，勝過正確度，因此它會送出許多假警報。譬如說，你如果在樹林裡漫步，突然看到地上有一節彎彎的棍子，你可能會馬上跳開，害怕遇到蛇，之後才明白自己弄錯了。像這樣的反應，是由人類演化史遺留下來的專用線路所製造的。常常被認為等同於「恐懼」的杏仁體，其實還具有更龐雜的任務：評估各種刺激，讓你的腦袋準備好「根據先前遭逢該情況或人事物的經驗」，做出適當的反應。這些評價可以是正面的，也可以是負面的，但都不會是非常深思熟慮的。如果你的視覺系統不能確定，某個黑點到底是蜘蛛還是汙跡，杏仁體就會先假設它是一隻蜘蛛，直到皮質區域糾正這項錯誤為止。

即使是嬰兒或小孩，表現正面情緒或負面情緒的傾向，都顯示出包羅萬象的個體差異，而這也是構成性情的成分之一（參見第17章）。這類差異有些來自遺傳，例如：同卵雙胞胎在社交能力、行為抑制力、對疼痛的苦惱反應，以及害羞程度上，相似度超過異卵雙胞胎。

負面情緒的遺傳性尤其高，這可能是因為杏仁體異常活躍。結果，你會發現有些孩子，要他們學習如何控制自己的情緒，比其他小孩困難得多。換句話說，負面情緒是「本性難移」的，教養方式對這類小孩所能造成的影響，有可能過於誇大了（參見第26章）。

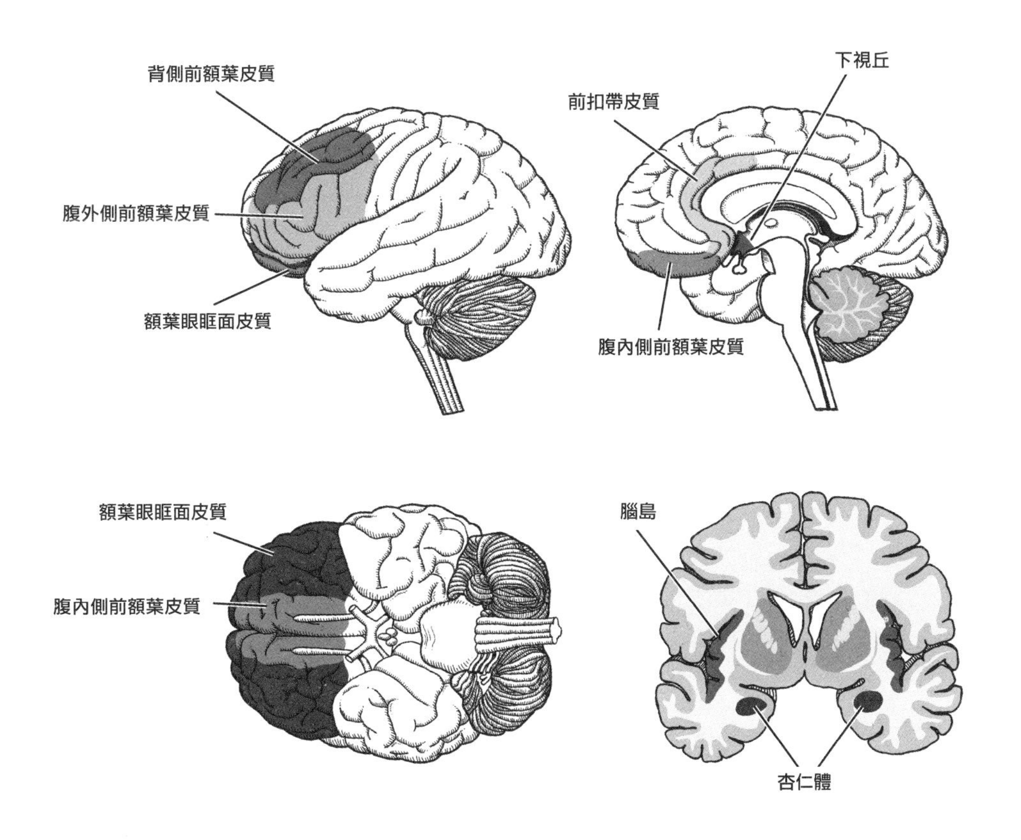

右腦是情緒腦

你大概早就聽過，有人說自己是左腦派，意思是重邏輯，而他們口中的右腦派，則是只重情緒。這個假說在幾十年前就形成了，當時還沒有發明功能性腦部造影技術。

就語言的情緒內容（音調或是韻律）而言，這種說法是正確的，因為它們是由右腦的語言區來處理的。但是，一般的情緒在活化左腦和右腦時，效率其實一樣高。而且這兩個半腦相互連結得如此緊密，宣稱某個半腦完全不具有某項功能，太不合理了。

基本原理並不在於左腦是理性、右腦是感性，而在於特定功能是區域性的。演化選擇讓腦部利用最少的軸突連線，因此相關功能往往坐落在腦部相近的區域。在許多案例中，某個功能的不同要項，會聚集在某個特定腦部區域，而這個區域有可能位在左腦，也有可能位在右腦。這種模式在腦容量大的靈長類，例如我們，特別顯著。

就情緒而言，右腦與左腦的前額葉皮質倒是可能有一項很有趣的功能區隔。許多左腦這個部分受損的病人，都會變得憂鬱，但是右腦這個部位受損的病人，卻可能變得過分開心或狂躁（雖說這項發現在不同的研究中，還不夠一致）。這些結果暗示了，左側前額葉皮質可能專司正面情緒，而右側前額葉皮質則專司負面情緒。另有一個相關版本的研究，也支持這種講法，說左側的前額葉皮質會攜帶「接近」（趨近當時情境）的信號，右側的前額葉皮質則攜帶「避開」（遠離當時情境）的信號。如果把這兩種版本整合起來敍述，就是：生氣的負面情緒（由右側前額葉皮質專司），會讓你想「避開」引發此一情緒的人。但是在現實生活裡，生氣不是會讓你更想「接近」惹你生氣的人，好痛扁對方一頓嗎？這是兩種版本之間，有矛盾的地方。

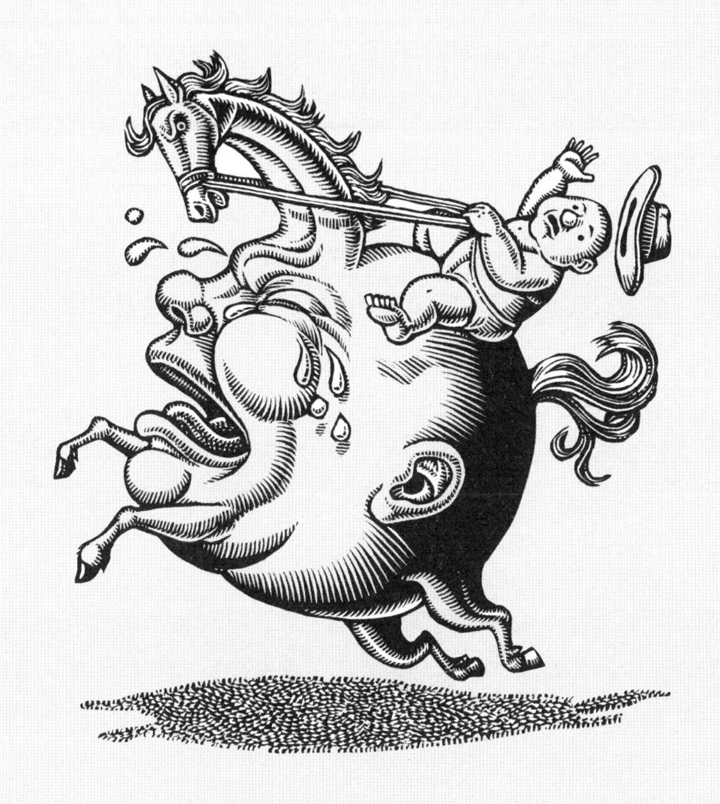

透過頭皮電訊號來記錄的腦部活動，也支持「左腦和右腦的前額葉皮質有功能區隔」的假說。兩個半腦之間的差異，在剛開始發育的時期就顯現了。有些研究人員提出，右側與左側前額葉皮質之間如何平衡，可能是情緒反應出現差異的主要來源，它會決定某個小孩是否具有「用接觸（或退縮）來回應外界」的強烈傾向。

隨著皮質的發展，差不多在出生一歲半，孩子會開始表現出**次級情緒**（這是對更基本的情緒，例如喜、怒、哀、樂，有了思索而進一步展現的情緒），包括驕傲、羞愧、罪惡感、嫉妒、困窘等等。這些社交性質的情緒，會隨著孩童理解「是不是自己的行為，造成了特定的結果」，而進行修正，孩子逐漸會明白「往後只有在符合特定情境時，才有必要表現出該情緒」。譬如說，六歲的小孩一遇到不好的事，就會覺得有罪惡感，會內疚；但是到了九歲，他們開始明白，只有當自己的行為造成不良後果時，才需要內疚。

隨著與情緒有關的皮質區日漸成熟，兒腦也會愈來愈有能力去塑造「如何經歷情緒」。與情緒有關的皮質區，包括：前扣帶皮質可能與尋求理解或控制情緒有關；額葉眼眶面皮質對於評估你所選擇的社會情境，非常重要；前腦島會表現你的內在，接收非常多個腦部區域發出的訊息，從口渴、到想抽菸、想談戀愛都有。

對某種情緒的有意識知覺，會受到諸多因素的影響，包括記憶、對因果關係的推論、如何應對當時的情況、以及社交情境等等。小孩子的意識知覺沒這麼複雜，所以小孩子所經歷的情緒狀態，大概也不會像皮質已成熟的成人那般豐富。

到了八個月至十個月大，小寶寶剛開始主導自己的注意力時，他們會利用**分心**來管理情緒，例如當某件玩具被人拿走，他們會轉向其他活動。事實上，在嬰兒期如果就能夠將注意力指向某件事物，持續一段長時間，等他們長到幼兒期，就會顯現出比較正面的情緒，成年之後也會展現出更佳的自制能力。當孩子的腦袋整體發展出更佳的自制力時，他們調整情緒的能力也隨之增強，因為所有形式的自制都牽涉到同樣的腦部迴路（參見第13章）。

在「嘗試壓抑某項進行中的行為」方面，兒腦顯然必須比成年人的腦袋更賣力才行。年長的兒童會漸漸學會更多老練的手法，包括重新詮釋某件事的意義，以控制自己的情緒反應。例如，他在心裡安慰自己：「那位老師並不是討厭我；她只是心情不好，因為小丁整天都在跟她頂嘴。」隨著孩子愈來愈會控制情緒，孩子隱藏情緒的能力也跟著提升，於是當阿嬤送他們一件毛線衣時，他們都會微笑以對，不論那件毛衣有多難看。

自制力能促進同理心

小寶寶聽到其他寶寶在哭，通常會受到感染，跟著哭（參見第19章）。真正的同理心，也就是體會他人感受的能力，要到五歲才會發展出來。兒童到了這段時期的自制力，會展現出很大的進步。自制力比較強的兒童，不但更具有同理心，是非善惡觀念的發展也更好。

研究發現，孩子「壓抑某項自動的行為反應」（譬如，看到月亮圖片時，必須說「白天」，不能說「夜晚」）的能力愈強，愈是具備更複雜的能力，去想像其他人如何思考和感覺。即使將年齡、智力與工作記憶的差別都納入考量，研究結果還是如此。

自制力和同理心兩者的連結是什麼？要發展同理心，孩子需要具備相當程度的能力，去想像不同的情境與可能性。這種能力正是自制力的一部分。前額葉皮質與前扣帶皮質，都涉及同理心與自制力，因此皮質的發育或許也會限制到孩子「理解他人感受的能力」以及「控制自己的能力」。

前扣帶皮質是腦袋注意力調節系統的一部分，當孩子專注於自己的行為或是他人的感受時，前扣帶皮質區就變得很活躍。像這樣的專注，或許是發展自制力與同理心的第一步。前額葉皮質對於行為抑制很重要，它在進行心智推論作業（參見第19章）的時候，非常活躍，因為這種測驗需要受測者專心推論其他人可能知道什麼。

在自我調控能力發育完全之前，你家小孩都需要你來幫助他們節制情緒，你可以用安撫或是讓他們分心的方法，來協助他們學習怎樣應對。做父母的如果對嬰兒的需求愈是敏感，對情緒線索的反應愈快，愈可能教養出比較擅長調整自我情緒的兒童。母愛的溫暖、以及母親與子女之間的親密關係（參見第20章），都與孩子的自制能力有關。換句話說，與母親的良好關係，可能是意志力的源頭。

最後，父母親要是能明確指導子女的情緒經驗，並提出建設性的方式來處理這些情緒，比較有可能教養出擅長調整自我情緒的孩子。自制力不佳的孩子比較容易做出攻擊行為，而且發展出**品行疾患**與注意力不足過動症（參見第28章）的風險也較高；父母盡力協助這種孩子自我調節，將會對他們大有好處。

就演化來說，前額葉皮質是我們腦中最新的部分，它成熟得最慢（新皮質是由後腦勺端，往額頭端逐漸發育成熟的，參見第9章），但是前額葉皮質的能力值得花時間期待。在出生頭兩年，前額葉皮質的神經元複雜度會大增，而且會增加許多突觸；之後，前額葉皮質會進入由經驗決定的突觸消減過程（參見第5章）。然而，行經白質的長程連結，甚至發展得更慢（參見第9章）。前額葉皮質的連結，必須等到青春期末期，才能像成人一樣完整，

所以，你家小孩「調整自己的情緒，辨識並適當回應他人情緒」的能力，在童年期間肯定是會持續改進的。對父母來說，這應該是值得期待的好事，尤其是在帶小孩帶得快要累癱了的時候。

19 同理心，涉及心智推論能力

年齡：一歲到五歲

當你家小孩第一次想要欺騙你的時候，不妨先好好欣賞一下他的成就吧。雖然我們希望小孩誠實，但是有能力撒個好謊，卻是心智發展的一大躍進呢。就算只是企圖這麼做，都代表孩子認為他有辦法操縱某個成年人的見識。另一方面，此舉也意味著孩子曉得，其他人的某些想法與現實不符。了解其他人可能擁有假的信念，是心智正常發展的一部分，而且顯然是人類獨有的能力。

人類是高度社會化的動物。我們會結黨結派、鑽營牟利、彼此安慰、耍花招。當我們沒在做這些事情時，就大聊八卦，猜測他人的動機。所有這些活動都需要具備思考他人心理狀態的能力。現在我們要描述一下，在這些情況下，腦袋如何連線，順便告訴你一些竅門：如何觀察你家兒女在這方面的發展。

這種思考他人心理狀態的能力，稱為**心智推論**，涉及好幾種成分，這些成分會出現在不同的階段。早在三個月大，嬰兒就能把將世界區分成物體與施為者（參見第1章，施為者能執行有目的與目標的行為）。嬰兒辨識施為者的能力，提供了理解他人心理的基礎。

心智推論可以分成兩大類，分別倚賴不同、但是重疊的腦部系統。在出生頭兩年，孩子會開始對他人的感覺和欲望產生反應。至於第二階段，也是持續大約兩年，孩子會漸漸發展出一套體系，能清楚思考他人的信念，以及說出他人的信念。等到大約四歲，孩子就會擁有完善的心智推論能力了。

對感受的了解，可以出現在不同的層面。腦袋有一套可以快速處理情緒刺激的系統，它能對其他人的感受產生感染性的反應。這樣的流程，牽涉到負責感官的新皮質、視丘和杏仁體。如果時間足夠，這個流程還會以同理心的認知方式，把顳葉與額葉皮質都納入。

與一般常識心理學的某些想法相反，許多動物也具有這種感染性的同理心。例如恆河猴，就能做到忍耐不去拉一個環，因為每拉一次，就會有另一隻恆河猴受到一次電擊，雖說拉環的猴子本身可以得到一份美食獎賞。大鼠也一樣，會彼此幫助。當牠們遇到一隻被吊掛在半空中、不斷扭動、慘叫的大鼠，牠們會不斷的去壓一根槓桿，好讓那隻大鼠降到地面來，而且牠們還會一直守候在附近。所以就像達爾文最先提出的，最基本形式的同理心（想要幫忙另一隻同類動物的願望），普遍存在於哺乳動物界。

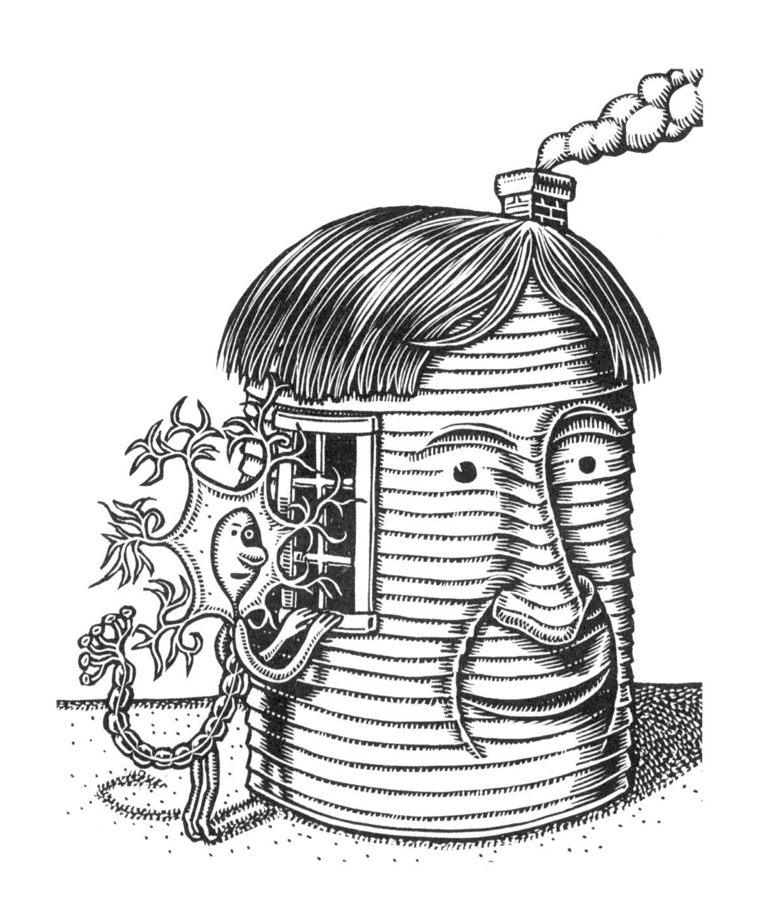

猿類具有的新皮質，比大鼠、猴子來得大，因此擁有更多的同理心認知行為。譬如說，黑猩猩就會安慰生病和受傷的小鳥，溫柔的拉直牠們的翅膀，以便協助牠們飛翔。（但是很缺乏遠見的牠們，有時候會把小鳥從高處扔下。）根據報告，牠們還會協助痛苦的陌生人類。

隨著新皮質的發育，兒童會從大鼠與猴子般的同理心，進展到猿猴般的同理心。正如許多父母與照顧孩子的人都知道，育嬰室裡只要有一個寶寶在哭，通常就會惹得一群寶寶跟著哭。隨著孩子年齡愈來愈大，同理心反應也變得更加複雜。小孩會模仿其他小孩的痛苦舉止，好像想要了解對方的感受。他們很快就會從感覺個人的痛苦，轉移到開始展現協助的行為。出生第二年，小寶寶就會去安慰啼哭的弟妹，或輕拍，或擁抱，或是親吻他們。同樣的，他們也可能會為痛苦的成年人，送上一條專門給寶寶捏握的安全毯。

寶寶的腦袋怎麼會產生這些感染性的同理心呢？科學家相信，想辨識其他人的情緒，必須親身經歷過那種情緒。事實上，針對成人進行的腦部活動掃瞄顯示，當他們經歷到厭惡的感覺、以及當他們看到某張露出厭惡感覺的臉孔，**腦島**就會活躍起來（參見次頁的 **你知道嗎：腦袋裡的模仿線路**）。同樣的，當我們看到恐懼的面孔、以及當我們自己感到恐懼時，杏仁體就會活躍起來。

孩子藉由內化他人的情緒，發展出對他人欲求的感覺。這份體認在十二個月大的寶寶身上，就已經很明顯了。小寶寶如果看到某人帶著正面的情緒看著某樣物體，她就會期待這人去拿它；如果這人沒去拿，她凝視的時間會更長。（像這種對期望落空的估算，也就是當某事出乎意料時，凝視得比較久，是測量嬰兒能力的方法之一。這方面更詳細的資料，可參閱第1章。）

在十四個月到十八個月之間，寶寶會開始有能力了解，當某個成人顯示偏愛某種食物時，寶寶就應該給他那種食物，即使寶寶自己並不喜歡那種食物。當你家小娃兒遞給你一根蘆筍時，你就可以看出來，他已經擁有這種能力啦（因為你在他面前表現過你喜歡蘆筍）。

兒童也會開始察覺其他人對他們的感覺。在出生第二年的時候，這一點會表現在次級情緒上，像是覺得困窘（參見第18章）。

腦袋裡的模仿線路

聲宏有一次對他的小女娃兒扮鬼臉，吐出舌頭，而且還把舌頭兩邊捲起來，誰知她第一次嘗試，就能完全模仿他的動作。這真是令人意外。

像這樣複雜的模仿行為意味的是，聲宏的女兒有辦法根據看到的一個動作，就做出一個奇怪的面部新表情；也就是將視覺刺激的位置，安置在一套很協調的舌頭對映肌肉運動上。當然你可能不像聲宏這麼愛追究原因，而只是單純享受你家寶寶吐舌頭的模樣。

這樣的模仿是怎麼發生的呢？當一隻猴子做出某個特定動作時，像是抓起一小塊食物放進口中，腦電波紀錄顯示，位於前腦區域的**前運動皮質**裡的某些神經元會活化。研究人員發現，那些特定的神經元（稱為**鏡像神經元**）在該動物「執行這個舉動」與「看到其他動物執行這個舉動」時，都會觸發。此外，醫生在接受鑽孔神經外科手術的病人腦中，也曾發現過這種會針對特定動作起反應的鏡像神經元。

鏡像神經元曾被流行媒體大肆報導，說它是許多能力的神祕原因，例如同理心。雖然那些報導太過誇大，但其中還是有一件值得關注的事：他人的情緒與行為，如何在我的許多腦部區域裡呈現？

我們已經知道，和情緒相關的腦部區域，會顯示鏡子般的特質。例如，「強烈的負面情緒」與「看到一張具有強烈負面情緒的臉孔」，都能引發腦島的活動。腦島專門與其他情緒處理區域對話，例如杏仁體。腦島也會接收來自前運動皮質的資訊，這暗示鏡像神經元有辦法傳達肢體語言的情緒內容。在這些腦部區域之間，資訊是雙向互通的，因此它們甚至可以互相教導情緒、以及情緒的生理表現。

鏡像神經元只是一個例子，讓我們知道，單一神經元也能夠掌握抽象概念。這非常令人驚訝。**下顳葉皮質**含有能進行選擇性觸發反應的神經元，對象可以是臉孔、身體部位、其他物體，甚至是某個特定人士的身分。研究人員還曾記錄到一個神經元，專門對女星荷莉貝瑞的影像與她的名字HALLEBERRY產生反應。認出一位名流，可能不像學習對他人產生同理心那般重要，但是神經元具有這樣的能力，還是令人嘖嘖稱奇。

寶寶在十三個月到二十五個月大期間，除了能表現次級情緒之外，也開始發展出「理解他人感知和欲望」的架構。在一項研究中，二十五個月大的寶寶看到：一隻由人裝扮的布偶熊，把某個玩具收納到兩個箱子中的一個，讓一名旁觀者來找。接著，布偶熊趁旁觀者轉開頭的時候，把玩具掉包到另個箱子。等到旁觀者轉回頭來，寶寶會凝視原本的箱子，彷彿期待旁觀者會在錯誤的地點找尋玩具。在其他的測驗中，當人們表現出他們知道某件他們不該知道的事情時，例如可口的餅乾早已被祕密移開，年幼的寶寶也會凝視得比較久。像這樣做出假裝的場面，對你和你家小孩可能都很有趣，而且對你也很具啟示性。

這種層次的假裝，是人類獨有的，但是黑猩猩的能耐也很接近了。牠們知道其他人的目標與意圖，譬如說，去拿其他黑猩猩無法看到的食物，而不是去拿大家都可以看見的食物。但是研究人員尚未找出一個方法，讓黑猩猩按照其他黑猩猩或人的錯誤信念來行動。

學齡前兒童在發展心智推論時，還有另一項障礙：他們必須學會將他們體認到的其他人的錯誤信念，用口語說出來。這項能力在孩子開始說話後，會大為進步。有一項經典的心智推論測驗，是對小孩講一個故事，故事主角是兩名女孩，名叫莎莉與安妮。莎莉有一個帶有蓋子的籃子，安妮則有一個盒子。當兩人在一起時，莎莉將一粒彈珠放進籃子。接著，莎莉離開現場，安妮趁她不在時，把彈珠移到她自己的盒子裡。當莎莉回來之後，她會到哪裡去找彈珠？兩、三歲的幼兒都會指著安妮的盒子，因為彈珠確實就在那裡。只有大約四歲的孩子會指著籃子，因為這孩子認為：莎莉很可能以為，她的彈珠還在原處。

像這樣「去思考其他人的想法與信念」的能力，可能源自早期較基本的其他能力。測量成人腦袋的活動，提供了一個指標，顯示那些早期的基本能力可能位於何處。當受測的成人偵測到一名施為者時，靠近他後**顳上溝**的新皮質會很活躍；當社會性的知識產生時，新皮質的顳葉端則會活化。下頂葉則會被視覺運動或是他人的凝視給活化，這凝視所傳達的是那人的意圖。

內側前額葉皮質是腦袋裡，另一個與心智推論能力有關的關鍵區域。當人們被要求去區分某人的心理狀態與現實世界狀態時，這個部位就會很活躍。此外，處在幽默、或窘困、或是其他道德情緒當中，內側前額葉皮質也會活化。這個部位，就像額葉與顳葉之間的長程連結一樣，發育得較晚，或許這也解釋了，為什麼心智推論能力必須到四歲左右才開始具備。

大約兩歲時，兒童會開始玩簡單的假裝遊戲。一年後，他們會表現出更細膩的理解，做出一些像是大晴天穿上雨衣雨鞋，假裝踩到水窪的動作。這項發展，心理學家高普尼克（Alison Gopnik）稱之為「裝傻的心理狀態」，是有別於「了解現實世界」與「完全無知」之外的第三種心理狀態。裝傻是一種故意的假裝，只是為了好玩。當你家小孩在觀看布偶戲時，大叫提醒主角要小心，或是當你假裝不知道某件事時，你的孩子都會體驗到這種感覺。達到這種狀態的能力（或許還包括觀看玩伴這樣做），可能都是一個墊腳石，讓人得以發展出完善的心智推論能力。

兩歲大的小孩，可以記得他們先前假裝什麼，以及他們在和自己進行的對話。但奇怪的是，他們卻無法記得自己先前的心理狀態。譬如說，你如果給一名肚子很餓的小孩吃午餐，等他吃完後，他卻無法記住自己在用餐前感覺很餓。同樣的，你如果和小孩玩遊戲，打開鉛筆盒，裡面出現一隻蠟筆，讓小孩大吃一驚，但是他一旦看到蠟筆之後，就無法記得先前他以為筆盒裡面放的是鉛筆。成年人也會出現不記得先前心理狀態的情況，像是不記得自己坐在雲霄飛車上時，究竟喜不喜歡那種感覺。或許你也認得一些像這樣的人。

你知道嗎：

哥哥姊姊能加速弟弟妹妹的心智推論發展

去推論其他人的信念，有賴大腦的成熟度，但是這種推論能力也會受到經驗的影響。父母要是愈常告訴孩子有關動機與心理狀態的常識，孩子就會愈早展現「以他人想法的角度來説話」的能力。

和哥哥姊姊一起成長，影響效果甚至更大。擁有一名年紀較大的手足，將能加快開啟三歲至五歲兒童的心智推論能力。研究發現，每一名兄姊大約可將弟弟或妹妹的心智推論能力，推進四個月到六個月，最多可推進十二個月到十八個月（這是擁有三名兄姊的情況，兄姊若是更多，推進效果也不會再增加）。

等到六歲時，差不多所有兒童都具有同等層次的心智推論能力，但是較早發展出這種能力，還是會具有持久的社會優勢（參見第20章）。所以就學齡前兒童來説，與哥哥姊姊住在一起，將有助於讓他們的心智更快成熟。

「思考自己的過去或未來」與「思考他人」是密切相關的。這兩種能力都涉及**自我投射**，也就是「去思考不屬於自己當下的心理狀態，並轉移觀點」的能力。這些能力需要動用最前方的大腦額葉，而該部位的發育最慢。

大腦前額葉發育完善之後，還具有其他的深遠影響。譬如，孩子會開始從多重觀點來看一件事。此外，我們也學會藉由觀察他人與他人對我們的反應，來了解我們自己。最後，「將感覺與注意力投注在他人身上」的能力，是宗教信仰不可或缺的成分之一，因為信仰需要對看不見的目標懷有信心。

雖然扯小謊在家庭生活裡與社會上，都是不受歡迎的舉動，不過它是一個窗口，能呈現出你家小孩在心智上的新景象。

20 與他人和睦相處

年齡：出生到二十歲出頭

當你和你家小寶寶玩得很開心、很有默契，不管是躲貓貓、扮鬼臉、或是你來我往的鬥鬥嘴，這些時刻對於早期腦部發展，可是非常關鍵的。對你家小寶寶來說，這不但是發展自制力的教育，也是生平頭一遭的人際關係。

敏銳的成年人可以調控小寶寶的激動程度，因為小嬰兒自己辦不到。父母只需要細心觀察各種線索，即時做出反應即可，例如觀察到寶寶想要更多互動的線索（轉向玩伴）、互動強度剛剛好的線索（對你微笑），或是對寶寶來說太過刺激了（看別的地方）。但是再敏銳的父母，也經常會弄錯寶寶的線索，讓寶寶感受到有時同步、有時失去連結的混合經驗。不過，這種經驗對於兒腦的發展似乎最為理想。

寶寶每天可以進行好幾千次這種類型的互動。如果玩伴暫時沒有反應，僵在那兒，年幼的小寶寶會很不高興。碰到這種情形，寶寶的心跳和壓力荷爾蒙都會升高。「他人缺乏反應」對嬰兒來說，難受程度超過與母親的身體暫停接觸，或是母親轉頭與他人說話。即使玩伴後來有回應了，寶寶還是會鬧脾氣，有一陣子不愛搭理。六個月大之後，寶寶會漸漸變得比較能應付玩伴不太可靠的回應，也比較能夠調整自己的激動情緒。

父母親有心理疾病、或是寶寶早產，都可能干擾到**同步行為**（同步互動）的發展。例如，和一般母親比起來，憂鬱症母親對寶寶反應得比較慢，對寶寶給予的線索較不敏感，也較少給予關愛。她們的寶寶對臉孔和聲音往往缺少反應，而且當玩伴停止回應時，寶寶也比較沒那麼難過。早產兒由於腦部不夠成熟，沒法進行正常的同步互動，所以他們較容易煩躁，發出的信號也比較不清楚，對於配合不良的互動也較不能容忍。這些缺陷可能影響深遠，因為具備較佳同步行為的嬰兒期，可以用來預測寶寶長到一歲時，會有更好的**安全依戀**，二歲到六歲時會擁有更好的自制力，以及十三歲時更具有同理心。

依戀，正如它字面的意思，是一份強烈且持續的欲望，想要親密接觸某個熟悉的看顧者，尤其是在孩子感到痛苦或不安時。嬰兒在大約六個月大之前，是不會依戀父母的。在這個年齡之前，額葉皮質還沒有成熟到可讓寶寶形成依戀之情。這樣的延遲，看起來很奇怪，因為父母對嬰兒形成依戀的時間，比這個時間點早得多，差不在嬰兒出生幾週之內，就顯露了。但是從演化觀點，這其實很合理：很小的嬰兒差不多只能任人處置，所以一開始最重要的是誘發看顧者對他們的依戀，因為小寶寶待在願意保護他的成人身邊，比較安全。寶寶唯有在自己可以移動身體時，才需要發展出對看顧者的依戀。

大部分寶寶會對超過一個以上的人，形成依戀，而最強烈的依戀，通常還是對母親。同步互動有助於依戀的形成。所有寶寶只要腦袋正常，擁有穩定的看顧者，都會形成依戀，但是他們的依戀性質可能有很大的差異。

安全依戀型的寶寶（超過50%的人口）會把母親當成探索的基礎，在他們玩耍時，定期與她接觸，在她離開時，痛苦程度中等，等她回來時，會覺得安慰。**矛盾型不安全依戀**的寶寶（小於人口的25%），當媽媽在身邊時，會緊黏著她，當她離開時，則極度痛苦，在她回來後，則會表現出一會兒黏人、一會兒又生氣的態度。**迴避型不安全依戀**的寶寶（大約占人口的20%），在媽媽離開時，並不會表露出明顯的痛苦，等媽媽回來後，也不肯和她接近。最後還有一種比較罕見的類型，**無組織型依戀**的寶寶，特質是行為不一致，主要發生在受虐兒或是被忽視的寶寶身上。

寶寶有可能針對不同的看顧者，展現出不同類型的依戀，但是等他們長到五歲大，孩子通常會採用一種主要的依戀方式，而且此後整個童年期會大致穩定下來。

寶寶九個月大時，發展出控制注意力方向的能力，這時他們就很擅長引發同步互動了，而且他們也開始經歷到**陌生人焦慮**，與不熟悉的人相處會覺得不自在。同時，寶寶也開始用好幾種方式，要玩伴去注意某些物體：他們會對著該物體微笑，然後對著玩伴微笑，或是指著該物體，或是輪流凝視該物體與玩伴。這些行為較常出現在「當母親停止互動時，會用微笑或其他嘗試，來與母親互動」的孩子身上。對某件物體的**共享注意力**是社交技巧最早期的指標之一，寶寶如果在九個月或十個月大時，經常這樣做，等他們長到三十個月大的時候，社交能力就會明顯強過同齡的小孩。

這些早期的社交互動，沒有辦法單獨歸因於天生傾向或是父母教養方式。因為社交互動是互相的，你的寶寶影響你的行為的程度，就像你影響寶寶的程度一樣，使得研究人員很難釐清特定互動模式的原因。比起不快樂或是難安撫的小孩，對照顧有正向反應的小寶寶，比較可能接收到更多注意力，或許是因為他們的父母發現，照顧快樂的寶寶比較有回報。基於這個原因，許多父母與

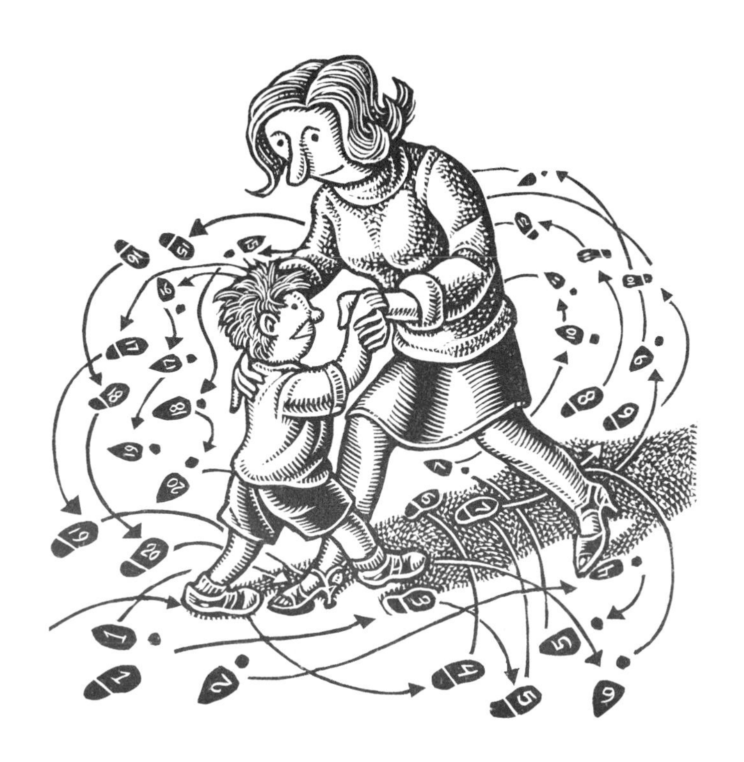

嬰兒間的互動，都具有自我強化的作用，不論是正向強化或是負向強化。譬如說，在六個月大經常啼哭的小孩，到了十二個月大時，母親對他們的反應會比較冷淡，但是嬰兒在六個月大時，母親如果反應比較多，他們在十二個月大時會較少啼哭。

我們都知道，同步互動對於依戀的形成非常重要，如果有外力插手改善母親對孩子的敏銳度，便能增加安全依戀型的機率。還有好些因素，也對依戀的形成有重要貢獻，包括身體接觸、社經地位（參見第30章）、以及天生性情。譬如說，有一項研究關於經濟弱勢的母親，如果小寶寶被母親用帶子綁在自己身上，而不是放置在車子的娃娃座椅上，由於身體接觸得更頻繁而密切了，孩子將來更有可能變成安全依戀型。

另一方面，對大部分小孩來說，日間托兒並不會影響到安全依戀。瑞典有一項縱貫研究發現，日間托兒只會有正向的影響。不過，在美國進行的一項類似研究卻發現，如果母親不敏銳，而且寶寶早在一歲前就被送去日間托兒，小寶寶很可能會形成不安全依戀。

許多長期研究發現，童年早期的安全依戀，可以預測童年後期具有較強的社交能力與社交成果，尤其是那些害羞或行為抑制的孩子。譬如說，利用依戀的安全度來預測自制力，對於具有短版5-HTT血清張力素接受器的孩子（參見第26章），預測效果較強，勝過具有長版5-HTT血清張力素接受器的孩子。

就社交能力的發展而言，安全依戀性的影響力，從微小到中等不一。另有其他三種因素，對社交能力更有重大影響力。這三種因素是自制力（參見第13章）、情緒成熟度（參見第18章）與心智推論能力（參見第19章）。同一個寶寶身上的這四種能力，都會沿著類似的時間流程，傾向於具有相同的發展軌跡，雖說還是有些許差異。這份相似性，可能是因為這些能力都受限於某些相同腦部區域的發育成熟度，尤其是前扣帶皮質與前額葉皮質，後者是頭腦裡最晚發展的部分。此外，社會認知能力也和許多其他的皮質區域有關，包括後顳上溝、**顳頂接合區**（顳葉與頂葉交會處）、前腦島、以及杏仁體。

隨著孩子逐漸長大，他們與家人以外的社交活動也會愈來愈多。所有年齡的孩子，都最有可能選擇與自己個性相似的朋友。幼兒最初的同儕關係，特色是一對一互動，他們會輪流說話，一起模仿，是早期的合作形式，而且經常衝突，多半是為了玩具。團體互動在這個年歲還沒有發展好。

年紀較大的學齡前兒童，會開始參與想像遊戲和有規則的遊戲，兩者都需要前額葉皮質。在學齡前兒童，互助與分享會變得愈來愈常見，而攻擊性會在三歲後減輕。到了這個年齡，衝突比較是因為想法與意見不同，而不是為了爭奪某件物品。另外，語言對社交關係也變得愈來愈重要。在這個年齡，社交能力強，已經和社交成功有關聯了，或許是透過回饋圈——愈會交際的孩子，朋友愈多，而朋友愈多，又讓他們更有機會改進社交技巧。

成功的社會化，涉及「形成友誼」和「被同儕團體接納」。友誼是情感的主要來源，團體互動則是權力與地位的主要來源。這兩種形式的社會化，在各個文化中，都與良好的心理健康有關聯，雖說不同的社會可能強調其中一項勝過另一項。

孩子一旦入學，同儕互動就變得愈來愈頻繁，同時也愈來愈不受成年人的監控。在這段年齡，言語攻擊（威脅、八卦、辱罵）會大大的取代身體攻擊，正向的互動也會增加。敵意開始以「持續性厭惡某特定人物」的方式表現出來，而不再視情況而定。鬥毆的頻率在小學頭幾年會達到尖峰。競爭性互動會透過正式或非正式遊戲，變得愈來愈常見。孩子對友誼的感受，也愈來愈成熟，從幼稚園的分享遊戲活動，進步到分享價值觀、自我揭露、以及青春期初期的忠誠度。

男生與女生之間的社交互動，在大約七歲時會突然陡降（參見第8章），然後在青春期初期恢復邦交。在這個年齡範圍內的孩子，幾乎都會隸屬於某個人數從三到九不等的小團體，自己玩在一起，鮮少和外人一起玩。

當孩子快要進入青春期時，小團體成員通常變得更具流動性，因為他們會在不同的情境下，和許多其他人來往。這個年紀的人，想弄清楚別人怎麼想和感覺，所需要的前額葉皮質活動量，超過成年人執行同樣任務的活動量。（相關的皮質區域還在發展之中，得持續到青春期末，請參見第9章。）

團體成員感，不能無限上綱

腦袋在製造團體成員感時，有它黑暗的一面。

社交團體不只是由內部成員來界定的，也會由團體外的人來界定。尤其在團體與團體間激烈競爭的情況下，你的腦袋很輕易就把負面標籤貼到對手身上。就像杜克大學籃球隊的球迷，敵意不只是針對死對頭——北卡大學籃球隊，或是北卡大學籃球隊員，甚至會不斷抹黑整所北卡大學。

就像我們在第1章討論的，你家小孩的腦袋，天生就傾向於把人事物分門別類。由於這個原因，年輕小孩對外表的差異，像是膚色差異、種族差異，特別敏感，不論他們有沒有明講出來。這種敏感始於學齡前，當小孩剛開始參與團體的社交活動時。即便是「讓小孩穿上不同顏色的襯衫」這麼無意義的差別，都可以營造出團體成員感，讓他們喜歡同組的小孩勝過其他組的小孩。

除非做父母的，積極教導小孩不要用種族特性來區分他人，否則孩子通常都會優先與同種族的小孩玩在一起。這種模式會持續到整個小學期間，即使他們進入的是多種族學校。

浪漫關係開始出現，大約是在十二歲的時候，而且在整個青少年時期，浪漫關係的持續期與頻率都會逐漸增加。早期的浪漫友情，尤其是那些出現負面互動關係的，可以適度的預測長大成人後，戀愛關係的品質。

社交能力的兩個主要成分，**社交性**與**行為適當性**，都會受到孩子生長的文化脈絡強烈影響。在同一種文化中，有些孩子會比其他孩子害羞，這可能是遺傳差異所致；但是同卵雙胞胎在不同文化中被撫養長大，行為卻不相同，這顯示了文化薰陶的力量。

鼓勵社交互動的社會（像是美國與義大利），比起重視端莊與謹慎的社會（像是中國與印度的農村），前者教養出來的孩子比較不害羞或不壓抑。在美國與義大利，羞怯（尤其是男孩）會招來父母的不悅、甚至是處罰，而且也會被同儕排擠。但是在中國與印度社會裡，父母與同儕對於害羞的反應，卻是接受與贊同。這項差別意味著，個性外向在某些社會讓人具備優勢，但在其他社會就未必了。譬如在美國，害羞所預測的未來是，教育程度及專業成就都比較低，但是在瑞典，害羞並沒有這種不利的影響。

對於行為適當性的評價，也會因文化不同而有差異。依照傳統，農業社會是由大家庭組成的，群體和諧非常重要，孩童多半會很順從。這種社會裡的母親，花很多時間與年幼的孩子進行身體接觸，而且她們也期望並接受孩子的高度服從。年紀較大的兒童，差不多早在五歲時，就接受分派，做一些家事了，責任會隨著年齡而加重，在十歲到十二歲，每天工作時間可能就已高達六至七小時了。

工業社會或大城市裡，個人成就與競爭力比較受到重視，孩子也比較大膽或是具攻擊性。一般說來，孩子若會對其他人表現怒氣，較常見於「父母會以哄勸方式讓他們感覺舒服些」的社會，較不常見於「父母對於這類行為表示不贊同」的社會。此外，兒童對同儕做出攻擊性的反應，在個人主義文化中，能提升小孩的地位，但是在重視群體的文化中，卻會降低他們的地位。

當然，並非所有同儕關係都是正向的。差不多有三分之一的小學生，會訴說他們有互相生厭的人際關係，這種負面關係可能會對兒童的心靈發展，造成重大影響。具有這類負面關係的孩子，比較可能產生問題，從憂鬱和退縮，到具有攻擊性。而且他們在學校比較不可能有好表現，也較可能經歷各種與同儕相處的困難，包括遭到霸凌、不受歡迎、以及很難交到朋友。女生具有負面人際關係的可能性，和男生一樣高；而且這些負面關係發生在異性間的可能性，也跟同性間一樣大。

童年期的社交退縮，也可能造成麻煩。和行為正常的兒童相比，行為抑制的兒童平均說來，右側的前額葉皮質較為活躍，這個腦部區域和導致退縮的情緒有關（參見第196頁的**沒這回事：右腦是情緒腦**）。不願意與其他兒童互動的孩子，會損失許多練習社交技巧的機會，情況通常會惡性循環下去。在美國，七歲時的社交退縮，是十四歲時出現憂鬱症、寂寞與負面自我意象的一個危險因子。

害羞在男生群和女生群中一樣普遍，但是害羞的男生比起害羞的女生，付出的代價更高，他們會經歷到更多壓力，承受更多的同儕排擠，這可能是因為社會上對男性與女性的期望不同所致。差不多有25%的社交退縮小孩，會成為霸凌的對象。（以下這個數據可做為對照：攻擊性強的小孩，差不多超過50%會成為霸凌目標。）

你要怎樣做，才能幫助行為抑制的孩子避開這類問題呢？就像我們先前說過的，**溫暖與機敏的父母養育方式，加上大量的身體接觸，能促進安全依戀**。而安全依戀可以預測：行為抑制的孩子肯定會改善社交能力。對你家小孩的行為，什麼事都要管，並沒有幫助；那樣做只會干擾社交技巧的發展。但是，溫和的鼓勵孩子參與其他孩子的團體，卻通常很有用。鮮少向其他小孩表達悲傷和焦慮的孩子，通常比較會被同儕接受，也較少會成為霸凌的對象，所以改善情緒控制是一條有用的途徑。情緒管控不良，可以預測未來一生的社交調適都不良。鼓勵孩子參與有組織的運動或是課外活動，很可能會有幫助，因為你的孩子若擁有其他孩子看重的才華，同儕的接納度也會提高。

父母如果發現子女有社交退縮的問題，愈早鼓勵子女參與其他孩子的團體愈好，因為這時他們的社交技巧往往還沒有落後同年齡孩子太多，比較有機會趕上。

無論如何，一邊與你家小孩建立親密的連結，同時也尊重他們獨特的性情，將能提供扎實的基礎，供他們學習社會化和許多其他的事務。某些先天或後天的因素，對你家小孩社會化的影響力，超過你能控制，但是有些地方你還是幫得上忙。總之，與你家小孩建立起良好的關係，本身應該就值得一試。

正向互動的教養方式，提升道德良心

孩子心中最早萌芽的道德行為，來自腦袋的情緒系統。與情緒有關的腦區，對我們成年後的道德感，依然是重要的貢獻者。道德感的某些**先質**可能是內建在腦袋裡的，因為即使是小寶寶，都會比較喜歡樂於助人的施為者，勝過阻礙他人的施為者（參見第1章）。不過，父母的教育方式對道德感的發展，也具有明顯的影響力。

良心的先質，就存在於你家小孩的「渴望討好你」。不管在什麼情境下，孩子的這種討好父母的渴望，都不太會改變，不論你是在教他數數目，或是要求他不要在牆壁塗鴉。孩子做錯事時產生罪惡感的可能性，會在兩歲之前開始出現個體差異，這與他們「在無人看管的情況下，能否遵守規矩」的能力有關。此外，接受父母教導的能力，也可以用來預測孩子年紀增長之後，在良心方面的個體差異，包括預測較大的孩子思考道德處境的能力。

你可能認為，孩子比較會順從嚴厲的父母。其實嚴厲的管教比較可能製造出性格叛逆的孩子。一再伸張威權的父母，會干擾到孩子的罪惡感與日後良心的發展，製造出推諉塞責的小孩，長大後習於把自身錯誤統統推給外界因素。

事實上，充滿溫情的父母，比較可能教養出乖巧而有責任感的子女。這些子女因為希望讓父母快樂，會心甘情願的順從他們的期望（參見第29章）。父母與孩子的正向互動，能夠很準確的預測子女日後的道德行為；特別是對於安全依戀型的孩子，預測的準確度更高。

另一方面，你家小孩的個性，同樣會影響他日後的道德良心發展。擁有很強的自制力的孩子，比同年齡的衝動小孩，會展現出更為成熟的道德判斷力。

容易害怕、害羞的小孩，則很容易產生罪惡感，結果會導致聽話、順從的行為。因此對他們來說，溫暖又機敏的教養方式是提升良心的最有效途徑。父母要盡力避免讓這種孩子產生過多的罪惡感——過多的罪惡感，很可能在日後造成孩子罹患焦慮症。

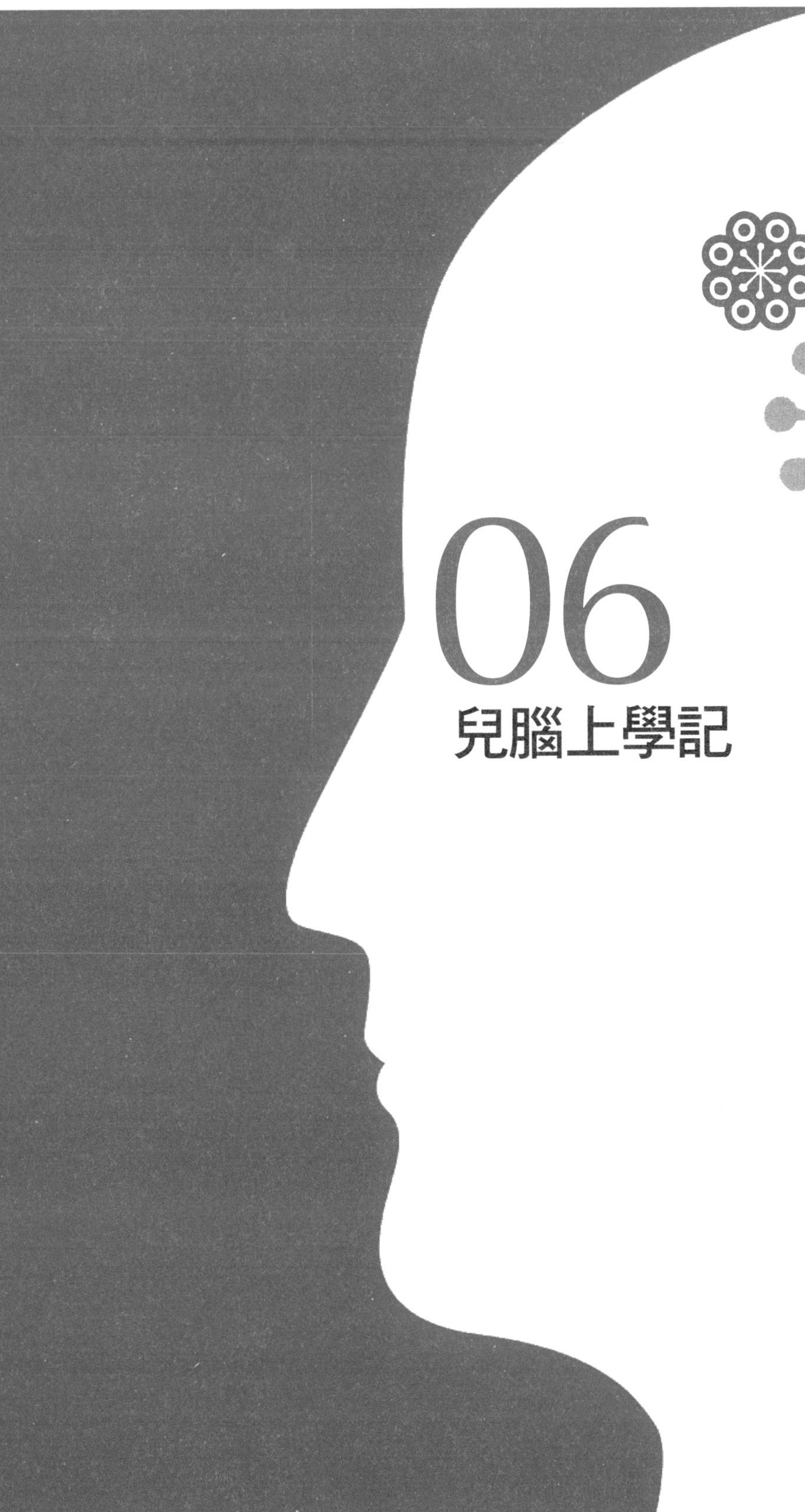

06 兒腦上學記

21 記憶和學習：寫自己的生命故事

年齡：兩歲到十八歲

考量年輕的腦袋這麼會學習，再看看小孩子竟然記不得出生頭兩、三年的事，豈不怪哉？你還記得和巧克力布丁相關的難忘插曲，也還記得你小時候的那些漂亮衣服，反觀你那兩歲的小孩兒，他卻什麼都不記得，好像小孩都不長記性似的。這是怎麼回事？

腦袋有很多不同形式的學習，但只有一種學習，專門用來記憶我們意識中想得起來的事實與事件。早年的經驗對於腦功能，在很多方面都能產生強烈的影響，本書頭幾章已經討論過了。相對來說，腦袋對於事件的記憶就發展得比較遲了，所以生命的故事必須等到三歲或四歲，才會開始產生可靠的紀錄。

所有形式的學習，都是由「改變神經元的連結」的細胞機制驅動的。就日常生活經驗，孩子與成人經歷的腦細胞變化大致相同，只是它們在孩子腦袋裡的功用卻不太一樣。這些學習機制的特性或許能解釋，為何我們從來不會忘了怎樣騎單車，以及為何在研習一段時間後，小憩片刻，反而有助於學習。

不同的記憶，需要不同的腦部區域。在成年人，記憶類型主要分為兩種：**陳述型記憶和非陳述型記憶**。陳述型記憶是針對過去某件事實或插曲的記憶。形成陳述型記憶，需要海馬，它是位於腦部顳葉區域的角狀結構，左右腦各有一個，也是空間導航不可或缺的部位。另一個對陳述型記憶至為關鍵的區域是新皮質，尤其是內側顳葉皮質。陳述型記憶在整個童年期都會持續改進。

對於寶寶兩歲前、需要靠海馬才會有的記憶，其實我們也有機會來個驚鴻一瞥。譬如說，你家學齡前的兒童，忽然講出「他在還不會說話之前發生的某件事」。但即便如此，想要探測嬰兒的記憶，還是很困難，因為嬰兒還不能流暢使用語言，沒有辦法說明太多。基於這個原因，你若是測量孩子的陳述型記憶能力，而不是測量孩子的非語言記憶（屬於非陳述型記憶）能力，通常會低估六歲以下兒童的記憶力。

要檢測這段期間的記憶力，有一個比較理想的方法，就是觀察孩子的自發行動（參見第1章），或是給小孩一項不需要說話的任務。譬如在實驗室裡，十八個月到二十四個月大的孩子，靠著形狀明顯的物體當地標，來提醒方向，小孩子可以學會認路。日常生活裡，當你改換新路線送小孩去托兒所時，他們有可能會抱怨。這些行為都證實，小孩子記得那些地點的位置。

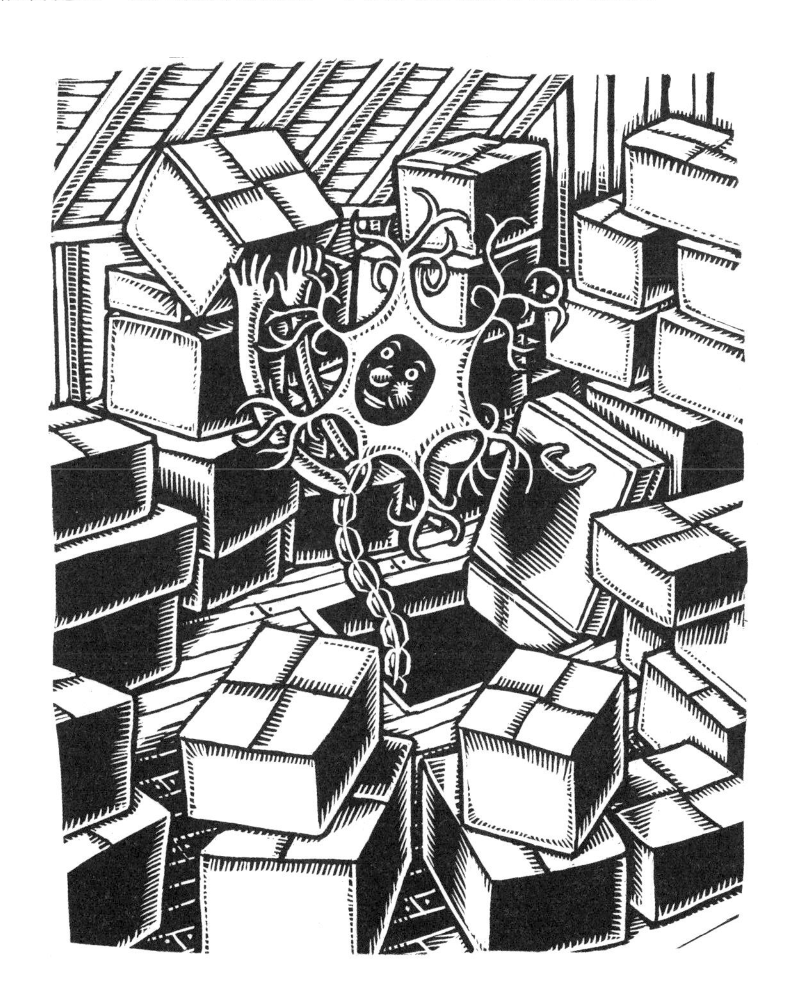

另一大類的記憶為非陳述型記憶，包括範圍很廣的非語言記憶，像是學來的聯想、技能、以及習慣。**聯想**是很容易在嬰兒身上研究的一種非陳述型記憶。聯想，是什麼呢？譬如，一看到媽媽穿上外衣，就預測她要出門了。聯想的學習在孩子很小的時候就出現了，雖說嬰兒遺忘聯想的速度相對來說也很快（參見第224頁的**你知道嗎：有辦法讓寶寶的記性更持久**）。聯想的學習，也可以帶有情緒反應而涉及杏仁體，或是因為其他形式的感官學習，而涉及小腦。

另一種非陳述型記憶是**程序性學習**，可讓人學習到技能與習慣，例如綁鞋帶。孩子滿一歲生日後不久，就能按照順序，執行一些步驟，像是把一顆小球放進金屬罐裡，蓋上蓋子，然後搖罐子，就可以聽到咚咚響聲。像這樣的程序性學習，需要紋狀體，它是基底核裡的一個結構，是運動的調節區域。程序性學習學到的技巧，比起需要海馬的陳述型記憶，會學得更加扎實。這也是為什麼，你從來不會忘了如何騎單車。

要學新東西，嬰兒必須先習慣舊東西。就像我們在第1章討論過的，嬰兒很擅長偵測周遭環境的新資訊。這種能力不可缺少的基礎是：必須能辨識出哪些物品是已經見過的。小於一歲的嬰兒，對於布幔揭開所露出的新物體，都會津津有味的凝視。上述動作重複幾次之後，他們會漸漸失去興致，這個過程稱為**習慣化**。但是，過了幾分鐘後，寶寶就會從習慣化當中復原，再次津津有味的凝視。不過，如果你又重新開始，嬰兒習慣化的時間將不會再像第一次習慣化那麼久；最後，嬰兒終於完全不再理會這個物體了。

習慣化幾乎存在所有動物身上，包括海蛞蝓、果蠅，甚至是單細胞生物。習慣化並不需要腦部發生長期變化，而是需要短期的改變，像是細胞內化學信號的堆積或是耗盡，進而禁止神經元觸發或是防止突觸終端釋放神經傳遞物質。

類似的化學信號，也同樣會被新經驗給引發。這些信號能引起神經元及突觸的結構與組成（它們正是學習過程的具體細節）發生長期變化。大部分這類變化都不太可能包括「新神經元的產生」。腦袋含有的神經元，幾乎全部都在出生後不久便登場了（參見第2章）。在那之後，能產生新神經元的部位，只有嗅球、部分海馬與某一小部分的新皮質。此外，由於神經元在出生頭幾年，便已形成大部分軸突與樹突，神經元能形成新突觸的地點也有限。

基於這些約束，對於年紀較大的兒童與成人來說，學習的主要位置，發生在既有的神經元與它們之間的突觸內。已經存在的突觸有可能變得更強或是更弱，要看神經傳遞物質接受器是增加還是減少了，或是要看**突觸前神經元**（位於突觸之前的神經元）觸發時，神經傳遞物質釋出到連結上的數量是變大、還是變小了。在回應外部事件或內部處理流程時，腦袋裡的資訊會沿著「一群以特定模式依序觸發的神經元」的觸發路徑來流動。

可以讓個別突觸變得愈來愈強的流程，稱為**長期增益**，它需要特定模式的神經元觸發，也需要像是多巴胺、乙醯膽鹼、以及其他長程神經傳遞物質。當這些條件都吻合時，一群會依序觸發的神經元，就能引發「可強化所有這些神經元之間的連結」的生化流程。就像我們在第5章提到的，一起出現電脈衝觸發的神經元，會連結在一起。

但是突觸的減弱，對學習來說同等重要。經過所謂**長期抑制**的流程，突觸的強度會減弱。這個流程發生在「兩個互相連結的神經元各自獨立觸發」時，而它們之所以各自獨立觸發，是因為**突觸後神經元**（位於突觸之後的神經元）當時是由其他的神經元來驅動的。套一句用來教導神經科學學生的標語：「不同步，失連結」（out of sync, lose your link.）。

此外，就像我們在第5章和第9章提到的，童年期也是進行突觸削減的時期，在這段期間，許多突觸的消失被視為正常的發育，它們是在精煉你家小孩的腦部迴路。要驅動突觸的削減，不只需要活動，也需要攝取營養分子（對於樹突與軸突的生長和維持來說，不可缺少的蛋白質）。

在大部分腦部區域，神經元都只和附近一小片鄰居形成突觸，而這些連結的增加或削減，能夠建立全新的資訊儲存和傳輸路徑。這個流程在童年期發生的規模非常大，當時製造出來的突觸數目極大，然後才根據經驗來削減（參見第5章與第9章）。此外，神經元也能根據突觸輸入的訊息，改變自己的電反應及化學反應特性。

有辦法讓寶寶的記性更持久

長久以來，**嬰兒失憶**（對於生命頭三年發生的事，幾乎完全沒有記憶）都給解釋為，當時嬰兒在記憶的形成方面，只有最粗糙原始的能力。但是四、五歲的小孩可以記得以前發生的事，表示資訊其實有儲存起來，只是在進入成年的路途中遺失了。其中一個可能是，腦袋沒有能力將記憶轉送到新皮質的長期儲存庫。不過，最近的證據暗示，早期記憶不穩，另有原因。

正如我們在第1章談過的，嬰兒腦中能夠形成聯想，下列現象可以證明：如果把一條繫著手機的帶子綁在他們腳上，他們就能學會踢腿，讓手機跟著晃動。等他們長大到不喜歡這個遊戲，研究人員就得想出更複雜的新遊戲，像是按一根槓桿，讓一輛小火車在軌道上行駛。

然而，聯想的學習在嬰兒期並不能持久。兩個月大的寶寶，記性只能維持一天。到了三個月大，記憶期增長到一週。但是從那之後，記性就愈來愈穩定了，直到十八個月大，小孩已經能記憶簡單的聯想，達三個月。

伴隨著記憶期的增長，寶寶還發展出另一種形式的記憶：能夠記得他們觀察過的複雜動作，稍後加以模仿。六個月大的孩子能夠在一天之後，重新做出同樣的鬼臉或是肢體動作。在十八個月大，他們還能做出更複雜的動作，譬如隔了四週之後，忽然幫玩具熊穿衣。

嬰兒的記憶，可以因為適時的提示物而增強。一名六個月大的寶寶經過一天的訓練後，在迷你小火車測試上的表現，只能持續兩週；但只要加入提示物，就能讓記憶時間增加一倍。如果將四次提示物分散在六個月內進行，還可以讓寶寶記得這個測驗一整年。

即使在最初的聯想已經遺忘之後，提示物還是有效的。隨著記憶淡去，很相似、但略為不同的提示物，仍可以將原始的記憶給扭出來，而這也同樣會發生在成人身上。這些發現，引發了一個有趣的可能性：對於發生在很早期，嬰兒無法記得的事件，適當的提示物將能在許久之後，甚至在成年後，喚起最初的記憶。

你可能知道巴黎在哪裡，但是你不太可能還記得，你是在什麼時候知道這件事的（除非你最近才知道）。相反的，你家小孩可能想得起來，他在哪裡聽到這件事。短期記憶轉換成長期記憶，似乎涉及儲存位置從某個腦部區域轉換到另一個區域。

剛開始儲存一件事實，需要海馬與它附近的腦部結構，也就是新皮質的內側顳葉。海馬會將連結送往新皮質，經過一段時間後，暫存的資料就會經過再處理，置入我們的常識庫。海馬的突觸連結發展得比較晚，或許也是兒童對兩歲以前的陳述型記憶不佳的原因。

至於其他類型的記憶，儲存資料在腦部區域之間的轉移，可能是以類比方式進行的。

突觸的修改，不只發生在我們遇到新資訊時，也發生在稍後記憶被重新整理時。最驚人的事實，或許是：我們的記憶顯然經常被重寫。和電腦裡的記憶不同，生物記憶會被回憶所強化。就好像你每讀一次，書頁上的印刷墨水就會變得更深一些。這個流程稱為**再鞏固**，在這個過程中，穩定的（已經鞏固的）記憶會再次受到強化。變化甚至可以出現在離線時，也就是我們沒有主動思考這些資訊的時刻，例如，記憶在睡夢中也可以受到強化（參見第7章）。

這些發生在突觸與神經元的變化，不只關係到學校課業的學習，也關係到腦部發育期間的所有變化。你家小孩的腦袋，在成熟過程中經歷的改變，遠超過我們所定義的「學習」。社會化、運動技巧的發展、行為與注意力的長期變化，全都有賴「腦袋具有可塑性」這樁事實，因為天生的發育計畫與後天的經驗會攜手合作，共同塑造出你家小孩的腦袋。

三種改善K書效果的學習策略

幾十年來的研究，早已證明有一些技巧，可以快速改進學習效果，但是大部分老師並沒有採納，而做父母的，又很少有人知道這些技巧。幸好這些策略不複雜，你家小孩在家裡可以採用。

學生往往喜歡拖到最後一分鐘，才臨時抱佛腳，不眠不休的苦讀。這種做法完全違反最可靠的學習研究成果：間斷讀書的威力。如果你在兩次學習或複習之間，留一些時間空檔，讓腦袋處理新學到的資訊，腦袋保留各種資訊的時間都會拉長。「兩個讀書時段，中間穿插空檔」與「讀書總時數相同，但中間不休息」相比，前者所學到的資訊，會是後者的兩倍。

間隔訓練對於所有學生都很管用，不論年齡和程度，範圍遍布各種科目與教學方法。基本上，兩個讀書時段的間隔愈長（有些案例甚至長達一年），人們對研讀的內容將會記得愈久。

為什麼這種學習策略更能奏效？可能的原因是，空檔讓新學到的資訊有時間鞏固。腦袋不會只讀寫一次新資訊，它們會在腦袋的回憶中、甚至腦袋離線時（例如睡眠期間）再度強化。陳述型記憶與程序性學習，顯然都會在睡眠期間獲得強化；因此，確定你家小孩休息時間夠長，也是很重要的事。

由於記憶會在回想時，再鞏固一次，所以考試確實能改進學習效果（並且延緩接下來必然發生的遺忘），因為它能強迫學生主動回想課業內容。但是，複選題並不能增進學習效果，簡答題倒是可以。因此，父母可在學校考試前，在家裡用簡答題的方式先考一考孩子，這等於幫他再鞏固課業記憶。父母更應該教導孩子，把自我測試（用簡答方式）當做第二種學習策略。

第三種改進你家小孩學習成效的策略，是混合學習。連續看十個類似題目的孩子，比起連續看十個不同類型題目的孩子，前者學習效果遜色很多。這種混合學習策略也可以擴展到跨領域的學習，包括學習運動技巧、藝術史、數學或任何其他主題。

此外，改變讀書時段的時間與地點，也符合混合學習策略的要旨。或許是因為學習過程與周遭情境有關，孩子在多重情境下學習，能讓腦袋與學習的內容結合得更深。

剛開始，你家小孩可能會覺得這些做法，令人充滿挫折，因為他在研讀期間的測試往往犯更多錯。但是這三種學習策略，確實可以讓人在「不需要比傳統讀書方法付出更多時間和力氣」的情況下，獲得最佳考試成績。這麼好康的結果，想必能很快扭轉孩子的態度吧。

22 智力：學習解決問題

年齡：兩歲到十八歲

如果你家小孩相信智力是固定不變的特徵，這個信念將會讓她變得比較不聰明。認為考試是在測量他們天生能力的兒童，比起認為努力才是主要決定因素的兒童，前者比較不努力，表現也較差。

孩子如果相信智力無法改進，很容易就把失敗視為能力低落的徵兆，他們在面對具有挑戰性的任務時，很可能怕丟臉，而放棄挑戰的機會。相反的，孩子如果相信努力能夠改善他們的認知能力，通常樂於接受困難的挑戰，而且會從失敗中站起來，覺得自己從經驗中學到了東西。基於這個原因，父母師長若是對孩子強調智力的重要性，反而會減低他們成功的機會。

研究發現，若有外力介入，改變學生對智力的觀點，將能改進他們的學業表現。在一項縱貫研究中，一群升上七年級時相信智力固定不變的學生，數學考試的成績在往後兩年都沒有長進，但另一群相信智力會受經驗影響的同年齡學生，數學成績卻隨著時間而進步。

然後研究人員進入另一所學校，提供七年級學生一門有關腦功能與讀書技巧的課程，為期八週，每週半小時。其中一組學生的課程包括下列概念：智力能藉由練習來改善，因為練習能形成腦內的新連結。另一組學生則接受記憶訓練。事後，第一組學生的數學考試成績，顯著優於第二組學生，雖說兩組學生在接受訓練前，成績非常接近。

父母應當藉由讚美孩子的努力，而非讚美他們的資質，來鼓勵孩子以建設性的態度，面對失敗。你如果對孩子說「你很聰明」（或「你很有藝術才華」

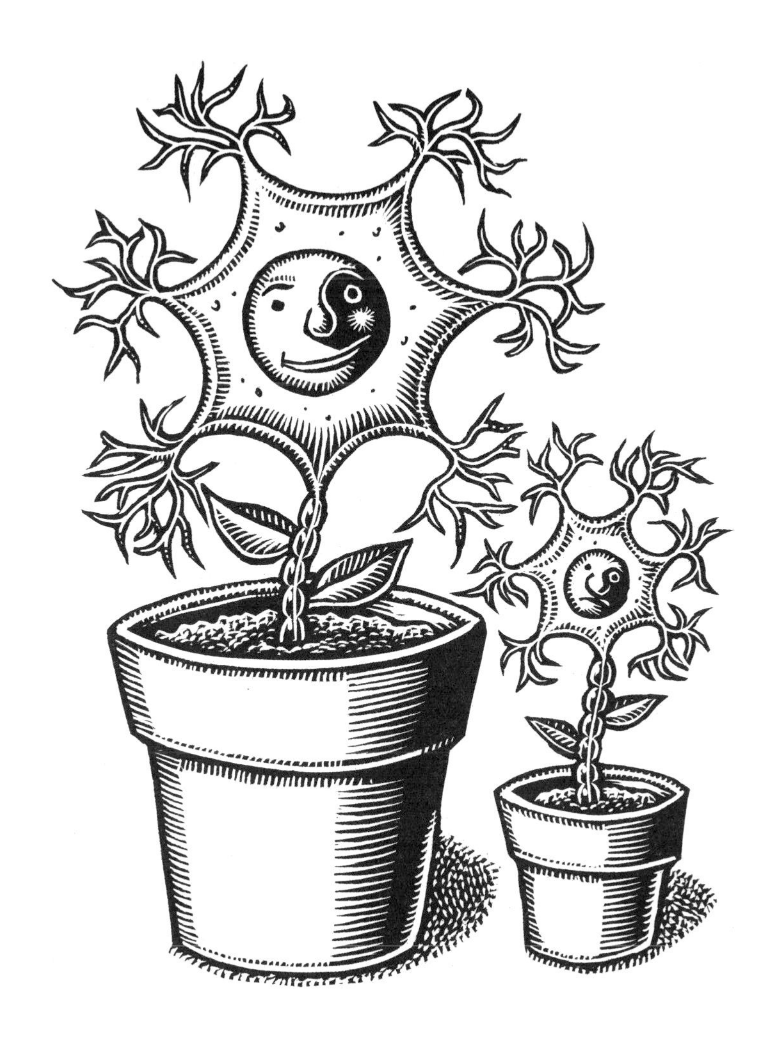

或是「你很有運動天分」)，雖然能讓他自我感覺良好（參見第4章），不過你也等於是在教他把這些特徵，視為固定不變的個人特質。（讓孩子知道你站在他這邊，無論如何都支持他，固然不錯，但是還有更好的表達方式，譬如直接說：我愛你！）

如果你讚美你的孩子很努力或是有進步，或讚美他採用很棒的方法來面對問題，你所傳達的意思將變成：你在乎的是他的行為與選擇。讓孩子知道他可以控制自己的行為，而非仰賴天生的特質，這樣的訊息會更有力量。

環境對人的智力能修改到什麼程度，還是一個爭議的問題，即使在學界也還沒有共識。會有這項爭論，部分是因為智力發展的問題一牽扯到弱勢團體，就有政治敏感性，部分是因為這個議題本身真的很複雜。建議您先讀過第4章與第10章，再來讀這一章，可能比較容易懂。那兩章的內容會提醒你：個人特質雖然具備高度遺傳性，但同時也受到環境的強烈影響。

讓我們先來定義什麼叫**智力**。每個人在任何一種認知測驗的表現，可以大略預測出他們在其他認知測驗上的表現。不同的認知技巧之間的寬廣關聯，反映出每個人都擁有某種通用的推理能力，通常稱為*g*，它可以藉由智力測驗來測量（IQ），雖然不是絕對精準。

智力可以再分成**固定智力**與**流動智力**。固定智力是以學到的知識為基礎的智力，會隨著教育和經驗而改變。流動智力則是以生理為基礎的智力，包括記憶力、理解力、辨識力等等；流動智力的發展，與年齡有密切關係。

流動推理能力較強的人，處理資訊更有效率，對刺激的反應更快速，而且解題時所需的腦部活動也較少。與流動智力密切相關的是工作記憶，也就是在一小段時間內，記得任務相關資訊的能力。工作記憶可以很簡單，例如在你伸手取鹽罐時，心中記得食譜中鹽的分量是多少；也可以比較複雜，例如一邊追蹤多步驟流程中的每一個步驟，一邊評估是否做得正確。流動推理能力很強的人，不容易分心；就算短暫分心於其他事，也比較不會手忙腳亂。

流動推理能力的發展，最早出現的年齡大約是兩歲到三歲。這種能力增長得很快，直到童年期中段開始緩慢下來，到了青春期中段到達高原期（穩定期）。從那之後，成年期會開始慢慢走下坡，老年期則快速衰退。相對的，固定智力在成年期仍然會繼續增加，而且在老年期保持穩定，除非患有痴呆症。

說到測量（或是定義）人生初期的智力，由於智力還沒有充分發展，當然有許多不確定的地方。預測嬰兒智商最好的工具之一是習慣化，也就是測量寶寶有多快對一個新刺激感到無聊，不再注視。這項測驗不能算是很可靠，因為它只能預測出日後智力差異的17%，而且當研究人員針對同一個孩子，隔一段時間重做一次測驗，往往得到不同的結果。

針對嬰兒及幼童的認知測驗，雖然能區別出智能遲緩與正常智力的孩子，但是無法在正常智力當中，細分智力的高低。智力測驗的結果，在童年期會隨著年紀增長，愈來愈穩定，差不多在七歲或八歲時，達到滿可靠的程度，然後在十二歲左右，達到成人時期的分數。換句話說，小小孩的腦袋還沒有完整到能讓父母師長測試出：誰將來只是一般聰明，誰將來才是真正有天分。

對於日後的學業成就及專業成就、甚至身心健康，智商都是很強有力的預測工具。但還是一樣，父母（與師長和所有其他人）千萬要記得，大部分人在認知測驗上的差異，智力所影響的比重還不到一半（略低於一半）。這提醒我們，測驗成績的差異還有不少得歸因於：應考時的心情、動機、每個人的認知強項與弱項不同，以及測驗經驗的多寡。自制力對於日後的成就也很重要，就像我們在第13章提過的，以四歲時所做的棉花糖測驗，來預測日後的SAT成績，準確度是智力測驗的兩倍。

最後，人生的成功需要的不只是能力，也需要機運與努力。

雙胞胎與領養兒的研究證實了，基因能強烈影響個人的智能差異。在中產階級人口，智力的可遺傳性會隨著孩子的年齡日增，從初期童年階段的30%，到青春期末段的70%至80%。這樣的變化，部分原因是：人們年紀愈大，愈能自主選擇適合他們個性的環境，尤其是智力高的孩子，可以的話，往往傾向於把自己安置在充滿智能刺激的環境，結果將更加增進他們的認知發展。像這樣的基因環境互動，會增加遺傳影響力乍看之下的強度（參見第4章）。

正如我們在第10章提到的，一旦剝奪了環境刺激、剝奪了經驗刺激，基因的效果會顯得微弱許多。如果環境貧乏到某種程度，基因遺傳性與智力之間的相關性可能變得極小，甚至完全看不出來。會發生這種現象，可能是因為這種貧乏的環境提供孩子很少的機會，去發展他們遺傳到的潛能。弔詭的是，**一旦改善了環境，反而會讓遺傳的影響力顯得很大**。有一項後設分析顯示，平均說來，被領養兒的智商比他們的親生手足來得高，可能是因為領養家庭通常具有較高的社經地位，能提供比較適合認知發展的環境（參見第30章）。

有趣的是，雖然研究人員已經找出大約三百個與智能遲緩有關的基因，但是卻很難證明，哪一個特定基因與正常的智能差異有關。當然，其中有一個原因是：智力會受許多基因的影響，而非僅受到單一基因的影響，這使得科學家更難分離出這些基因。我們可以做個比較，目前已知與身高有關的基因就有四十個，但是這四十個基因只能解釋個人身高差異的5%；而且，很可能還有許多身高基因尚未發現。智力的遺傳，似乎比身高的遺傳更為複雜。

腦袋結構本身可以遺傳，也與智力有關。腦袋結構與智力之間的相關性，會隨著年紀而更強，而且兩者都受到類似的基因所影響。我們從腦袋的大小，能夠大略預估出智力（雖說也有例外，最明顯的是男性腦袋比女性大，但是智力相同）。此外，不同腦袋區域的體積與皮質厚度，也能大略預測智力。有一項針對孩童的縱貫研究顯示，皮質厚度發育變化的模式，在預測智力方面的威力，更勝二十歲時的成人腦袋皮質結構（參見第9章）。另外還有一些研究顯示，神經元的樹突多寡，也同樣與智力有關。

正如你能想像到的，智力並不是位於單一腦部區域。推理需要在不同的腦區之間傳送資訊，所以腦袋裡的連結很重要。最大的瓶頸自然是腦內的長程連結；智力與「輕鬆並有效率的製造這些連結」有關。有一項研究發現，前額葉某個區域通往前扣帶皮質與頂葉皮質之間的連結愈是強壯，該名兒童或是青少年的智慧也愈高。

在成年人，額葉與頂葉皮質裡的網路，對於智慧來說，似乎最為重要。腦部受損的病人當中，左側的額葉與頂葉皮質創傷，會損害到工作記憶，而工作記憶是智力的關鍵成分。左側下額葉皮質受傷，會損害到語言的理解能力，右頂葉皮質受傷，則會損害知覺的組織能力。

另外，當你正進行的心智活動，是需要整合多種心智表徵時，例如你思考如何走下一步棋時，有一個叫**前外側前額葉皮質**的區域，似乎會特別活躍。有一些腦部造影研究暗示，兒童在進行抽象推理時，採用的腦部區域可能與成人不同。和成人相比，六歲到十三歲的兒童，會利用前外側前額葉皮質，來從事簡單的任務。兒童會利用這個腦部區域來回答單一關係的問題，像是「以下何者和魚最搭配？（a）田野（b）水（c）樹（d）燕麥」。但是成年人唯有在回答較複雜的雙重關係問題時，像是「葉子之於樹，就像是花瓣之於什麼」，才會動用到前外側前額葉皮質。

在智能發展上，環境扮演的角色很重要，但是事實證明它很難界定，部分原因在於本章開頭所討論的基因與環境的互動。最先發現「環境強烈影響到智力」的人是弗林（James Flynn），他原本是倫理學家，後來轉而研究社會科學與統計分析，以便探討自己的觀點。弗林發現，近年來在許多國家，人民平均智商的分數每十年大約提升3分，在某些國家甚至提升得更高，例如荷蘭與以色列。就拿語言和操作智商為例，在1982年，一般十八歲的荷蘭青年的分數，比1952年他父母那一代在同年齡時的分數，高出20分。同樣的進步現象，也出現在他父母那一代與祖父母那一代之間。現在，**弗林效應**已經確立了，無庸置疑。

這種情況會讓人忍不住想說，年輕的一代經由演化，變得比父母輩來得聰明。但是生物演化需要的時間，遠遠超過一、二十年。弗林指出，由於現在的時代會大力獎賞複雜與抽象的推理能力，因此這種躍進的過程才會壓縮出現在過去一個世紀裡。環境大幅變遷可能是智商與日俱增的原因，不論是直接（藉由增加孩子的推理能力），還是間接（藉由增加你家小孩社交圈裡其他人的推理能力，進而讓社交環境變得更為複雜）。這項改變似乎只限於流動智力，因為比較不需要流動智力的能力，譬如字彙或算術能力，並沒有顯示出足以相媲美的進步。

要是有辦法改變環境，讓你家小孩變得更聰明，我們相信許多父母都願意嘗試。問題是效果能受控制嗎？有些做法確實能增加智力，對小孩如此，甚至對成人也管用。但是裡頭有一個陷阱：成功的做法，都需要付出極大的努力，來換取推理能力的微幅增長。你家小孩之所以投資好幾個月去苦學某種樂器，可能有一堆好理由，但是提高智商，並非最重要的理由（充其量，只能在智力測驗多拿3分，請參見第238頁的**實用訣竅：學音樂和學戲劇的益處**）。其實，成年人短時間內苦練某項困難的工作記憶任務，就能讓他在智力測驗多拿4分。研究人員目前還不知道，像這樣的分數增加，是否能持續到你停止練習之後，或者，是否能轉換成專業能力或學業能力的提升。這些研究，目前還沒有成果可應用，但前景值得期待。

受到社會排斥，智商會降低

由於智力與工作記憶的關聯是如此緊密，如果有許多事令你分心，當然會讓你暫時變得比較不聰明。尤其是與他人之間不愉快的互動、或笨拙的互動，更是會大大影響測驗中的認知功能表現。

有一項研究，把一群大學生隨機分成兩組，一組被告知：某項個性測驗結果顯示，他們很可能會孤老終生。但是另一組學生得知的壞消息不同，他們被告知：測驗顯示，他們晚年可能會發生許多意外事故。

結果，在聽到將來會遭受社會排斥的壞消息後，第一組學生的智力測驗成績和GRE考試分析單元的成績，都比第二組學生遜色很多。而且他們在面對難度很高的閱讀測驗時，也很難回想起文中的資訊。影響的效果很大，相當於智力測驗的25分。

擔心社會排斥，並不會影響比較不費力的任務。這兩組學生在記憶無意義的音節，或是回答簡單的閱讀測驗題目時，並沒有顯示出能力的差異。根據這樣的結果，研究人員認為，未來將遭受社會排斥的預言，會損及推理能力，因為它會耗損受測者的自制力（參見第13章），此一發現後來獲得證實。

關心孩子學業成績的父母，把焦點放在建立孩子的自制力與社交技巧上頭，或許會有更滿意的結果（參見第20章）。有良好的證據顯示，自制力與社交技巧可用經驗來修正，而且這些能力不但有助於塑造快樂成功的人生，還能促進智能上的成就。

你可能看過一些產品廣告，標榜能增加你家小孩的腦力，但是我們對這些產品很懷疑。廣告行銷部門把數據誇大太多了，他們宣稱的那些能增加腦力的教育節目或者DVD，並沒有經過適當的測試；而且大部分案例，完全沒有經過測試，其中有些節目甚至會傷害到孩子的發展（參見第181頁的**實用訣竅：小寶寶看教育節目，不會贏在起跑點**）。就算是不會直接造成傷害的節目，也會占去孩子從事其他更有益處的活動的時間，像是自由玩耍（參見第156頁的**實用訣竅：玩角色扮演的遊戲，學習管控自己**），或是把時間花在戶外（參見第118頁的**實用訣竅：多在戶外玩，較少近視眼**）。

總的說來，我們懷疑，除非你家小孩基於其他原因，非常喜歡這類節目，否則他們最好把時間用來發掘，最能激發自己的成就動機的活動。童年提供我們機會，去發展對未來的均衡人生非常重要的各種能力。一旦你家小孩找到了適合自身興趣與能力的活動，你會發現，努力與機遇自然就出現。

23 一切從頭開始：音樂

年齡：出生到九歲

本書的寫作，大部分都是在聲宏三歲女兒高吭的歌聲中完成的，她不斷唱著ABBA的「媽媽咪呀」，一次又一次。當你家小孩開始製造音樂，你大概都會注意到，孩子似乎能專心滿長一段時間，而且很能自得其樂。不管是唱他最喜歡的一首歌，或是敲打一件樂器，音樂似乎就是有辦法吸引他的注意力長達半小時。對小小孩來說，這簡直就是永遠（對他的聽眾來說，可能也是）。

父母通常會試著安排樂器課程，來深化孩子的音樂能力。目標不只是為了藝術，而是另有更實際的盤算：許多父母哄勸子女更深入學音樂，希望能提升孩子的智力。也是基於這個原因，在聲宏小時候，父母也曾試圖要他學習手風琴。謝謝老天，還好為期不久。接著又要他學小提琴，最後輪到鋼琴，結果成功了。像「啟蒙寶寶」這類號稱能讓嬰兒更聰明的商品，其實只不過是讓小孩在很小的時候開始聽音樂而已。

像這樣的外力介入，是否真有好處？根據研究，答案是好壞參半。聆聽音樂並不能讓孩子變得更聰明，但確實能緩和他們的心情，這能帶來一些間接的好處。另一方面，有證據顯示，學習演奏樂器能直接獲得認知方面的益處。不過，就上述這兩種情況，我們都應該對研究文獻抱持保留的態度（參見第238頁的**實用訣竅：學音樂和學戲劇的益處**）。

人腦對音樂的反應始於人生非常早期，而且音樂性向會持續發展到九歲。正如我們在第2章討論過的，腦袋是從後面往前面發展，最早成熟的是腦幹，接著是中腦結構，最後才是新皮質。這樣的順序也反映在孩子辨識音樂的發展順序上。

音樂知覺能力在出生後不久就會浮現，然後愈來愈顯著。剛開始，嬰兒偏好高音的歌聲、勝過低音，偏好專程對著他們唱的歌，也偏好充滿關愛之情的歌曲。而且小寶寶還能覺察到很複雜的聲音，像是鋼琴旋律。嬰兒甚至對於哪些音應該串連在一起，天生就有概念。其中一個例子是**協和音**，意思是當某個音的頻率是另一個音的簡單倍數時，就會出現協和音，例如頻率比為2比1，是完全八度音，3比2是完全五度音。

你可以在大部分歌曲中，找到協和音，包括簡單的兒歌，像是「一閃一閃亮晶晶」。不協和音也會出現在音樂中，但常常是為了製造特殊效果，當你家小孩用拳頭去捶鋼琴，就會出現很多不協和音。

某個音後面跟著一個協和音時，嬰兒望向音樂來源的時間，往往比較長，超過凝視不協和音的音樂來源，例如增四度音（也就是升F音與C音之間的音程，比率是45比32）。像這樣的偏好，在僅僅兩個月大的小娃兒身上，已經很明顯了。事實上，不協和音是這麼令人倒胃口，當它在實驗一開始就出現時，嬰兒會完全放棄，再也不看音響喇叭一眼了。

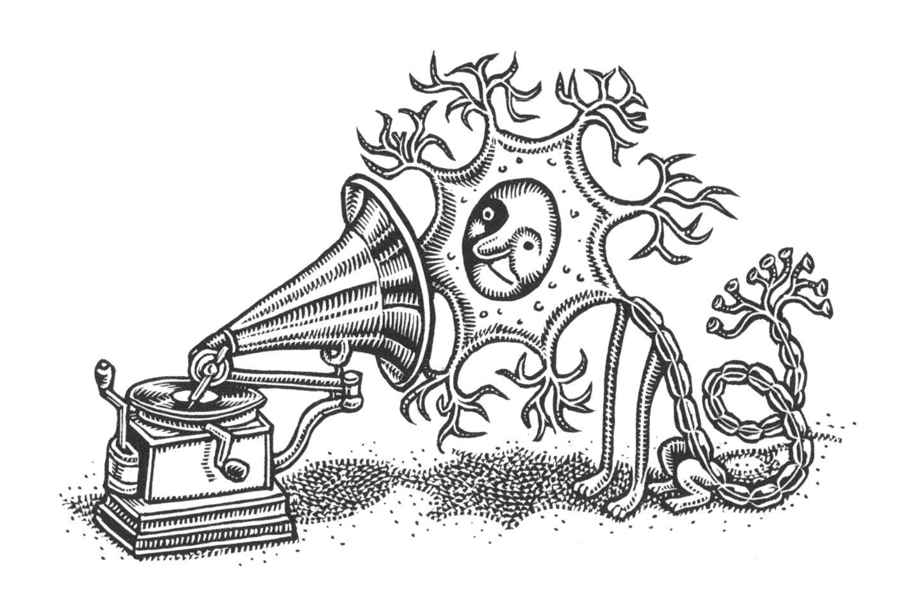

學音樂和學戲劇的益處

播放古典音樂給你家小孩聽，不太可能會幫助他們的腦袋發展。但是，如果讓他們學習樂器呢？

音樂課當然會提升孩子的音感。早在三歲，孩子的音感就開始有進展了，並隨著孩子音樂造詣的深化而繼續進步。不過，大家更關心的問題是，音樂訓練到底能不能令孩子變得更聰明？

心理學期刊中充滿了研究報告，證明受過音樂訓練的人，視覺能力、運動能力、注意力與數學技巧都比較強。在許多這類研究當中，有一項難題：它們幾乎都只是呈現出相關性，而不具有因果關係。或許接受這些調查的音樂經驗豐富的人，本來就比較聰明。他們通常來自優勢家庭，因為會付錢讓孩子學音樂的父母親，多半是受過良好教育而且經濟優渥的人。

心理學家夏倫柏格（E. Glenn Schellenberg）想要消除這項變數。他刊登廣告，徵求有六歲小孩的家庭，他可提供孩子免費的藝術課程。然後這群孩子給分成四組：一般鍵盤樂器課程組、符合孩童年齡的聲樂課程組、戲劇課程組、以及需要等待一年的候補名單組（一年後他們果然得到允諾中的免費藝術課程）。戲劇組和課程延後組的孩子，等於是兩個對照組，好讓另外兩個音樂組能有比較的對象。

孩子在課程開始之前，先接受一次智力測驗，然後在上完為期三十六週的課程後，再接受一次智力測驗。平均而言，接受音樂訓練的孩子，智商分數比兩個對照組，多拿個3分，兩個對照組的分數則非常相近。差異分布在各個項目中，包括抗拒分心的能力、處理速度、語文理解、數學計算。效應值中等，d′ = 0.35（效應值的說明，請參見第96頁）。也就是說，接受音樂課程的孩童，在智力測驗中的得分，較62%的對照組兒童高。

戲劇課程則展現了一個出人意外的、更大的益處：更好的社會適應力。接受戲劇課程的孩子，在社會適應力與其他社交技巧的評量項目，展現出明顯的進步。效應值是d′ = 0.57，所以平均起來，接受戲劇課程的孩子在這方面的得分，比72%的非戲劇組孩童高。這個效應夠大，足以讓人注意到你家孩子的改變。也許像這樣刻意練習「隱身在另一個人的性格中」，可以改進與日常社交互動有關的腦部區域的表現。

一般說來，練習任何活動，都很可能對該活動直接需要的腦部功能，造成強化效果。學習演奏音樂，確實能帶來一些相關的益處，分散在許多認知能力領域，或許是因為它能訓練腦袋的注意力神經網路，或許是因為音樂演出需要召喚如此眾多的腦袋區域採取行動。但是綜合來看，這些好處真小，即便確實有好處。

把音樂本身的益處（孩子玩樂器得到快樂、得到音樂素養，以及長大後熱愛音樂），拿來與「學音樂可獲得一點點增進智能的好處」相比，我們可以這樣說：家長要求孩子學音樂，最好不要抱持功利主義的動機。就讓學習音樂的目的，單純一些吧。音樂訓練能提供你家小孩，更深一層接觸音樂的管道，能讓他們對音樂的愛好持續終生。這樣就足夠了。

除了協和音之外，嬰兒對各種不同的調性或調式結構都很開放。八個月大的寶寶在分辨西洋音階或印尼音階方面，表現一樣好，雖說這兩者在基本八度之內的音階組成型態，差別其實滿大的。這種能力出現的時間點，差不多與嬰兒發展出分辨「母語和其他語言的母音與子音」的能力同時（參見第6章）。同樣的，嬰兒對於不同文化所特有的旋律結構，也一樣開放。

不過，西方成年人與年紀較大的孩子，卻更擅長分辨西洋音階。音樂能力是另一個例子，證明腦袋的能力與偏好在發展期間，會漸漸被調整為最適合當地環境的狀態。

和語言一樣，孩子早在能製造音樂之前，就懂得音樂的主要特性，例如節奏與拍子。在針對幼兒的音樂律動課程Kindermusik中，嬰兒是以主動的方式來接觸音樂，譬如被人抱在腿上隨著簡單重複的拍子，上下蹦跳。每隔一拍就上下蹦跳一次，持續兩分鐘之後，寶寶就會對同類型的節奏感興趣。（如果寶寶是跟著華爾滋節奏蹦跳，也會有同樣效果，只是華爾滋強調的是第三拍。）所以運動會影響嬰兒對節奏的知覺，像Kindermusik這類課程，可能可以強化特定曲調的節奏偏好。

小孩到了四歲，會顯示有能力偵測出不同強度（響度）的聲音，然後是不同頻率（音高）的聲音，最後則是不同的音長。強度與頻率是由較早成熟的聽覺系統負責處理，分辨音長則需要較晚成熟的結構，像是新皮質。這個發育過程很仰賴經驗的累積。在已經植入電子耳的失聰兒童，這個過程會因為先前的失能期而耽誤到，即使他們的節奏處理系統是正常的。

差不多同個時期，兒童會發展出一套很進步的音調與和聲的處理流程。早在三歲，孩子就知道音調對不對，他能夠從熟悉的歌裡抓出不協和音，甚至能調整自己的音高來配合另一名歌者。在六歲以前，孩子已經能偵測出和聲。而且孩子對於音調與和聲的偏好，會因為接受音樂訓練而更精良。**若是在九歲以前展露出這幾方面的優越能力與音樂性向，父母和師長就能大略看出孩子可能成為什麼樣的音樂家**。但如果到了這個年紀，孩子的耳朵還是不甚靈光，或許是時候，該考慮讓他停掉樂器課程了。

莫札特效應——古典音樂能讓寶寶更聰明

有一個流傳很廣的想法，認為被動的經驗能使得腦袋進步。最頑強的腦袋迷思之一，就是播放古典音樂給小寶寶聽，能增加他們的智力。雖説完全沒有科學證據支持這個想法，但是販賣兒童古典音樂的業者，卻抓住每一個機會來促銷這種想法。

此一迷思始於1993年《自然》期刊上登載的一篇報告，指稱大學生在接受一項複雜的空間推理測驗之前，聆聽莫札特的奏鳴曲，能改進他們的測驗成績。研究人員的結論是，此效應等於史丹佛比奈智商量表裡的8分。這篇報告剛發表時，新聞記者並沒有特別感興趣。

這個想法會廣為流行，轉捩點發生在一本深具影響力的暢銷書出版之後，該書作者是坎貝爾（Don Campbell），書名為《莫札特效應》。這股狂潮一路狂飆，來到最離譜的高點：喬治亞州州長米勒（Zell Miller）播放貝多芬的《快樂頌》給州議員聽，成功説服他們撥款105,000美元，購買古典音樂CD，贈送給喬治亞州所有的準父母。

時至今日，這個「古典音樂能讓寶寶更聰明」的想法，已經在報章、雜誌和書籍裡，被重複敘述不知多少次。全球好幾十個國家的人民都對它耳熟能詳。經過不斷轉述後，莫札特效應的故事漸漸失了真，原本實驗裡的大學生，變成了小孩子或小寶寶。有些記者逕自假設，對於大學生有用的做法，對小寶寶想必也管用。但其他一些記者，倒是真的不曉得原始文獻的出處。

打從1993年開始，許多科學家就嘗試重現那項大學生實驗，但是有成功、也有失敗。其中最接近驗證該想法是否對小寶寶有效的實驗是，學齡前兒童聆聽過符合他們年齡的童謠之後，認知測驗成績確實會提升一些。即便如此，和大學生聆聽莫札特一樣，這個效果只是暫時的，而非長期的，而且根本原因可能是：聽音樂放鬆了他們緊繃的應考心情。

正如你可能會想到的，許多能反映音樂性向的腦部結構，都具有一項聽覺功能。**聽覺皮質**位在顳葉，在**顳頂溝**的下方，是處理音樂的主要位置。聽覺皮質被發現大部分位在兩個叫做**賀氏回**與**顳平面**的結構中，它們的體積大約在七歲時穩定下來。兩個半腦似乎各有專長，音的基頻由左腦處理，它的泛音（每個音實際包含的許多頻率）則由右腦處理。

在成年人，這些構造的體積與音樂能力具有很密切的關係。這是人腦中，已知的「體積大小最能夠反映出相關能力高低的腦部結構」。訓練有素的音樂家，不論是職業還是業餘，賀氏回裡的灰質體積，是非音樂家的兩倍以上。而且這些多出來的灰質也很活躍。當音樂家和非音樂家同時聆聽到一個樂音時，15毫秒過後，音樂家腦中相應產生的信號，比非音樂家腦中的信號大得多；50毫秒過後，音樂家腦中的信號是非音樂家的五倍。

這些顯著的特色暗示我們，或許可以根據腦袋結構，來預測音樂能力。就某個程度而言，這是真確的：賀氏回的灰質體積與音樂能力的相關係數r大約為0.7。意思是：如果成人在這個腦部區域的灰質體積高於平均值，那麼有三分之一的機率，他的音樂能力會高於成人的平均水準。

經驗是否會影響這個腦部結構的體積？有一條線索顯示，確實有可能出現這種改變，這條線索可以在白質裡找到：白質裡含有能將距離較遠的腦部區域連在一起的長程連結。這些穿越白質的長程連結，在職業音樂家的腦袋裡，與非音樂家不同。如果音樂訓練始於童年早期，或是累計投注的練習時間極長，這些差異就會更大。所以在童年期的密集訓練，除了辛苦鍛鍊出來的音樂技巧之外，還會造成可以估算出來的腦部結構改變。（雖說還是有另一種可能性：賀氏回原本就比較大的孩子，長期持續學音樂的可能性也較大。）

更令人信服的證據來自下列研究：追蹤研究兩組小孩，為期十五個月，其中一組每週上鍵盤音樂課程，另一組則參加學校音樂課程，內容是一邊唱歌一邊玩節奏樂器（例如打鼓、搖沙鈴）。研究剛開始的時候，這兩組平均約六歲的小孩，腦部結構並無差異，但是等到研究結束，鍵盤組兒童的**額回**與**胼胝體**都變大了。連結左右半腦新皮質的胼胝體變大，可能會使得兩個半腦之間的溝通更為迅速，如此一來，將很能協調需要雙手一起動作的演奏。對於日後成為音樂家的孩子來說，胼胝體大小的差異，會持續到成人。賀氏回的體積也有增加一些，但是還沒達到統計學上有意義的程度（更長期的研究或許能證明，這個區域也會因為練習而增大）。

旋律的處理還涉及其他腦部區域，包括新皮質的顳葉和額葉。這些區域對於調性工作記憶非常重要，例如說，將某首曲調的旋律記在心中。

演奏音樂，需要召集更多腦部區域一起行動，因為音樂家必須以肢體製造出時機精準的序列動作。腦部掃瞄實驗發現，在受測者進行序列學習與製造序列動作期間，不論是音樂家還是非音樂家，腦部活動都包括新皮質裡與運動有關的區域，以及基底核和小腦。這些腦部結構是啟動及導引動作不可或缺的。就音樂而言，對於協調聽覺經驗與精細動作的需求，尤其強烈。關於腦袋如何達成這樣的協調，目前是一個很活躍的研究領域。

當人們在聆聽音樂時，同樣這些腦部區域、以及新皮質的頂葉部分，也會活躍起來。不論是音樂家或是聽音樂的人，小腦都會變得活躍，意味著：小腦與「製造精準的時機」和「處理純粹的聽覺資訊」都有關係。當人們聆聽複雜的音符序列與組合時，甚至會讓更多的腦部區域變活躍。

只要想到，回憶一段音樂序列有多複雜，像這樣廣納各個腦部區域來共襄盛舉，應該並不令人驚訝。請諸位試著記憶下面這個序列：1, 1, 3, 5, 8, 6, 6, 6, 4, 5, 6, 5。雖說並不是辦不到，但是你可能得在心中默唸好幾次，才記得住。然而，若把這些數字轉換成音符，像下面這一段：

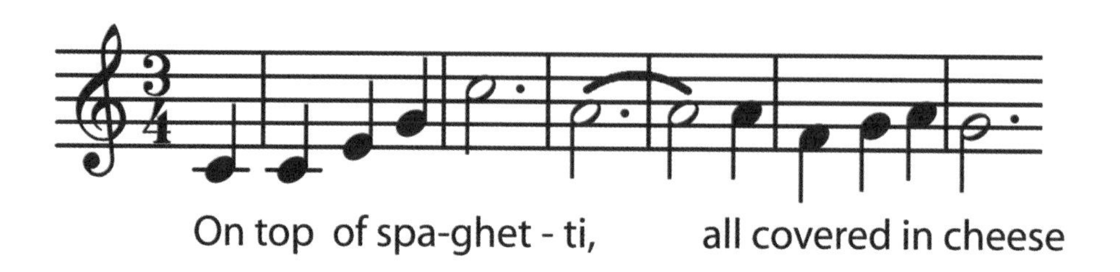

即使是非音樂家，都能記住這段旋律。加上節奏與和聲（如果你聽過這首歌，腦裡大概早就自動添上去了），這段音樂甚至會變得更複雜。音樂所具有的一項強有力特質就在於：它有能力召喚結構非常豐富的動作機制，來回憶與製造序列。就這一點來說，音樂系學生達到的記憶、回想與技巧上的水準，很大一部分都受助於音樂所具有的「引導和組織腦部活動的能力」。音樂提供的心智技能架構，是其他方式難以取得的。

24 想想看：怎樣學數學

年齡：出生到二十歲出頭

就像芭比娃娃的一句名言：「數學真是難！」而且不只是對女生，對所有人都一樣。你家小孩的腦袋最適合提供「解決日常問題的快速答案」。意思是腦袋比較不適合去解代數方程式，它比較適合去計算「是否應該把那個侮辱他的男生海扁一頓」。（當然，像這樣的社交計算，也涉及一些數字能力，因為你家小孩得先決定，那個男生是不是有很多幫手在附近。）

小寶寶和許多動物一樣，都擁有能處理這類粗略數字感的腦袋系統。在適當情況下，這種數字感可和我們人類特有的能力結合，去創造與操控符號，製造出正式的數學（某些社會有，某些社會沒有）。事實上，看起來好像不適合蒲公英生長的數學園地，竟是一片令人驚訝的沃土。

最近幾十年來，科學家對「寶寶形成數字相關概念的能力」的研究，擴展得相當蓬勃。例如研究發現，如果有一個物體移動到某個屏幕背後，但之後卻走出兩個物體，小嬰兒會以凝視時間較長，來表達他的驚訝（參見第1章）。如果小嬰兒看到一隻米老鼠玩偶走到屏幕後方，然後屏幕掀開，露出一部玩具卡車，他卻一點都不在乎。但是如果小嬰兒看見一隻米老鼠現身後，又出現另一隻米老鼠，他可就驚訝了，因為他會凝視良久。像這樣注意到額外物體的能力（一隻米老鼠變成兩隻），是數字概念的必要成分。

這種能力不只限於小數字。當六個月大的嬰兒觀看一系列圖片，每張圖裡都有幾樣物件，例如點點、臉孔或其他東西；如果物件的數目倍增或是減半，嬰兒都會注意到。這種**數值感**會隨著年齡愈來愈佳——雖然嬰兒可以不用計算就辨識出1：2的比率（譬如，比較4件與8件物體，或是6件與12件物體），可是成年人可以辨識出更微妙的7：8比率。

數值感（分辨大小不同的群組）是所有成年人都具備的。**數字直覺**是另一種人人都有的能力，是指「不用計算，就能馬上知道數目有多少」的直覺力。數字直覺的英文subitization，源自拉丁文subitus，意思是「突然」。

其他動物顯然也具有數值感與數字直覺，這些能力可在老鼠、狗、甚至鴿子身上觀察到。這些能力提供非常明顯的生存優勢：讓動物迅速判斷各種事物的數量，從食物來源到敵人。譬如說，大獅群中的一小群獅子，在聽到吼叫聲時，牠們會根據聽見的敵方獅子數目多寡，做出不同的反應。如果己方的數目不敵對方，牠們就會趕緊召喚大獅群來支援。同樣的，黑猩猩在數目不敵的情況下，也會避免與其他黑猩猩群發生衝突。

我們為何這麼晚才了解幼兒的數字感？其中一個原因出在，早期的研究人員（例如皮亞傑）問錯了問題。如果你的問題是「哪一排有較多的東西？」三歲或四歲的小孩，常常會指向數目比較少的一排黏土粒，只要那一排黏土粒的間隔較開，使它們看起來排得比較長，就會導致小孩這樣回答。但是，你如果將黏土粒換成孩子馬上就可以吃到的巧克力糖，他們的表現就會好很多。

事後想來，這個巧克力糖的研究，顯然測試了兩個項目：數字感，以及明確表達數字感的能力。你家三歲大的小娃其實知道數字的大小，但是她顯然沒有說出來。除了她的嘴巴塞滿巧克力，不方便說話之外，她的意識也還無法感受到訪問者提問的目的。

很奇怪的是，兩歲小孩在黏土粒或巧克力糖的測試，卻都表現得不錯。這樣的結果似乎暗示了，在這個年齡的孩子具有很清楚的數值感，但是之後卻失去了這種抽象的感覺，為期約一年。這到底是怎麼回事？有一項可能是，在三歲或四歲時，孩子的腦袋剛好處於把「對數量的直覺理解力」和「一種明確的、較晚發展的抽象數字感」湊合在一起的時候。等到五歲，一切都解決了，這時孩子只需要去數一數黏土粒就得了——或許暗中還希望那些是巧克力糖就更棒了。

數糖果的能力看起來好像很原始，事實上也是如此。有證據顯示，黑猩猩也能進行加法的心智運算，把不同的數量結合起來。如果你讓一隻黑猩猩看到連續兩個盤子，上面放著不同數目的巧克力片，牠能判斷出這兩盤巧克力片加起來的數目，究竟比第三盤巧克力片多還是少。

從演化過程來看，算術的生理基礎顯然比人類古老，而且基本上屬於你家小兒內心那隻猿猴的一部分。

這些數字感，在人類和黑猩猩，都牽涉到類似的腦部區域。數字資訊似乎是在前額葉皮質與**後頂葉皮質處理**的。其中一個關鍵位置是**頂內溝**，它是埋在頂葉裡的一條溝，專門負責處理語意數字（例如「十七」這個字詞）的含意。這個腦部區域受損的人，只能給出很接近、但不是完全正確的答案，差不多是黑猩猩的等級。

數值感能夠在演化過程中保留下來，令科學家提出一個想法：我們的腦袋採用的是一種「與數字的相對大小有關」的方式，來呈現數字，就好像有一條心理的數線。

支持這個想法的證據之一是：當我們受命判斷兩個數字何者較大時，如果這兩個數字較為接近（8與7），我們往往需要花費比較長的時間；如果兩個數字差距較大（8與2），我們只需要花很短的時間。這就好像：數值接近的數字，在心裡的空間也比較接近，因此比較難區分。在判斷較接近的兩個數字時，我們的**頂內接合區**會製造更多的活動。你或許曾經想像，我們的腦袋也是以類似電腦的數位方式，來儲存數字，不論差別大小，都一樣容易偵測出來。但事實上，腦袋似乎是採用更整齊的表徵方式，類似直尺上的刻度。

猴子碰到某個特定數目的物體（或是數量很接近特定數目的物體）時，左側與右側頂內溝的某些神經元，就會觸發。一般說來，這些腦部區域也是辨認物體位置（包括這些物體要移動到哪裡去）的主要路徑的一部分。頂葉皮質的這種「位置」能力（參見第10章），似乎包括了各種不同的功能。在猴子與人類，後頂葉皮質都會主動與眼球運動結合。

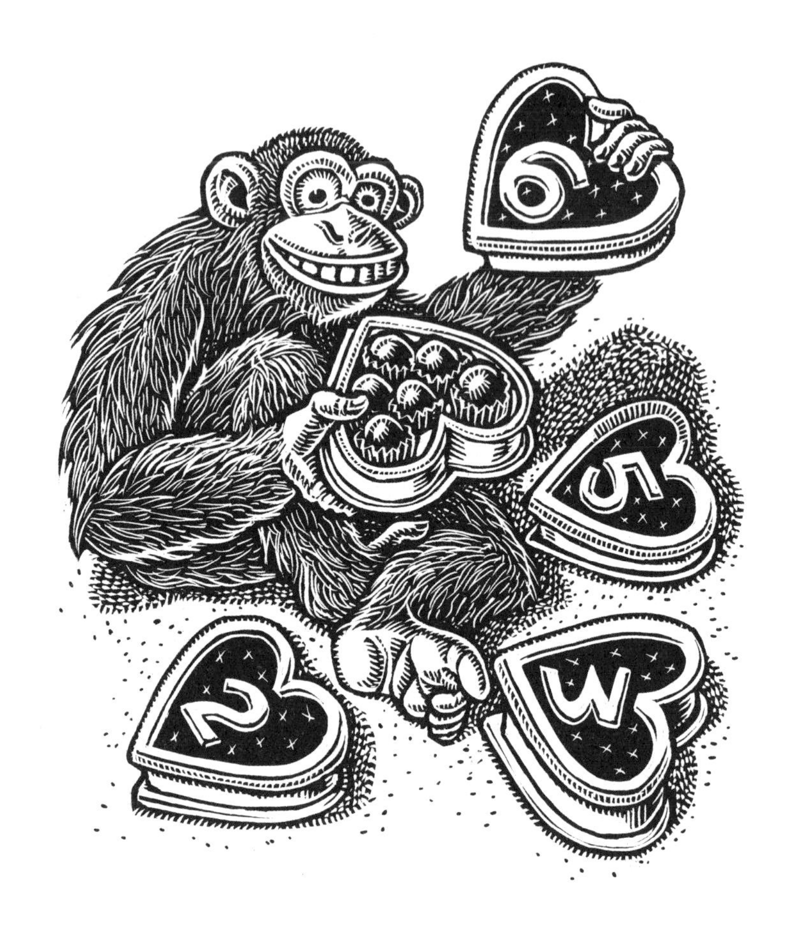

神經科學家要求受測者躺在功能性磁振造影掃瞄機裡，求解簡單的數學題時，注意到頂葉皮質還有一種很有趣的能力：當人們進行心算加減時，這些區域也會變得活躍，即使當時眼球並未運動。和頂葉皮質有許多共用連結的鄰近腦部區域，也緊密的參與了視覺功能——像是眼球震顫（見第117頁）、注意力、以及偵測某個圖樣的移動軌跡。因此，我們看向空間的方式，可能與我們的心理數線密切相關。我們甚至可以從後頂葉活動的模式，來預測某人是在做加法還是減法，正確度大約中等。

「眼球運動命令」與「基本算術」在腦中的區域居然重疊，暗示我們：人腦中某些處理抽象事物的能力，其實是建立在我們處理真實世界的能力上。許多算術以外的認知能力，似乎也是用類似的方法來體現。藉由這種方式，我們得以利用這顆為了更具體的行動（像是尋找獵物、或是在森林中尋求出路）而演化出來的腦袋，進行抽象的思考。

把估計數值的能力，轉換成數學的精確表述，需要發展出**符號表示法**。這種過程是和語言一起發展的，因為有了語言，才能有效表達資訊的詳盡意義。很令人訝異的是，鸚鵡、海豚、獼猴和黑猩猩，都能利用符號來表示數字。譬如，兩隻分別叫亞伯（Abel）與貝克（Baker）的獼猴，懂得從兩個數字中，挑選出較大的數字，以取得比較多的糖果。一般說來，動物都沒有辦法將符號相加或相減。但是黑猩猩希巴（Sheba）是個特例，牠經過多年學習後，懂得做簡單的加法。

雖然人類擁有能夠做算術與數學的心智能力，但是我們卻不一定常常運用這些能力。戴亞奈（Stanislas Dehaene）和皮卡（Pierre Pica）這兩位學者，曾經調查研究亞馬遜雨林裡的蒙杜魯庫人（Munduruku），他們不會算術，語言中代表數字的字眼只有幾個。在他們所有的數字當中，有幾個很精確（pug ma代表「一」，xep xep代表「二」），但是大部分都只是接近而已（ebapug代表「介於三與五之間」，ebadipdip代表「介於三與七之間」）。蒙杜魯庫人在估算大群物體的近似值方面，做得很好，能力不輸會算術的西方成年人。但是要他們計算小數目，可就難倒他們了。譬如說，如果把六粒豆子放進罐子，取出四粒，這時你問他們罐中還剩幾粒豆子，他們通常會回答「零」或「一」，很少人會回答「二」。

我們可以從孩子早期對近似數的估計能力，預測他將來的算術能力。這一點暗示了，每個孩子處理數量的能力是不同的，即使早在他們還不會數數目之前。這種能力能夠訓練嗎？或許孩子可以藉由學習如何求近似數的問題，來為他們日後的算術技能打下基礎。雖然這個想法還沒有經過測試，但會是一個很讓人好奇的可能性。

根據基本的數字感（數字直覺、數值感、符號表示），我們已經建構了一組更為複雜的概念，像是負數、分數、實數。從這些概念加上更多的腦力，就有可能想像出數學的世界了：乘法、三角、函數、微積分等等。

關於腦袋如何產生抽象的數學，這方面的研究才剛起步，但是科學家已經踏出了頭幾步。在更高階的數學，需要額外的概念、以及許多腦部區域共謀大業。要學代數，孩子需要把數字能力和符號的抽象操作能力結合起來。剛起步的學生，可以嘗試用不同的途徑來學代數。譬如說，解答用文字敘述的數學問題，通常比解方程式容易。這些不同的途徑，能運用到不同的腦部區域。

為了研究「不同的解題途徑，會活化哪些腦部區域」，研究人員用功能性磁振造影來掃瞄兩組受測者，一組求解的是文字敘述的數學問題（例如：凱西當服務生，每小時薪水10美元，她在當班四小時後，拿到12美元小費，請問她今天總共賺到多少錢？）另一組人求解的是方程式問題（若10H + 12 = E且H = 4，則E = ？）

掃瞄結果顯示，解文字敘述的數學問題比較偏向活化左腦的前額葉皮質，該區域和工作記憶以及計量處理有關。解方程式問題活化的區域則與心理數線有關，像是頂葉的某些部分，包括**楔前葉**（頂葉內面的一個楔形腦回）以及部分的基底核（對於行動與運動，至關重要）。

這樣的差異暗示了，代數初學者不妨嘗試用不同的途徑，來解同一個數學問題。對於較難的題目，除了我們之前提到的皮質區域外，左腦還有許多區域會被活化。更高階的數學，像是三角或微積分，涉及的腦部區域還沒有詳盡研究過，但是研究人員相信，這些能力也同樣建立在腦袋的符號系統與空間操作系統上。

就某個程度而言，這些證據支持歐幾里何對幾何學所說的一句格言：「學習無捷徑。」數學是極為複雜的系統，是人類最偉大的心智成就之一，而且只要一想到，負責說故事的腦袋迴路與負責動眼球的腦袋迴路，竟然能被馴服去產生、去理解、去使用數學，就更讓人覺得不可思議。這是腦袋與環境配合的一大成就，是我們老祖宗做夢都想不到的。

刻板印象如何影響考試成績

如果在考試前，經人提醒某種刻板印象，人們的表現通常會有很大的變化。即便所謂的提醒，只是在性別欄打個小勾。任何負面的刻板印象，都能損害到應試的表現，尤其是在應試者相信該場考試是專門設計來揭露兩種族群的差異時。

刻板印象甚至可以在應試者沒有意識到「已被提醒」的情況下，受到啟動，例如，非裔美國人的臉孔在螢幕上快閃而過。更有趣的是，這些效果也能作用在不屬於刻板印象族群裡的人，例如年輕人在聆聽談論老年人的議題時，走路速度也會跟著放慢。之所以發生這些現象，似乎是因為：即使只是思索刻板印象，都會占去工作記憶的資源，而那些資源原本可以用來答題。

只要稍稍下點功夫，就能把這個惱人的問題減到最小。很顯然，師長不應該預期某一類學生將會表現不佳。各種學科競試和學力測驗，應該在答案卷的末尾，才要求應試者填寫個人基本資料。另外，效果也可以是反方向的：女生在考數學之前，剛剛聽完一場有關卓越女性數學家的演講，成績會變好。

大部分人都屬於不只一種群組，所以最理想的做法也許是：在考試前，提起某個較正面的刻板印象。舉個例子，心理旋轉試驗可以顯示男女兩性的空間推理能力差異，男性解答的速度較快，正確度也較高。在接受這項測試之前，如果被提醒自己的性別，女生答對的題目只有男生的64%。相反的，如果測試前被提醒自己是明星學校的學生，女生答對的題目將是男生的86%。

男生被提醒自己的性別時，表現會變好，女生被提醒自己是菁英學生時，表現較佳。因此，當女性被提醒一個正面的刻板印象時，男女兩性的成績差距可縮小為原來的三分之一。最後剩下的這個差距，很可能才是真正的兩性差距——只要注射一劑睪固酮，就能暫時改善女生在心理旋轉測驗的成績。（詳情可參閱《大腦開竅手冊》第25章〈男人來自火星，女人來自金星〉。）

刻板印象是一種很強烈的腦袋傾向，不太可能會快速消失（參見第214頁的**你知道嗎：團體成員感，不能無限上綱**）。我們倒是建議各位，不妨善加利用這種腦袋捷徑，挑一種能改善你家小孩成績的正面刻板印象，適時提醒他們。

25 培養閱讀能力

年齡：四歲到十二歲

早在人類第一個文字寫出來之前，人腦就已經是現在這副模樣了。自從五千年前文字給創造出來，一直到現在，我們的腦袋並沒有多大改變。所以啦，閱讀（和高深的數學）必須利用原本演化來從事其他功能的腦袋迴路。

腦部掃瞄研究已經開始揭露，閱讀系統是怎樣成熟的。孩子如果是學習以字母為基礎的語文，像是英文，腦部活動的模式會產生序列的變化，這些變化反映了發育上的某些階段。不過，在學習中文的孩子身上，這些步驟的軌跡是不一樣的。（當然，在**閱讀障礙**的孩子身上，這些步驟的軌跡也不一樣。）很顯然，識字這條道路可以有很多種走法，有些可能特別適合某一名兒童，但卻不適合另一些兒童。語言如果選對了，產生好結果的機率可能會增加。

就閱讀的核心來說，其實就是在學習「字」與「紙上符號」之間的關係。西方語文的符號是字母；中文的符號則是漢字。大部分孩童是在五歲或六歲的時候，開始學習讀與寫。經過多年的練習，這個流程會變成全自動化，絲毫不覺得費力。

神經科學家利用腦部掃瞄技術來研究成年人，發現他們在閱讀時，許多腦部區域都會產生活動。這些區域包括額葉與小腦，以及新皮質的顳葉、頂葉、枕葉相會之處。其中特別重要的一個區域，是位於左下顳葉皮質裡的**梭狀回**。這個區域似乎對於文字的辨識特別重要，也因此，梭狀回又稱為視覺字形區。當某人看到一個單字，例如cat，或是一組像單字、其實不是單字的字母，例如zat，梭狀回就會活躍起來。但是這種辨識任務，並不是只在分辨那組字母能不能發音。任務可沒那麼簡單。

中文方塊字則是由筆畫組成的，你無法根據筆畫來發出這個漢字的音。你必須認得各種不同的筆畫（包括點、橫、豎、鉤、挑、彎、撇、捺、趯、折等等），以及由筆畫構成的上千種基本字根，才能分辨漢字。不過，很像真正漢字的假字，也同樣能讓中文讀者的視覺字形區活躍起來。

字形的辨識是透過經驗學來的。字形辨識能力是下顳葉皮質在視覺辨識物體方面的廣博能力之一（參見第10章）。當猴子或人看到特定物體，例如一朵花、一隻手、一張猴臉或人臉，某些神經元就會觸發。關於臉孔的神經處理過程，集中在右腦。下顳葉皮質區裡的「臉孔神經元」很具有獨特性，只會對整個臉孔起反應，不會對單一的五官、或處理過的臉孔影像、甚至是上下顛倒的臉孔，產生反應。對觀看者來說，很熟悉或是很重要的物體，被辨識出來的可能性會更高。譬如，在汽車專家的腦袋裡，某些專門辨識臉孔的區域，也會對特殊的汽車模型起反應。

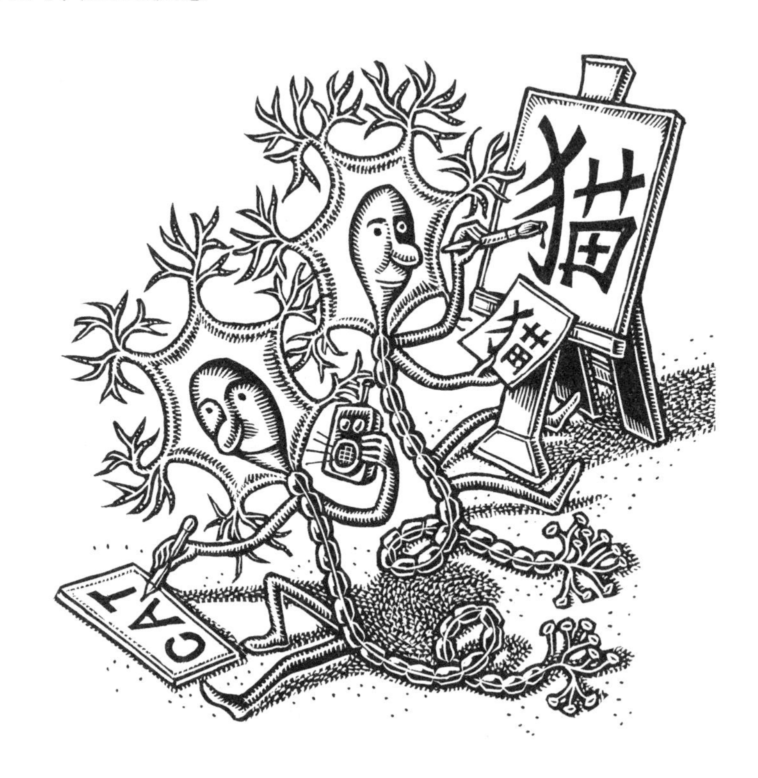

你家小孩的腦袋，以及你自個兒的腦袋，都很擅長解決常見的視覺問題；可是在大部分演化過程中，這些問題都不包括閱讀。大多數自然存在的物體，從左邊看或從右邊看，都是一樣的。或許正因為這樣，**鏡像混淆**現象在動物與人的腦袋裡，一點也不稀奇。畢竟，能區分左邊與右邊，並不能帶來多大的生存優勢。因此，右下顳葉皮質可能天生就不會偵測不對稱。這個特性暗示了，為何右下顳葉皮質退出閱讀迴路，對我們反而是件好事。

你家小孩的右下顳葉皮質如果企圖參與閱讀大業，可能會帶來麻煩，因為字與字母裡充滿了不對稱性。在閱讀的時候，分辨鏡像的能力通常很重要，譬如說，區分b和d，或AM與MA。結果，腦袋必須要壓抑「對左邊與右邊一視同仁」的傾向，而這或許能解釋，為何這麼多腦袋不是天生就會去閱讀。鏡像混淆可能干擾字母與文字的辨識，就某些案例來說，也與早期學習閱讀碰到的困難有關。

也因此，克服了天生的鏡像混淆現象，是剛開始學習閱讀的人的一大里程碑。孩子在幼兒園階段，「可區別左右的能力」與「開始閱讀」有相關性。但是到了小學一年級，這種相關性就消失了，暗示大部分的孩子在六歲時，都已經克服了鏡像混淆的障礙。從那時候開始，閱讀者愈來愈依賴左側的額葉與顳葉皮質。另一方面，有閱讀障礙的人通常仍保有左右混淆的情況，以及很難區分左右鏡像。可能是因為這個緣故，有閱讀障礙的人往往保有寫反手字的能力（大部分的孩子都會失去這項能力）。

即使猴子不會閱讀，牠們和你家小孩一樣，天生就擁有鏡像混淆的傾向。有關猴子的研究暗示，壓抑這種傾向，很可能會讓右下顳葉皮質脫鉤。和大部分動物一樣，猴子不太會區分左右不對稱的刺激。右下顳葉皮質受損後，牠們在這項測驗的表現甚至變得更好。看來，這項測驗裡有一部分苦工，在於「克制右下顳葉皮質天生的鏡像混淆傾向」。

兒童早期閱讀之所以這麼困難，罪魁禍首很可能就是右下顳葉皮質。曾有科學家對一群六歲及年紀更大些的英文閱讀者，展示一堆文字。對於剛開始閱讀的兒童，他們在閱讀時，左側及右側的下顳葉皮質都會活化。但是這種平衡會漸漸消失，直到十六歲，下顳葉皮質的活化大部分都移轉到左側。在這十年的轉變期間，六歲到十歲的孩子在「右下顳葉皮質的活躍程度」方面，會顯現出很大的差異。「右下顳葉皮質的活躍程度」與「閱讀測驗的分數」具有負相關。意思是說，右下顳葉活動愈少的孩子，閱讀表現愈好。

在學習閱讀上，另一個進展可能是辨認並操控口語發音的能力，譬如說，能夠判斷bat與cat的結尾都是同一個音。這項能力稱為**音韻覺識**，如果受損，可能就是導致閱讀障礙的核心原因。

閱讀初學者還有一個腦部區域很活躍：**左後側顳上溝**。辨識與分類口語發音的能力愈強的孩子，左後側顳上溝愈是活躍。此外，更廣泛的現象是，不論是閱讀新手或老手，顳葉與頂葉皮質的某些區域都可以看到活動產生，這些區域正是接收聽覺與視覺資訊的所在。所以，整合這些視聽功能，對於辨識文字可能是相當重要的事。

對於母語是字母語言（例如英語）的人來說，處理聲音的腦部區域與閱讀有關，其實是滿合理的，因為字母語言需要將發音與字母連在一起。但是並非所有語言都是這種方式。有一種語言最近引起許多語言學家與神經科學家的興趣，那就是華語。

對於說華語的小孩而言，學習閱讀是一樁艱巨的任務。中文是由數千個不同的複雜漢字所組成，每個漢字都是由「一個或多個基本字根（包括部首）」組合成的方塊字。一個漢字代表一個單字，或是可與其他漢字組合成「詞」。孩子必須學會1,134個基本字根（含214個部首），每個字根都含有從一畫到十幾畫不等的筆畫。最後，單從漢字的外表，通常看不出它如何發音。

小孩要如何穿越這樣一片濃密的漢字叢林？一條歷史悠久的途徑，是藉由手寫來學習，再配上注音符號或漢語拼音來學習發音。初學中文最主要的教學建議是：按照筆畫，一筆一筆的去學習寫字。這和拼音文字（如英文）的閱讀課程非常不一樣，要閱讀拼音文字，必須先學習幾十個字母，以及這些字母的發音。也因此，說不同語言的孩子，初學閱讀時牽涉到的神經路徑也不相同。

家中有藏書，孩子的學歷會更高

許多DVD宣稱能教導嬰兒閱讀。這類產品的製造商指出，讀寫能力最好的教導年齡，是從出生到大約四歲。然而，在這段年齡，孩子根本沒有能力區分b和d，更別提辨識整個單字了。沒有任何研究顯示，小寶寶在觀看這類影帶時，除了形成一些聯想之外，還能做任何事。且讓我們把某項產品的廣告辭「是的，你家寶寶能閱讀。」改成：「不，你家寶寶還不能閱讀！」

知覺發展的時間表，引發了另一問題：童書的益處是什麼？對於還不會閱讀的小小孩，童書的好處似乎是：提供親子在閱讀方面的互動機會。

與其讓小小孩自己讀書，或是提出「小孩能用手指頭，點出答案在書上何處」的問題，父母不如一起參與孩子的閱讀活動，來加速孩子的語文能力發展。你可以問孩子開放性的問題，例如關於書中角色的動作或屬性的問題；你也可以針對你家小孩的回答，做出反應。

從小能夠接觸到書本，和教育成就之間，有強烈的相關性。在薪資收入與父母教育程度都相仿的家庭當中，家庭藏書數量是預測孩子閱讀能力的一項好工具。平均而言，在許多國家，家中有很多書的小孩，比起家中沒有書的小孩，學歷會多三年。家裡有藏書，對孩子的成就影響之大，不亞於「父母都是大學畢業」與「父母未受教育」的差別。

功能性腦部造影顯示，說華語的孩子在閱讀時，頂葉皮質的活動只有稍微增高一點點，這和說英語的孩子不同；但是，以左側的中額葉皮質為中心的區域，卻產生一大片分布廣泛的活動。這些活化區域和用於工作記憶的背側前額葉皮質高度重疊。此外，中文閱讀者的前運動皮質也很活躍，前運動皮質可能是在執行精細動作（例如書寫中文）時給活化的。

這些發現暗示了，**對於中文書寫的主動回想或練習，可能是學習閱讀中文的核心**。於是，華語和漢字閱讀之間的差距，不只可藉由音韻來跨越，也可以從運動神經迴路得到協助。

音韻機制和運動機制是各自獨立的，或至少部分是。用音韻覺識來預測中文閱讀成就，比較不管用，不如拿來預測英文閱讀成就。值得注意的是，中國的閱讀障礙發生率比西方國家低（閱讀障礙在中國約只有2%，在英語國家則有5%到15%），這可能是善用運動機制幫了大忙。不過，若是只讀漢語拼音而不學習漢字，閱讀障礙就比較常見了。

學習閱讀的上上策，和學數學一樣，可能因人而異。據報告，中國和日本（手寫漢字和中國類似）的閱讀障礙孩童，在學習閱讀英文時，如果採用以音韻為基礎的學習方式，可以達到平均水準，甚至比平均還高一點；但是如果採用文字抄寫方式，就不行了。也就是說，對於說華語、但是有中文閱讀障礙的孩子而言，繼續採取以肌肉運動為基礎的學習方式，很可能突破不了閱讀上的困難；而對於說英語、但是有英文閱讀障礙的孩子來說，繼續採取以音韻為基礎的學習方式，可能也突破不了閱讀上的困難。

這帶給我們一個有用的結論：如果母語是英語的孩子有閱讀障礙，若是能有系統的抄寫單字（彷彿一個單字是一個符號），或許對他有益。抄寫可以活化運動迴路，有助於把語言映射到文字的外形上。

這和說英語的孩子早期閱讀時，以音韻為基礎的學習方式大不相同；而且也和全語言閱讀教學不同（這個對立的學派把焦點放在教材與情境上）。那種看起來很辛苦、由學中文的小孩所採用的、以額葉皮質為基礎的學習方式，提示了另一條克服閱讀障礙的路徑：利用仔細的書寫來研讀。

不論孩子用什麼方法來學習閱讀，一般的腦部模式都一樣：先從一組非常集中的腦部區域開始，然後漸漸利用更廣泛的網路。人腦所具備的這種將相距較遠的腦部區域整合起來、從事某項文化新發明的能力，正是我們的腦袋對於新機會充滿彈性的鐵證。

閱讀障礙的成因

閱讀障礙的定義是：其他智能與教育機會都充足的情況下，在閱讀上仍然持續碰到困難。閱讀障礙的發生率暗示我們，它不算是疾病，只不過是正常差異範圍中的一個極端。事實上，在還沒有發明文字的年代，甚至在近代的文盲社會裡，閱讀障礙可能根本不會有人注意到。

和其他神經發展疾病一樣，閱讀障礙源自遺傳機制。如果同卵雙胞胎當中有一個是閱讀障礙者，另一個也是閱讀障礙者的機率，接近70%。在有一半基因相同的異卵雙胞胎與一般兄弟姊妹中，同樣是閱讀障礙者的機率也還是很高，有40%。如果孩子的閱讀障礙只是由一或兩個變異基因所引發，預期應該就會出現這樣的遺傳模式。

讓我們易於出現閱讀障礙的基因，要不是能影響神經元移行到最終目的地的能力，就是能影響軸突的生長。有一個這類型的基因叫*ROBO1*，它能幫忙決定軸突是否會跨越左右腦的中線。研究人員最後應該能了解，這些基因如何影響神經迴路裡引起閱讀障礙的變異，不論是在神經元內部，或是在腦部區域之間的連結。

閱讀障礙兒童在進行音韻聽辨任務時，往往也遇到困難，像是辨認口語音節，或是這些音節發生的順序。這項障礙可能會妨礙他們把聲音與字母，快速自動的聯想在一起，而這種聯想是流暢閱讀必備的要件。這項任務在英文裡相當困難，因為英文包含許多不規則發音。事實上，閱讀障礙在義大利文或德文裡的發生率都比較低，它們的字母發音規則非常一致；雖說問題還是會以閱讀速度遲緩的形式呈現出來。

鏡像混淆對於閱讀之外的其他才能，也可能是一項資產呢。由於右腦新皮質與知覺的判斷有關，這暗示我們，右下顳葉皮質具備的強大知覺能力，可能有利於展現其他才華。

閱讀障礙在藝術家之中頻頻出現。有一項調查發現，在瑞典歌德堡大學主修藝術的學生當中，相當高比率都有閱讀障礙。不論是不是因為特殊才華導致了閱讀障礙，這些學生都已經找到一條不需要倚重文字的專業之路。

07
關關難過，關關過

26

忍著點，寶貝：回應壓力

年齡：第三孕期到十八歲

和成人比起來，面對壓力的小孩，處境不利的程度是兩倍，因為小孩改變環境的能力很有限，也不擅長管理自己的情緒。不過，每個孩子仍然必須找出面對壓力之道，這是成長過程無法避免的部分，不論問題只是與友人吵架這等小事，或是遭逢父母過世這等大事。

對於成人來說，處理困境，涉及改變周遭的環境，加上改變自己的心態。有彈性的成年人都是樂觀的。與其消極否認和迴避壓力情境，他們寧願主動擬訂策略，解決問題，以更正面的角度來詮釋自己的處境，並尋求社會支援，甚至在艱困環境中發掘它的意義。

一般說來，兒童似乎也能發展出一套對他們來說最有效率的應付技巧，只要他們承受的壓力是適度的。意思是說，壓力必須夠強，孩子才會注意到，但又不能太強，讓孩子應付不來。所謂的適度，到底是多大，其實因人而異，也因年齡而異。

壓力機制在人類和其他動物身上頗為類似，因此神經科學家可利用動物，把這個流程研究得很詳盡。動物能藉由一開始承受少量的壓力，來學習應付壓力。例如每週與媽媽分離一小時的幼猴，長大後處理壓力的能力，會比從未與母親分離的猴子更有效率。到了成年期，這些曾經承受輕微壓力的猴子，表現出的焦慮程度較低，體內壓力荷爾蒙的基準線也較低，前額葉皮質功能測驗的表現也較優。

同樣的，以大鼠來說，一窩鼠寶寶如果每天和母親分離十五分鐘，長大後會變得比較有行為彈性。相對的，每天與母親分離長達三小時的鼠寶寶長大後，和不曾與母親分離的鼠寶寶相比，會變得更容易緊張、更焦慮，學習速度更慢，而且更愛喝酒（若有人拿給牠們喝的話）。這兩種狀況會出現這樣的差異，原因可能出在：當小老鼠回到母鼠身邊時，鼠媽媽的態度到底如何。對於短暫分離，鼠媽媽會以更勤快的幫鼠寶寶理毛，做為補償；但是對於長時間分離的孩子，鼠媽媽則傾向於忽視牠們。

能夠控制的壓力源，比無法控制的壓力源，更有可能增加你的認知彈性。（所謂能夠控制的壓力源，是指：你有辦法透過自己的行動，來應付或減輕的壓力源。）年幼大鼠一旦學會如何逃避施加在尾巴上的輕微電擊，日後碰到無法預知、也無法控制的電擊時，比較不會發展出**習得的無助感**——心理學家認為這是憂鬱症的指標。

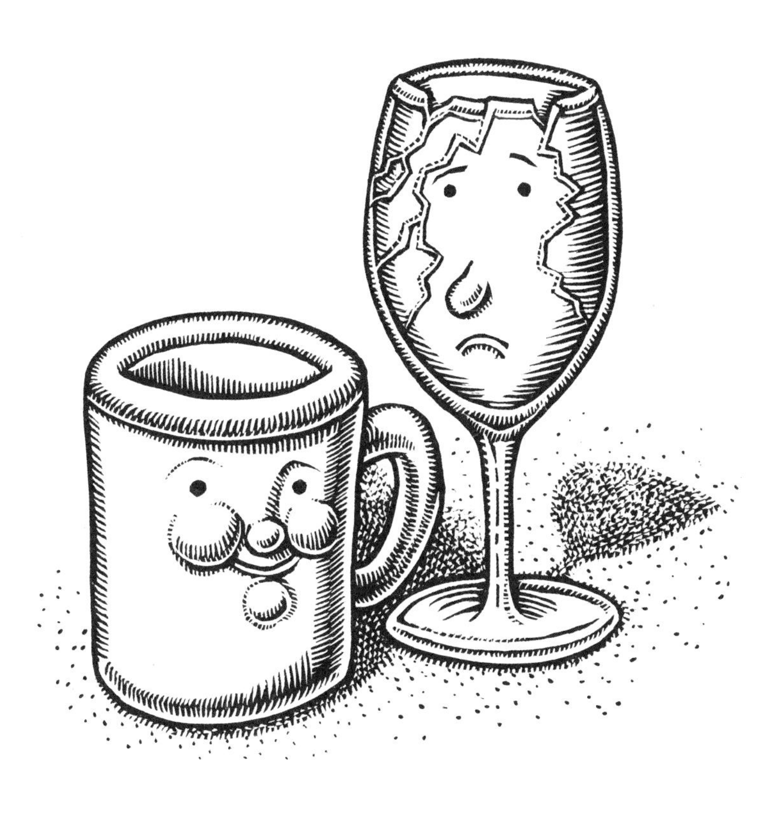

嬰兒必須依賴父母或其他看顧者，做為應付壓力的代理人，因為寶寶只能發送信號（例如啼哭）來表達自己有需求，但是沒辦法應變。學齡前兒童則已學會運用幾種方法，來應付壓力，像是尋求看顧者的協助、與問題正面對決、或乾脆退縮。分心策略（像是刻意去想一些快樂的事）和更理想的問題解決能力，要到童年期尾聲才會登場，而且這種能力會隨著年齡持續增強。不過，反覆沉思與焦慮也會跟著增加，因為一再思索問題，不見得有助於解決問題。

孩子隨著年紀增長，漸漸學會選擇不同的策略，來因應困難的處境，而且也開始顯露出更多的個人傾向與偏好。在這些個人差異當中，有一些能追溯到他們的性情。譬如，很快就會焦慮或生氣的孩子，面對壓力時特別脆弱（參見第17章，和第266頁的**實用訣竅：蘭花小孩比蒲公英小孩，更需要關愛**），部分原因是他們很慢才發展出自制力。對於高反應子女過度保護的父母，有可能干擾到孩子的發展，讓孩子處理問題的能力無法提升。

在我們面對壓力的生理反應中，最有效率的，莫過於應付眼前即刻的人身威脅。壓力事件發生時，有兩個生理系統會馬上活化。首先，交感神經系統會在不到一秒鐘內，釋出腎上腺素以及神經傳遞物質正腎上腺素（見第163頁），好將能量送往肌肉，增加心臟抽取與打出血液的能力，同時關閉非必要的系統，以便你的身體做好準備，看是要趕緊逃跑呢，還是留下來戰鬥。這套反應比較適合用來應付搶劫或是酒吧裡的鬥毆，不太適合處理一般壓力源，像是脾氣暴躁的上司，或是婚姻危機。

再來，**下視丘－腦下腺－腎上腺皮質系統**（HPA系統）會在幾分鐘內產生作用。下視丘會將**促腎上腺皮質素釋素**（CRH）送到腦下腺，由腦下腺釋出β腦內啡（一種天然的鎮痛劑）以及**促腎上腺皮質素**（ACTH）到血液中。然後，ACTH又會通知腎上腺，要它釋出**糖皮質素**（在人體主要是皮質醇）到血液中。就短期而言，這是好事，可以改變腦內的基因表現，幫忙修補因為引發壓力反應所造成的損害，包括補充能量儲存。皮質醇能夠增加醒覺與警覺，但在同時，它也會抑制其他流程，像是生長、修補、生殖、消化等等，因為這些流程可能會分掉一些能量，影響到解決眼前最急迫的問題。

一個有效率的壓力反應，應該是來得快、也去得快。當糖皮質素與海馬裡的接受器結合之後，有一個負回饋環路就會活化，關閉CRH的釋出，於是糖皮質素的製造也跟著打住。這個流程很重要，因為糖皮質素含量若是居高不下，持續長時間的結果，會造成一堆毛病，包括高血壓、免疫系統功能受損、骨質疏鬆症、胰島素抗性、或是心臟病。

慢性糖皮質素升高，還可能導致腦部出問題。糖皮質素可能會抑制新神經元的產生、瓦解神經的可塑性、殺死海馬中的神經元、或是造成杏仁體的結構改變。慢性壓力會使得**恐懼制約**更容易發生，而且更難消除。時間久了，海馬的受損不只傷害到學習，還會降低腦部終止壓力反應的能力，結果引發惡性循環，導致更嚴重的海馬受損。最後，壓力會造成前額葉裡的軸突萎縮，使得執行功能為之崩潰（參見第13章）。

交感神經系統與HPA系統互動密切。製造CRH並影響壓力反應的神經元，也被發現存在於杏仁體、前額葉、腦島、扣帶皮質、以及其他腦部區域中。譬如說，杏仁體神經元會投射到**藍斑核**（負責調節交感神經系統的活動），而藍斑核裡的神經元，能讓下視丘增加CRH的產量。

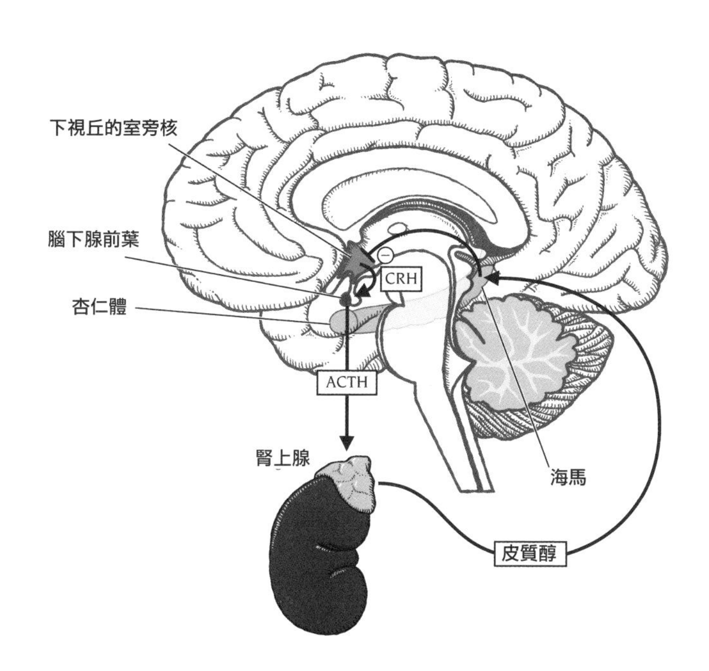

蘭花小孩比蒲公英小孩，更需要關愛

如果某些基因會讓孩子在許多壓力情境下，顯得特別脆弱，這種基因為何還能在族群裡存留下來？有些研究人員認為，這是因為對環境較敏感的孩子，如果處在安穩環境下，表現會更好；但是相反的，困難的環境對他們來説會更嚴峻。我們想説的是：或許該把「高反應小孩」的標籤，換成「蘭花小孩」──他們很敏感，但若養育得宜，結果會很棒。

就像我們已經提過的，大部分小孩都是蒲公英小孩；他們能在任何還算合理的環境下茁壯。相對的，帶有高反應的性情（容易生氣或害怕）的蘭花小孩，很明顯能從溫暖的養育方式中獲益（參見第17章）。高反應的性情，加上嚴厲或是不可依靠的養育方式，在許多研究中，都是強而有力的「少年犯罪」與「精神問題」預測工具。

但是，若是在很理想的養育環境下，這些孩子在很多方面的表現，都可能超越蒲公英小孩。譬如説，在一項前瞻性研究中，高壓力家庭裡的高反應兒童，遠比同一家庭裡的低反應兒童，更常生病。但是在低壓力家庭裡，優勢卻倒過來：高反應兒童比低反應兒童更少生病。簡單的説，蘭花小孩的結果比較多樣，不論是更好或更壞。

類似的結果也出現在恒河猴的研究中。高反應的猴寶寶如果由特別關愛的猴媽媽撫養，對壓力的反應最有彈性，而且最後在猴群中的地位會很高。但是，高反應猴子如果由一般的猴媽媽撫養，卻會得到最差的結果。反觀那些由一般猴媽媽所生的小猴，不論是由特別關愛的媽媽或一般媽媽來撫養，對成年後行為的影響，差別並不大。

「蘭花小孩」這個想法，和好幾項發現都一致。譬如說，天生閱讀困難的孩子，可能具有更大的藝術才華（見第25章），而且「對科學有興趣」也可能與「容易自閉」有關（見第27章）。想想看，養育蘭花小孩所付出的特別關愛，將來有一天能造就更好的結果。辛勞的父母們，應該可以信心大振！

父母在協助幼兒處理壓力時，他們的支持品質能調整孩子的HPA反應。對於正常發展的兒童，壓力引發的強烈生理反應，會在出生的頭一年當中趨於緩和。嬰兒還是會啼哭尋求父母的協助，但是他們的啼哭不會伴隨HPA反應。至於年紀稍大的幼兒，屬於安全依戀型的孩子在回應壓力時，比起不安全依戀型的孩子（也就是沒有把父母視為可靠的安慰來源的小孩，參見第20章），前者皮質醇的濃度不會升得那麼高。

至於無組織型依戀的孩子，壓力反應最為強烈。這種孩子的父母往往極度焦慮，對孩子常有攻擊性的言行，讓小孩非常害怕。這些孩子也是行為障礙或情緒障礙的高風險群。

研究發現，面對壓力時特別脆弱的孩子，一旦進入青春期（見第9章）、對壓力的反應轉換為成人模式後，他們在應付壓力事件時，將更為脆弱。這可能會升高罹患精神病的風險。

你會面對的壓力源，要看你個人的環境特性而定。對於許多哺乳動物，小寶寶的腦袋都會針對牠們將來成長的環境類型，預做準備，讓牠們的壓力反應系統能夠根據早年的經驗進行調整。這種流程，研究得最透澈的案例是後成遺傳變異——這種作用會讓環境永久影響基因表現的方式，進而影響我們的長期行為（參見第65頁的你知道嗎：**基因組上的後天足跡**）。

壓力會深深影響腦部發展。在第2章，我們提到懷孕期間的壓力將會造成的影響（參見第39頁的實用訣竅：**孕婦壓力愈小，寶寶問題愈少**），例如針對路易斯安納州逃躲颶風的懷孕婦女，以及經歷其他類型重大壓力（像是至親死亡）的懷孕婦女所進行的調查研究。這些備受壓力的孕婦產下的寶寶，許多問題的風險都顯著增加，包括自閉症、精神分裂、智能低落和憂鬱症。

大致說來，早年壓力對於人類、囓齒動物以及猴子的影響，似乎都很接近。母親在懷孕期間很緊張或是很憂鬱，孩子日後面對壓力時，HPA的反應會增強。和一般人相比，童年受虐的成人，也同樣會對壓力產生比較強烈且持久的HPA和交感神經反應。可能正因為如此，早年受虐的成年人的海馬，容積比較小，而且在糖尿病、心血管疾病、憂鬱與焦慮、精神分裂及濫用藥物方面，風險比較高。其他腦部結構也可能會受影響，只是目前還沒有研究清楚。

為何早年的經驗會調節壓力反應？從大鼠的親子關係或許可以略窺一二。對於剛出生的鼠寶寶，母親的舔舐與理毛，能減輕鼠寶寶的壓力生理反應。母鼠在鼠寶寶出生頭一週，幫鼠寶寶舔舐與理毛的時間長短，天生就有差異，而證據顯示，不論哪種照顧方式，鼠寶寶都能正常發展。但是與很少理毛的母鼠撫養的鼠寶寶相比，經常理毛的母鼠養出來的小老鼠，成年後比較不會害怕，HPA壓力反應也比較小、比較短暫。有一些實驗，將整窩新生鼠寶寶交由別窩鼠媽媽來「領養」，結果也證實這樣的效果是由環境造成，而非遺傳。

這樣的結果讓人忍不住要想，常理毛的母鼠才是「好」媽媽。但這是錯誤的想法。事實上，兩種類型的母鼠，都能「讓子女成年後的行為，與周遭環境相配合」，而這正是神經發展的一個重要目標。還記得嗎？並非所有的壓力都不好。出生在艱困環境中的鼠寶寶，如果警覺性高一點，HPA系統多活躍些，可能會活得更好。如果母鼠對第一窩鼠寶寶經常理毛，但在第二次懷孕時變得緊張，因此對第二窩鼠寶寶很少理毛，對第三窩也是一樣，那麼這意味的是：牠們未來的子女，將擁有較活躍的HPA系統。

懷孕期環境艱困的另一個指標是：蛋白質缺乏，或暴露在細菌感染之中，這些也同樣會增加鼠寶寶成年後的HPA反應。不只如此，與經常理毛的鼠媽媽養大的鼠寶寶相比，很少被舔舐與理毛的鼠寶寶，性成熟比較早，而且一次交配後就懷孕的機會也較高。在艱困環境下（參見第30章），這些都有利於生存，而且提早生育可避免在生命晚期有較高風險罹患慢性疾病，應該是划算的交易。

加拿大科學家明尼（Michael Meaney）與同事追蹤研究早年的舔舐與理毛，對大鼠的神經與分子化學會有什麼樣的影響。他們發現，母鼠的這些行為會引發神經傳遞物質多巴胺，在鼠寶寶的海馬中釋出，然後在那兒引起一系列細胞內信號，能夠減輕後成遺傳對糖皮質素接受器基因的壓抑（參見**你知道嗎：基因組上的後天足跡**）。由於這種DNA調節是永久性的，接受理毛的小老鼠長大後，海馬會擁有較多的糖皮質素接受器，因此往後一輩子都能有效的終止HPA壓力反應。此外，等牠們長大當上媽媽之後，也會成為經常舔舐與理毛的母親，於是把這種後成遺傳的調節作用，繼續傳遞到下一代。

至於那些由不常理毛的媽媽養大的大鼠，利用藥物治療，把牠們DNA上的甲基移除之後，也能將高張的HPA壓力反應，予以逆轉。

在猴子身上，HPA壓力反應同樣會受到早年經驗的調節。若要正常的長大成熟，小恆河猴（和人類小孩一樣）也需要與至少一隻成猴建立依戀關係，通常是與母親。那些不是由母親撫養，而是在一群同儕團體裡長大的猴子（在人類，這等於犯下疏忽照顧兒童罪），會出現各種不尋常的行為。牠們很少探索，也很少玩鬧。長大後，牠們會用害怕或攻擊來面對威脅，而且對於和同儕團體分離，牠們會產生強烈的HPA反應。

這種現象，在帶有**血清張力素運轉子**基因（又稱*5-HTT*）的某個對偶基因的猴子身上，更是格外嚴重。血清張力素運轉子能將神經元釋出的血清張力素從突觸上移除，終止該神經傳遞物質的活性。在靈長動物中，只有人類與恆河猴的這種基因顯示出變異。任何基因如果出現不同版本，都稱為**對偶基因**，算是正常基因變異的一部分。比起帶有兩個長版本的血清張力素轉運子基因的猴子，帶有短版本的血清張力素轉運子基因的猴子，會顯示較高的HPA活性，但只會發生在「牠們是在同儕團體給養大時」。如果是由母親撫養長大，這兩種猴子成年後的結果都差不多。研究人員的結論是，這種基因變異為族群提供了行為彈性，使得恆河猴（以及人類）能在許多不同的環境中茁壯。

到底是什麼決定了人類個體的壓力反應？不要忘記，我們在第4章提到，遺傳與環境因素的特定組合，能導引出單靠先天因素、或單靠後天因素都無法影響的特定結果。這類互動極難釐清，因為可能的組合實在太多了。

有一項追蹤了一千名兒童的縱貫研究，大大增進了我們對這個議題的認識程度，這些兒童都是在1972年4月到1973年3月之間，出生於紐西蘭的但尼丁。在這項研究中，卡斯皮（Avshalom Caspi）與莫菲特（Terrie Moffitt）和同事找出了好幾種遺傳與環境互動的精神病案例，其中，唯有在帶有某個基因變異版本的人身上，某一項經驗才會增加某種結果的風險。

但尼丁研究最著名的發現是，對於帶有短版血清張力素轉運子基因的人，若童年曾經受虐或經歷重大壓力事件，罹患憂鬱症的風險會增加。（帶有兩個短版該基因的人，風險甚至更高。）帶有兩個長版血清張力素轉運子基因的人，最有彈性，不論童年經歷如何，罹患憂鬱症的風險都很低。反觀帶有兩個短版該基因的人，罹患憂鬱症的風險與他們在童年期的受虐情形成正比。在這個族群，嚴重受虐會讓憂鬱症的風險倍增。

但尼丁研究還發現了另外兩種危險的基因與環境組合。帶有「能導致**單胺氧化酶**某種變異型的活性變低」的對偶基因的人，童年期的受虐經驗將更可能導致反社會行為。單胺氧化酶這種酵素能降解血清張力素、多巴胺以及正腎上腺素——這些都是與壓力反應及情緒有關的神經傳遞物質。

此外，帶有**兒茶酚－O－甲基轉移酵素**基因的某種變異型的人，若在青春期吸食大量大麻，精神分裂的風險將會增加。這種酵素能裂解神經傳遞物質多巴胺、腎上腺素、以及正腎上腺素。但如果是成年後才吸食大麻，精神分裂的風險就不會增加，不論是哪一種基因型。

一般說來，基因與環境的互動非常複雜，很難一一證明。所以上述這些發現都還保留了些許的爭議性。其中，*5-HTT*基因與早年生活壓力之間的互動，算是最強的結果。它已經被十六項研究重複驗證過，雖說還是有其他研究得到不同的結論。大麻與精神分裂之間的關係則是最薄弱的，目前為止完全建立在單單一項研究上。

研究面對逆境時的行為彈性，對於我們了解經驗如何影響兒童的發展，貢獻良多。現在愈來愈明顯的是，某些環境的影響是因人而異的，對不同的孩子，有不同的效果。我們都知道，同樣的生命事件能導致不同的結果，要看孩子帶有什麼樣的基因而定。很可能還有一些更複雜的互動，是研究人員無法利用現有科技來辨識的，像是同時涉及多重環境因素與多重基因的互動。科學家可能永遠無法解開所有這些影響，但是我們能夠肯定的是，單靠基因遺傳，或是單靠環境條件，都無法決定孩子的命運。

27 心盲：自閉症

年齡：一歲到四歲

大部分寶寶從出生後，就對社交活動有興趣了，但是對於自閉症小孩，腦功能裡的社交部分卻嚴重受損。正如我們在第2章描述過的，發育的第一步就是由遺傳機制來規劃設計，只有在極嚴重的環境缺陷下，像是高劑量毒物，發育過程才會出錯。發育過程相當複雜，需要倚賴好幾千個基因。孩子如果碰巧從父母遺傳到不幸的對偶基因組合，就有可能產生自閉症這類神經發展問題。

自閉症的核心，是一種很特別、也很深沉的失調。用一句話可以形容這種問題，那就是欠缺心智推論能力，這是「想像他人知道什麼，在想什麼，或是感覺如何」的能力（參見第19章）。自閉症的人很難看出他人在扯謊、嘲諷、揶揄、或是占他們便宜。他們尤其沒辦法判讀他人的臉孔表情，特別是情緒。如果要和色盲的特質做個類比，自閉症似乎可以稱做**心盲**。

自閉症是在1943年，由發現者肯納（Leo Kanner）醫生率先為它下定義。這種病算是罕見的，在美國，大約每一千名或兩千名兒童當中，才有一人罹患此症。自閉症的診斷主要是根據三方面的問題：社交互動能力不足、缺乏或完全不具溝通能力、以及重複固定的行為。在肯納醫生的發現之後，其他研究人員也注意到，自閉症其實並非所有個案都相同。許多自閉症兒童也具有其他類型的腦功能缺損，像是智能遲緩或癲癇。另外，還有一些疾病與自閉症相關，但程度較輕，像是**亞斯伯格症**，患者的語言和認知能力大致完好。

總的說來，這些所謂的**泛自閉症障礙**，在一百五十名兒童中，大約會出現一例，其中75%到80%是男孩。這些孩子的兄弟姊妹也是高風險族群，罹患泛自閉症障礙的機率是一般人的十倍（也就是十五分之一的機會）。

在過去幾十年當中，正式診斷為泛自閉症障礙的比率快速攀升。其中大部分增加，都是源自診斷上的變革。在美國，直到1980年，自閉症才被美國心理學會認可為正式診斷項目，而且在1994年修改診斷標準後，更是讓比較多的孩子符合自閉症的診斷，以便得到正確的對待。此外，也有更多孩子接受篩檢，因為許多小兒科醫生現在都把自閉症當成例行檢查項目之一。有些研究人員相信，這些因素能解釋為何自閉症的比例顯著升高。

不過，還有其他**更可能造成自閉症比例升高的因素，是足月前生產的比例升高**，譬如，因為早期催生案例增加，以及由於醫療照顧進步，而導致早產兒和高危險嬰兒死亡率下降（參見第2章）。和診斷的變革不同，這些與早產有關的原因，才能真正讓神經發育有問題的兒童人數增加。另一個可能的原因是，過去幾十年間，父母的生育年齡一直提高，這有可能導致更多精子與卵子產生自發的遺傳變異。凡此種種，均使得自閉症個案為之激增，社會大眾也開始意識到這件事的嚴重性。

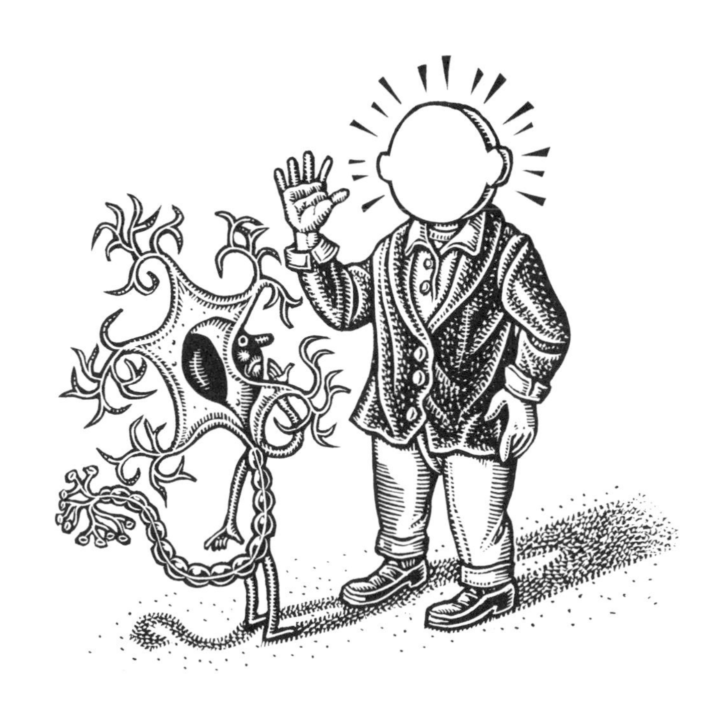

傳說中的野生孩子，會不會是自閉症？

神話以及近代歷史中，充斥了許多野生的孩子的故事。根據傳說，這些孩子最典型的共通點就是缺乏語言能力，通常只會咕噥或咆哮。他們也不肯穿衣服。種種行徑，令人聯想到自閉症患者在感知方面的困難，以及無法與他人正常交際。

這些傳說中的孩子，可不可能並非野生，而只是罹患了自閉症？

像這樣的孩子，通常被說成是由動物撫養，最常見的是狼，有時是狗、猿、熊，甚至包括瞪羚。此外，就像有發展障礙的兒童大部分是男生，「野狼養大的孩子」幾乎永遠都是男孩，不論傳說起源的國家在哪裡。羅馬神話中的羅慕路斯（Romulus）與瑞摩斯（Remus），據說就是由一隻母狼餵奶養大的。古希臘及羅馬傳說中的野生小孩，也多半是男性。

有某些案例，想像力也未免太豐富了，例如某位神祇是由蜜蜂養大。有一個近代的案例，是發生在法國的男狼維多（Victor the Wolf Boy of Aveyron），他在1800年左右，全身赤裸的出現於法國鄉間時，看起來大約十二歲。

當然，從來沒有人真正觀察到，這些小孩確實是由動物撫養長大的；所謂的野生，只不過是反映了這些孩子的怪異行為。在少數幾個孩子能說話的案例，他們常常描述自己逃了家，然後與動物一起過活。看來比較可信的狀況是：一個遭遺棄、行為能力不太差的自閉兒，設法生存到讓人發現為止。

自閉症兒童在社交與溝通能力上的欠缺，於一歲時、或甚至更早，就可以看得出來了。在這個年齡，和非自閉症嬰兒相比，自閉症嬰兒比較不會回應自己的名字，比較不會看其他人，或是比較不會採用想與人溝通的姿勢。自閉症兒童在和他人一起針對某件物體進行**共享注意力**（也就是共同注意）方面，極為不足，而這是社會行為的先質（參見第20章）。另外，自閉症兒童無法了解簡單的遊戲，像是躲貓貓、呵癢癢。不過，這些差異相當微妙，很少有嬰兒這麼小就給診斷出來，除非他們有哥哥姊姊患有自閉症，使得父母對於這些不尋常的行為特別敏感。

自閉症嬰兒也會和父母建立依戀關係（雖說可能是以不尋常的行為方式，來表達這種感情），而且對於不熟悉的陌生人，會有不同的反應。在出生第二年，許多自閉症寶寶開始出現很明顯的發展問題，像是語言發展遲緩或是重複行為。

一般說來，**二十四個月大的幼兒，去看一次小兒科醫生或心智發展專家，就可以偵測出是否患有自閉症**。在這個年齡，小兒科醫生通常都會用一張清單來篩檢幼兒的自閉症。「自閉症診斷觀察項目」最早可以用在十二個月大的幼兒身上，但是也有風險，可能會做出不夠成熟的詮釋。因為有些小孩只是發展較慢，最後結果還是一樣好。但是等到滿三足歲，診斷就很可靠了。

對研究人員來說，要了解這些奇怪的症狀組合如何產生，始終是一大挑戰。然而，根據一些層次設定在腦部整體構造和個別神經元的研究，已經讓某些線索開始浮現出來。然而有些結果的詮釋仍不夠清楚，因為典型的腦部異常都是在死後才觀察到的，而那距離自閉症最早被辨識出來，已經幾十年了。目前還不清楚，那些腦部異常是童年初期就已存在，還是多年歷經自閉症後的變化。但不管怎樣，加上腦部掃瞄後，神經科學家發現了以下幾種模式。

對於自閉症患者進行的腦部掃瞄，初步發現了一項共通的特徵：杏仁體畸形，或是特別小。同時，與非自閉症的人相比，自閉症患者這個區域裡的神經元數目也減少了。杏仁體是產生情緒反應必需的部位（參見第18章），是評估他人臉部表情時，必須活化的區域，而自閉症兒童確實很難做到這一點。

到目前為止，自閉症患者腦部最一致的結構異常，出現在小腦、以及與小腦相連的其他區域。就神經元的數目而言，在75%自閉症患者的小腦結構裡，都有神經元減少的現象。全腦掃瞄也可以看出異常。當小兒神經科醫生在檢查早產兒，想找出神經發展問題與任何腦部傷害的位置之間的關係時，他們發覺，自閉症小孩與小腦損傷之間的關聯特別大。

這些發現提供了一些可能很有用的線索，但同時也呈現了一個大謎團。傳統上，小腦都被認定主要負責處理感官資訊，以引導人體的運動，成年人一旦小腦受損，運動功能就會瓦解。自閉症兒童有時候動作確實很笨拙，但並不是弱不禁風的樣子。所以這究竟是怎麼回事？

其中一個可能性是：小腦對於將感官事件（例如母親的笑臉）轉譯成一則具有社交重要性的訊息，是不可或缺的。別忘了，你家小孩的腦袋必須經過經驗—預期發育階段（參見第10章），讓腦袋做好準備，去幫自己接線，讓它能接收到正常的訊息輸入。而自閉症小孩可能就是很難將日常社會經驗，轉譯成有意義的信號，於是剝奪了他們生命早期必需的經驗。如果異常的小腦確實和這個脫序的發育過程有關，很有可能是影響到小腦與其他腦部區域的連結，包括參與處理臉部資訊的前扣帶皮質，以及牽涉到複雜計畫和執行功能的前額葉皮質。這些腦部區域在自閉症患者的腦袋裡，通常也顯示出異常。

小腦異常也可能造成感知上的不足。小腦對於區分自己的觸摸與他人的觸摸，非常重要。這方面最顯著的例子就是搔癢現象：你沒有辦法搔自己的癢，讓自己發笑，因為你的腦袋只有在他人搔你癢癢時，才會產生強烈到足夠讓你感知到的信號。當他人碰觸你的時候，小腦的活動會增強。

自閉症幼兒會以異常方式，來經歷社會感官經驗的證據，來自觀察他們的行為反應。自閉症幼兒往往很難表現出自然的肢體動作，譬如行走的姿態，也很難詮釋很普通的社交線索。當成年人說話時，一般幼兒都會望著說話者的眼睛，因為裡頭會傳達出社交訊息。自閉症幼兒則是傾向直接去看說話者的嘴巴，也就是聲音的出處。

有一項研究是讓幼兒觀看一部有配樂的電影，內容是一名模特兒在和一隻泰迪熊玩假裝遊戲。研究人員同時播放該影片的兩個版本，一部是正常播放的影片，另一部影片則是上下顛倒，而且前後順序也是倒過來的，因此配樂和片中的動作無法配合。結果，自閉症小孩花一樣多的時間，輪流觀看這兩部影片。但是一般小孩以及非自閉症的心智障礙小孩，大都把注意力擺在正常播放的影片上。

自閉症小孩的感知困難，會持續整個發展過程，並進入成年期。自閉症患者對日常生活裡的聲音，通常非常敏感，甚至對自己的衣服的感覺也很敏銳。電影「星星的孩子」描寫的是葛蘭汀（Temple Grandin）博士的真實故事，身為自閉症患者，葛蘭汀曾寫下親身經驗：「大聲也是一個問題，常覺得好像牙醫的鑽頭敲擊到神經，真的會引發疼痛。我怕死汽球爆炸的聲音……一般人不在乎的小聲音，也能讓我分心……室友的吹風機聲音，在我聽起來活像噴射機起飛。」亞斯伯格症患者威利（L. H. Willey）則寫道：「我發現簡直無法去碰觸某些物體。我討厭僵硬的東西……之後雞皮疙瘩爬滿身，渾身不對勁。」

同卵雙胞胎裡頭，如果有一人是自閉症，另一人也是自閉症的機率在60%到90%之間。彼此只有一半遺傳成分相同的異卵雙胞胎，同時罹患自閉症的機率要低得多。這些事實在在暗示，自閉症的根源是遺傳性的，而且牽涉到多個基因。研究人員已能在嬰兒四個月大就發現警訊，顯示這種遺傳的發展結果，能在生命非常早期就顯現出來。

近年來，陸續發現了與自閉症可能有關聯的基因，科學家稱這些基因為自閉症**易感基因**（和特定疾病具有正相關性的基因），其中有些基因與腦部發育有關，其他基因則能製造突觸裡的一些蛋白質。這些發現暗示了，它們可能會影響突觸連結中的發展，或一些其他的功能。這些基因當中，通常會有某個基因是以單獨一個或三個的數量存在，而非尋常的兩個對偶基因（一個來自母親，一個來自父親），這種現象稱為**複製數變異**。雖然目前還不清楚這些基因到底如何增加自閉症的風險，不過大部分案例裡，自閉症都是由多個基因造成的。有可能當神經發展過程遇到多重困難時，擾亂得太厲害，讓腦袋轉向，偏離了典型的發展路徑，而朝向泛自閉症的方向行進。

有一個問題是，為何引發自閉症的基因，還能存留在人類族群中？畢竟，這些缺陷基因不是應該在演化過程中消失了嗎？沒錯，通常是這樣，但是如果某些基因組合起來會造成問題，可是個別存在卻能帶來益處，就會出現重要的例外。能攜帶氧氣的血紅蛋白的基因，就是一個非常著名的例子。孩子如果遺傳到一個以特定方式變動過的這種基因，他對瘧疾的抵抗力就會增加。但是如果兩個對偶基因都是這個版本，結果就是鐮形血球貧血症。

類似的道理，每一個自閉症風險基因可能都有它的正面功能。譬如說，自閉症小孩通常對細節很在行，這可能是因為缺乏來自額葉皮質的高階控制。族群中如果有一小部分人，具備超級專注於手中任務的能力，對這些人（以及整個社會）來說，可能都是好事一樁。套句葛蘭汀的話，「如果自閉症易感基因完全從基因庫中消失，會發生什麼後果？以後恐怕就只有一群人在那裡閒聊、交際，但是什麼事都做不成。」

帶有自閉症易感基因的另一個後果是，可能會對科技領域有超強的興趣。聲宏最近曾針對普林斯頓大學的新鮮人，進行了一場調查。聲宏發現，在那些表示對科技領域（科學、工程或數學）有興趣的學生當中，有二十五分之一的人回報，兄弟姊妹當中有泛自閉症障礙者。這個比例，是有志於人文與社會科學的學生，回報比率（八十二分之一）的三倍多。

同樣的，在之前的一項調查中，劍橋大學主修物理與數學的學生，回報有泛自閉症障礙親戚的比率，也是遠高於主修英文與法文的學生。這類發現暗示，自閉症易感基因有可能讓人傾向於某種思維方式，例如傾向於尋求系統詮釋（或是反過來說，傾向不用社會詮釋的角度），來解釋世間事理。

自閉症並沒有同時出現在每一對同卵雙胞胎身上，這表示，環境因素可能也是促成這種疾病的原因。這些環境影響，恐怕出現在嬰兒很小的時候，甚至是出生之前。有一個例子是癲癇與精神疾病治療藥物**帝拔癲**。懷孕婦女服用帝拔癲，會增加胎兒罹患自閉症的風險。另一個案例是在懷孕第五個月、第六個月、或第九個月時承受很大的壓力，也會伴隨較高的自閉症風險（參見第39頁的實用訣竅：**孕婦壓力愈小，寶寶問題愈少**）。

唯有及早開始，行為治療才有助益

許多療法都試圖要去醫治自閉症，從主流療法到另類療法都有。這些療法有效的證據，頂多只能算是薄弱。最顯著的例外是密集行為治療，它的有效證據大部分都是確定的。密集行為治療有好幾種型式，能夠幫助大約半數的自閉症兒童。

在1970和1980年代，加州大學洛杉磯分校的羅法斯（Ivar Lovaas）與人合作，為自閉兒開發出一種治療法，內容有一對一的密集指導，讓自閉兒在監督下，與非自閉症兒童進行訓練遊戲，包括例行的課堂活動，以及訓練父母親為將來返家更進一步治療預做準備。這種密集做法，確實能改善自閉症兒童的行為能力。

行為治療可以在自閉症剛診斷出來時，就開始進行，通常是在二歲或三歲。加州大學洛杉磯分校的做法是，先讓孩子對明確的指示有反應，從很簡單的任務開始。如果能正確做出反應，剛開始孩子會得到食物，以及令人渴望的禮物，做為獎賞。之後，孩子會經由讚美、呵癢、擁抱及親吻，感覺到獎賞。一旦他們能夠回答問題，懂得輪流、以及參與基本遊戲，就會被分派與非自閉症兒童湊成一組，在監督下進行遊戲，並由非自閉症兒童提供回饋。最後，非自閉症兒童會引導自閉兒，認識課堂狀況和團體遊戲。

與其他治療或常規的特殊教育相比，接受行為治療的孩子，社交參與更多，而且也具有更好的語言能力，智力測驗平均可以提升20分。然而，行為治療非常昂貴，而且過程漫長。治療的收費大約每年五萬美金。固然這筆花費非常龐大，但比起照顧自閉症患者一輩子，還是便宜得多。這種密集行為治療，每週至少需要三十個鐘頭，由臨床專業人員直接照顧，或是由父母親在臨床專業人員的監督下進行。

焦點集中也很重要。根據報告，四歲到七歲的輕度自閉兒，如果同時採用行為治療與其他療法，效果會差很多，可能是因為想給予有效療法的努力遭到稀釋了。

根據自閉症的發展史，盡可能早點開始治療，應該是合理的做法。有個研究小組曾描述一名自閉兒一歲大的妹妹：凱薩琳。凱薩琳很固執，她要把所有打開的門給關上，她會說的話很少，而且花很多時間把很長的直尺立在自己手上，要讓它維持平衡、不掉下來。然後，凱薩琳接受為期三年的密集行為治療，在那之後，她進入一般幼兒園，而且認知和語言技巧測驗成績都在平均水準以上。最後，她成功打進了非自閉症兒童群體中。及早付出的努力，如今已獲得不錯的效果。

雖說這個案例並不能證明，凱薩琳原本一定會變成自閉兒，但她的成功結果，還是展示了：在兩歲前辨識出自閉症高風險兒童的潛在益處。此外，凱薩琳的案例可能也證明了，在適當的條件下，自閉症易感基因的輕微分量，有可能攜帶了「蘭花小孩」的優勢（參見第266頁的**實用訣竅：蘭花小孩比蒲公英小孩，更需要關愛**）。凱薩琳超過平均水準的成績，就是一個明證。

至於疫苗可能引發自閉症的說法，其實是一個迷思。1990年代，針對某種特定疫苗的譴責聲浪高漲，那就是麻疹、腮腺炎與德國麻疹三合一疫苗（MMR），它的第一劑接種時間通常是在新生兒滿一歲時。最初有一篇報告指稱這種疫苗引發了自閉症，因此席捲了大眾媒體的注意。然而，那篇論文後來被證實是造假詐欺的，但這個結果卻不太受媒體關注。

事後詳細的調查顯示，研究者威克菲爾德（Andrew Wakefield）捏造了該研究中每一個孩子的醫學紀錄，譬如說，隱瞞那些孩子早在接種疫苗前，就已經顯露自閉症徵狀的事實。威克菲爾德研究的這些孩子，幾乎全部都是透過一名律師推薦來的，這名律師付錢要他做這項研究，以便幫助他打官司控訴疫苗製造廠。威克菲爾德後來被撤銷臨床醫師執照和學術研究資格，但是在諸多名流人士的支持下，威克菲爾德繼續在美國推銷疫苗與自閉症有關聯的想法。事實上，在很多MMR疫苗受到攔阻的社區，自閉症發生率卻還是一樣，有些社區甚至還升高了。既然導向自閉症的發展步驟，早在寶寶一歲前（甚至胎兒期間）就已經在進行中，拒絕疫苗注射的影響，將只有增加你家小孩和他的朋友得到麻疹、腮腺炎或德國麻疹的風險。

然而，即使科學家已經開始了解自閉症的遺傳原因，有效的療法依然沒有影子。現階段，還沒有發現對付自閉症的銀彈頭。最具正面效果的療法，應該算是行為治療。但是很不幸，這還是一條艱巨漫長的道路（參見實用訣竅：**唯有及早開始，行為治療才有助益**）。

有些父母一心決定，要找出自閉症成因，並為子女尋求治療方法。這有可能是出於罪惡感，即便子女得病並不是他們的錯。雖然這些努力對於推動研究病因與治療非常重要，但是做父母的人，在擁抱尚未證實、而且價格高昂的新療法時，還是應該小心許多所謂的療法其實並沒有助益。這類例子包括螯合治療及營養治療、輔助式溝通、以及高壓氧治療等等，名單太長了，寫不完。這些治療的效果，不太可能比什麼都不做來得強，有些療法甚至還有造成重大傷害的危險（參見第286頁的實用訣竅：**何種療法是科學？何種療法是廣告？**）。

對於自閉症兒童，父母能提供的最大貢獻，就是讓潛在的問題及早發現，而且要在兩歲時就採取行動（或是更早，如果可以的話）。就大部分案例，寶寶只要按照自己的時間表，循序成長即可，但是對於自閉症，外力介入可以造成關鍵的改變。泛自閉症障礙的挑戰非常巨大，而且在可預見的未來，都將與我們共存。

但我們也不能忘記，這些讓孩子成為自閉症的基因當中，有些可能會幫助他的兄弟姊妹展現特殊才華，進而貢獻社會。

28 老基因遇上現代世界：過動症

年齡：八歲到十八歲

1950年代，葛羅斯（Charlie Gross）還是個小男孩，就被判定為過動兒。雖然他很聰明，老師卻覺得他很麻煩，認為他是個惹禍精。後來，葛羅斯找到其他值得挑戰的事情，成為鷹級童軍，高中時還贏得西屋科學獎。幾年後，他成為最先進的腦科學家之一，率先在靈長類腦袋中，發現能對複雜特徵產生反應的單一神經元（例如臉孔神經元，參見第25章）。

如果葛羅斯晚生五十年，無疑的，一定會接受注意力不足過動症的治療。這種疾病，全世界兒童的發生率約為5%。如果是比較寬鬆的定義，可以高到17%；在某些學校，甚至高達20%的男孩都接受這種疾病的藥物治療。一個如此廣泛的現象，但是在發生與治療的評估上又如此多變，可以明確定義為醫學疾病嗎？

就很多方面來說，答案是肯定的，一來**注意力不足過動症**能被治療，再加上科學家最近找到一些與它有關的基因，都足以證明注意力不足過動症是一種醫學疾病。然而，注意力不足過動症的歷史，包括令它成為大眾注意焦點的最新近況，已經引發不少的懷疑。

注意力不足過動症的定義，自從1980年以來，變動過好幾次了，而且不見得都能適用。根據美國精神醫學協會的《精神疾病診斷與統計手冊第四版》（DSM-IV），評估人員會詢問孩子，是否會經常容易因外界刺激而分心、經常過度說話，或是經常在問題還沒問完前就衝口說出答案。大部分孩子（包括小時候的聲宏）都至少吻合幾項條件。事實上，你家小孩很可能就有其中某些特徵，而那些特徵在兒童身上是很常見的。不過，這些症狀必須達到某個程度，才能診斷為過動症。

注意力不足過動症能夠算是一種疾病，最強烈的證據來自遺傳學。注意力不足過動症的**易感性**是可以遺傳的。（易感性是指，體質具有容易罹患該種疾病的特性。）在基因連鎖研究裡，注意力不足過動症有70%到80%的遺傳率，和自閉症旗鼓相當，比精神分裂症還高。已經找到的注意力不足過動症易感基因有幾十個，其中很多都和發育有關，而且也和自閉症及精神分裂症有關。事實上，與正常發育的腦部相比，注意力不足過動症患者腦部的灰質與白質（參見第9章），其成長軌跡也顯示出變化。

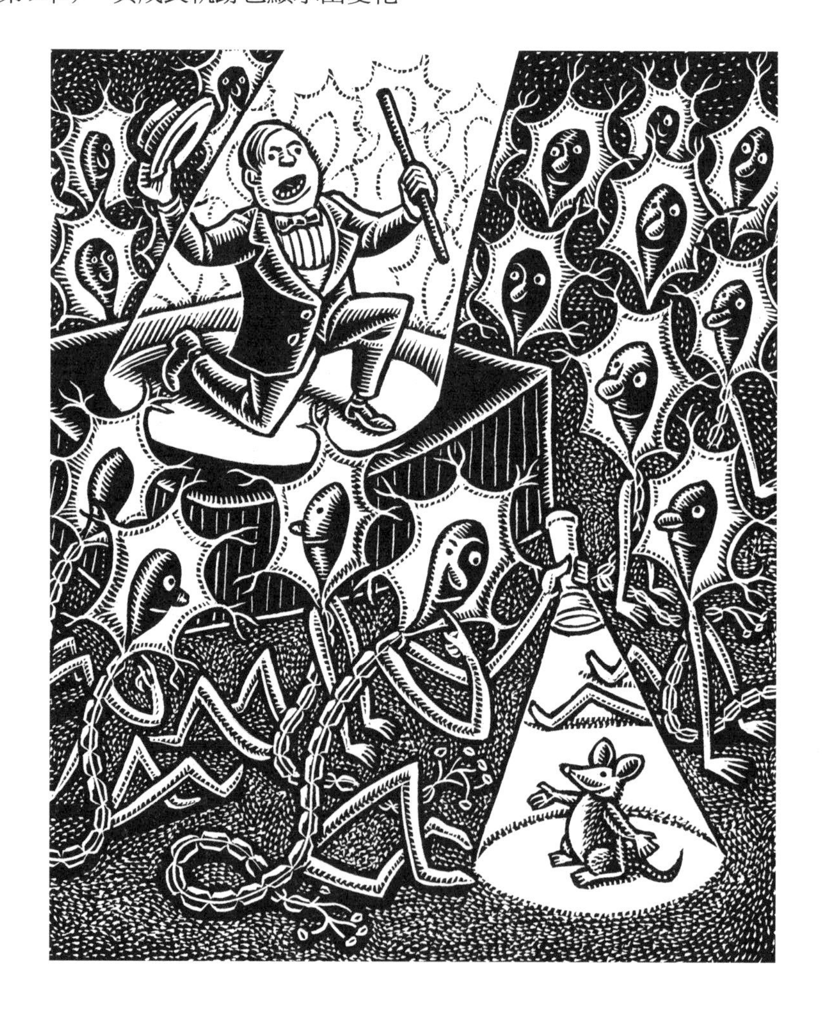

在這同時，注意力不足過動症也是社會與文化壓力下的產物。你家小孩的腦袋，原本就被天擇調節為最適合協助他處理日常問題的狀態，而這些問題並不包括坐在教室裡，更別提抗拒電視或簡訊的吸引力。

演化與文化之間的不協調，不一定會用醫療方法來處理。很早以前，惹麻煩的孩子往往會被學校及社會給放棄——想想看《頑童歷險記》裡的主角。有些人最後只能到田裡打打工，或是淪為罪犯。在大部分已開發國家，我們都不再讓這樣的孩子自生自滅。刺激性藥物（神經興奮劑）與其他治療，都能夠治療這種孩子，或許也能治療不屬於這個類別的其他孩童。

「注意力不足過動症」這個名稱可說是取錯了，這種情況的孩子其實有能力去注意，但是缺乏能力去控制注意力的方向。這類孩子很多都有執行功能的問題，這一組能力包括事先規劃、抑制不適當的反應，以及把資訊保存在工作記憶中（參見第13章）。其中一個結果是，注意力不足過動症兒童很不擅長估計不到一分鐘的時間間隔，而且錯得離譜。第二項缺失是，他們沒有辦法為了稍後較大的報償，而放棄眼前較小的報償。因為這個原因，他們在做決定時，對未來報償的看重程度，不如其他小孩。

老師與家長現在會比較積極發掘注意力不足過動兒，因為目前已有藥物，能改善孩子的專注力。其中最主要的藥物是**派醋甲酯**。這種藥最早是在1944年由化學家潘尼宗（Leandro Panizzon）合成的。他的太太麗塔（Rita）有低血壓的毛病，在網球比賽前，都要用這種藥物來提振一下精神。於是，羅曼蒂克的潘宗尼就以妻子的名字，把這種藥命名為Ritaline，現在的藥名則是Ritalin（中文藥名是**利他能**）。除了能提振警覺性之外，利他能還有助於精神集中，在1960年代開始用來治療注意力不足過動症。

利他能最主要的生物作用是擔任**多巴胺吸收阻斷劑**；當神經傳遞物質多巴胺由突觸釋出之後，利他能可以防止它們被神經元給回收，因而延長了多巴胺在接受器上作用的時間。腹側被蓋區與黑質的神經元所釋出的多巴胺，具有各式各樣的功能：調節運動、發出報償事件的信號、以及控制注意力（參見第14章）。

實用訣竅：

何種療法是科學？何種療法是廣告？

我們生活在一個名流代言的時代。譬如說，名模兼喜劇演員珍妮麥卡西，就積極擁護一項很流行（但是完全未經證實）的議題：疫苗與自閉症有關（參見第27章）。面對排山倒海而來的建議，做父母的又該如何因應？

有一長串產品在銷售時所宣稱的效果，其實都沒有良好的科學支持。這份清單包括：利用腦部掃瞄來診斷及治療注意力不足過動症、針對閱讀障礙的平衡運動、針對自閉症的螯合治療、以及能增進腦部功能的營養補給品。很不幸的，要區分「不求金錢利益的科學家」與「試圖操縱數據，以販賣產品的公司」，並不容易。

那些未經確定的療法，通常都是根據一些鬆散的片段證據。譬如說，在許多疾病，像是自閉症，小腦都可觀察到異常狀態，而傳統上小腦都和運動連在一起。於是一些像是杜耳運動計畫之類的機構便斷言，運動練習能改善所有這類問題，包括閱讀障礙、自閉症、以及學習困難。但是這些宣稱，並沒有獲得夠格的同儕評鑑證據支持。

在評估任何可能的療法時，做父母的應該要先問下面這個關鍵問題：此一療法的論點是根據同儕評鑑的文獻，還是根據一些激勵人心的故事？如果它只是根據故事，那麼就沒有可靠的證據支持該療法的效用。關於騙人的療法，還有另外一些警示信號：像是宣稱能治癒某種原因不明的疾病、單單一次治療就能有效治好多種不同疾病、以及沒有辦法客觀的評量病情改善程度。

有幾項基本原則，能幫忙你辨識出哪些療法可能是正統且合格的。對大部分人有效的治療，應該會有像下列這些關鍵字眼「同儕評鑑研究」、「對照研究」或「對照組」當後盾。相關研究的數量要是夠多，後設分析（統合分析）甚至能將它們集結成更強而有力的證據。

如果這些要素都缺乏，那麼剩下的就只有傳聞軼事了，而這樣的療法並沒有辦法保證你家小孩能從中獲益。特別是，如果某個網站上完全只有個人的推薦，或是由單一人士來權威主導，你更要小心了！

阻斷多巴胺的吸收，也是古柯鹼和安非他命的作用機制。當古柯鹼、安非他命或利他能存在時，多巴胺就能在腦組織裡逗留得久一點，讓濃度更高，因而提供更強的信號，以及更好的注意控制力。

與多巴胺信號系統有關的基因當中，只有少數幾個與注意力不足過動症有關係，而這些基因對於孩子是否發展會出問題，也只有很小的影響。因此即便利他能很有效，注意力不足過動症不盡然都是由多巴胺信號系統失靈引起的。另一個更可信的解釋為：由於多巴胺信號系統是神經線路裡傳輸信號的機制之一，發育步驟若是出問題，有可能造成線路出現差異，削弱了傳輸機制，也就削弱了某些方面的腦功能。測量關鍵腦部結構的活動與大小，應可探究出這個線路裡的差異。

我們可以在注意力不足過動症兒的腦裡，觀察到異常的活動模式。腦電圖在頭皮上記錄到的電訊號，能夠近乎同步的反映出電極附近的神經元活動。腦部活動會以各種特性頻率來共振，範圍很廣，不同的頻率會因手邊正在從事的不同任務，而變得更明顯。

譬如說，每秒起伏四次到七次的θ波，在閒散的腦袋裡特別活躍，可以視為此人處於昏沉狀態的信號。較高頻率的α波（每秒八次到十二次）與β波（每秒十二次到三十次），則在其他狀態下特別活躍，包括放鬆、抑制行為、以及警覺的專注。這些都可以用腦電圖來測量。

在注意力不足過動症的兒童與成人腦裡，α波與β波相對於θ波，強度較正常兒童來得弱。在注意力不足過動症兒童的腦中，這些波的差異出現在他們張開或閉上眼睛休息時，以及當他們參與其他活動時，像是畫畫或是解決問題。看起來，在注意力不足過動症兒童腦裡，與閒置狀態有關的腦波，比其他心理狀態的腦波來得強。

根據這些差異，或許真的可以不需借用藥物，就能改良注意力不足過動症兒童的腦部功能。研究人員設計了一些運動，讓孩子看到在進行這些運動時的腦電圖信號，做為某種形式的**神經回饋**。最典型的方案是，孩子參加一場像電玩一樣的練習，每當出現一個研究人員想要的腦電圖變化，例如θ波減少，或是β波對θ波的比率增加，孩子就可以得到獎賞。

有一項針對十五份研究的後設分析指出，神經回饋訓練很能減低衝動與不專注，效應值有0.7（參見第8章關於效應值的討論）；比起單靠行為治療所改進的結果強得多，與服用利他能的效果不相上下。這項後設分析包含隨機化試驗（隨機把孩子編入治療組或非治療組），而且對照組接受的訓練、或是與治療師互動的量，都與試驗組類似，顯示了情形的改善來自神經回饋治療本身，而非其他因素。

和腦電圖的發現一樣，注意力不足過動症兒童與正常兒童的差異，也約略顯現在功能性腦部造影研究中。功能性腦部造影方法遠較腦電圖昂貴，而且功能性造影的可靠度，其實並不足以做為有用的臨床或診斷工具，雖說有些廣告的宣傳剛剛相反（參見沒這回事：**全能的腦部掃瞄**）。

平均說來，注意力不足過動症兒童的腦部結構，會顯示出與其他兒童不一樣的微妙差異。從六歲到十九歲，注意力不足過動症兒童的腦部，平均較一般正常發育的兒童腦部小3%。這份差異並不是平均分布在所有腦部區域。研究人員觀察到，減少最多的部分是白質（白質完全由髓鞘化的軸突構成，負責傳遞各腦區之間的訊息）。注意力不足過動症兒童的白質減少了5%到9%，顯示這些小孩的長程軸突比較窄（因此傳遞速度也比較慢）或是數目比較少。此外，他們的前額葉與顳葉皮質裡的灰質，以及小腦的蚓部（也就是中央部分）裡的灰質，也稍微薄了一點。

全能的腦部掃瞄

亞蒙（Daniel Amen）經營的連鎖診所很受歡迎，他也是一位心情愉悅的名醫兼暢銷書作家。在他的亞蒙診所裡，昂貴的單光子放射電腦斷層攝影（SPECT）做出來的腦部造影，宣稱可以辨識出各種腦部活動模式，以便為顧客量身打造治療方法。亞蒙的連鎖診所可以治療的問題，包括：注意力不足過動症、焦慮症、肥胖，並且可以預防阿茲海默症，甚至解決婚姻問題。

亞蒙的書中充滿了真人案例，裡頭的療法和大部分精神科醫生的做法一致。但是，精神科醫生只需要聆聽病人敘述症狀就可以了，根本不需要動用任何腦部造影。

曾有科學家表示，願意提供對照組試驗，來檢驗亞蒙診所的診斷工具，讓評估人員在事先不知道病人問題的情況下，進行診斷。但是亞蒙拒絕了這個機會。

雖說神經造影將來有一天，可能可以用來診斷腦部疾病，但是目前還沒有人辦得到。

在腦部掃瞄中，有一項發現倒是很一致，那就是**尾核**的體積減少了。這些尾核（分居左側與右側）會構成基底核的背側紋狀體的一部分，而基底核負責與許多新皮質區域溝通。基底核涉及指揮注意力與行動的方向，譬如說，從某個主題或任務，切換到另一個主題或任務。在「切換」這個動作裡，包括將某個特定刺激或事件的重要性，加以更新。此外，基底核還會選擇想要的行動，並強化在未來情境中採取行動的可能性。注意力不足過動症患者在這方面的缺陷，或許可以解釋：他們為何這般難以壓抑自動的反應、或立即想要做出的反應，譬如說，轉頭去看讓人分心的聲音來源或有趣的事件。

尾核可以接收來自腹側被蓋區與黑質的強大投射。這項結構上的發現顯示了：利他能可能是藉由增加進入尾核（或許還有其他腦部區域）的多巴胺信號強度，來產生作用。我們如果把「繼續手中任務」的機制，想成一個不靈敏的開關裝置，那麼利他能就是「把開關壓得更用力一點」的方法。

雖說有時候，「注意力不足過動症」這個名稱，對於辨識需要額外協助的小孩，很有用處，但它並不是一個永久的稱號。注意力不足過動症的徵狀有可能隨著時間而改變，通常是變好。譬如說，雖然幼兒通常沒法維持注意力，但只有在最極端的案例，才稱得上他們患有注意力不足過動症。四歲孩子身上很普通的活動程度，出現在七歲孩子身上，可能就會被認為不正常了。有一份典型的注意力不足過動症科學文獻，估計說：等到十八歲時，早年診斷具有此症的男生，有60%的人，注意力不足過動症的徵狀會消失。

童年顯露注意力不足過動症徵狀的成年人，大部分不會經歷情緒或行為方面的問題。長期來看，利他能並不會改善學業成績，但也不會增加濫用藥物的風險。你可能會對這種類似安非他命的藥物，有所擔憂；事實上，日後濫用藥物的風險，可能反而會因接受過利他能治療而降低。一般說來，注意力不足過動症孩子在犯罪與濫用藥物方面，風險都比較高，但是對於這種後果，已知最大的預測標準在於：青春期間是否有反社會傾向和品行疾患（參見第9章）。

總而言之，**注意力不足過動症與正常功能之間的界線很模糊**，這條模糊的界線是由生物學和文化期待共同決定的。就某個程度而言，注意力不足過動症與典型腦袋之間的差異，只不過反映了發育上的遲緩。這兩類孩子的新皮質灰質都是在青春期剛開始，或是快要開始之前，達到發育期的高峰，但是注意力不足過動症孩子的高峰發生時間，晚了大約三年。至於尾核的體積差異，到了青春期中段就會消失。

這些延遲，以及大部分注意力不足過動症孩童的行為問題的解答，都顯示注意力不足過動症就只是「腦部成熟稍微緩慢了些，等到成年就會追上」這回事。從這個觀點來看，在基因庫代代相傳所形成的「專注力」項目中，注意力不足過動症只不過是天然範圍裡的一部分。就演化來說，這個範圍裡的大部分組成，在大部分的人類歷史中，都曾製造出功能正常的人。

像利他能之類的興奮劑藥物，或許應該保留給那些嘗試過所有其他方法都無效的人。至於其他的孩子，或許一位老醫生的話最能貼切描述：等兩年後，再叫醒我們。

29 引導孩子向善：行為修正

年齡：一歲到十二歲

說到讓你家小孩自己動手收拾玩具，我們有好消息，也有壞消息。好消息是，孩子的行為會受到「做出某種行為後，緊接著發生的正面或負面結果」強烈影響。如果你能針對孩子的行為，設定適度的期許，並讓孩子獲得適當的報償（稍後會詳細解釋），你家小孩就能遵循你的家規——至少大部分時候會這麼乖巧守規矩。

至於壞消息嘛，還是同樣那一個。如果你的抱怨或發脾氣，居然會讓你家小孩稱心如意，他們以後就會這樣做！你可能完全不認為「碎碎唸是在獎賞你家小孩的不當行為」，但事實卻是：即便是大吼他們，都有可能是在鼓勵你想要制止的行為！尤其是，如果孩子覺得這樣做，最能引起你的注意。完全不理睬問題行為，通常是最有效的制止方法——只要你能堅持得夠久。

父母一看到問題行為時，最常見的反應就是吼叫或打屁股，但是有很多研究顯示，這種負面的行為修正法，最後是不太有效的。處罰的效果很短暫，而且不容易推廣到其他情況。此外，處罰還會引起恐懼與焦慮，這些有可能導致小孩日後產生情緒障礙。更重要的是，你大概也不會想要教導你家小孩，可以用暴力來解決衝突。

許多父母幫自己和子女攬來過度的壓力，因為他們相信，「學習遵守家規」可以塑造孩子成年後的性格。這個信念聽起來或許滿合理的，但事實上，很少成真。舉個例子：不論你怎樣進行大小便訓練，你家小孩都不太可能在二十五歲時，還會尿床。換句話說，父母對子女個性的塑造，程度並不如我們的傳統文化以為的那般深（參見第17章）。了解「日常的親子衝突，並不會危及你家小孩的未來」之後，你應該可以放鬆一些了。

家規以及家規造成的結果，主要影響的是你家小孩與你同住時的行為，以及他們成年後，逢年過節返鄉團圓時的行為。研究人員發現，針對同樣一位成年人，「朋友和同事所評估的個性」與「父母和手足所評估的個性」，雷同之處少得驚人（參見第190頁的**沒這回事：排行順序影響個性**）。

如果我們沒有辦法塑造孩子的性格，又何必費心訂定什麼規矩呢？事實上有幾個很好的理由。第一，學習信守合理的規定，能幫助孩子發展自制力（參見第13章）。第二，就反面來看，成長在一個滿是衝突的混亂家庭，往往是一個壓力來源，會干擾到認知彈性的發展（參見第26章）。第三，最重要的理由是，如果你時時刻刻都得為子女言行而奮戰，你將很難建立良好的親子關係。有效的紀律可以讓大家把精力，投注在更重要的家庭生活事務上。

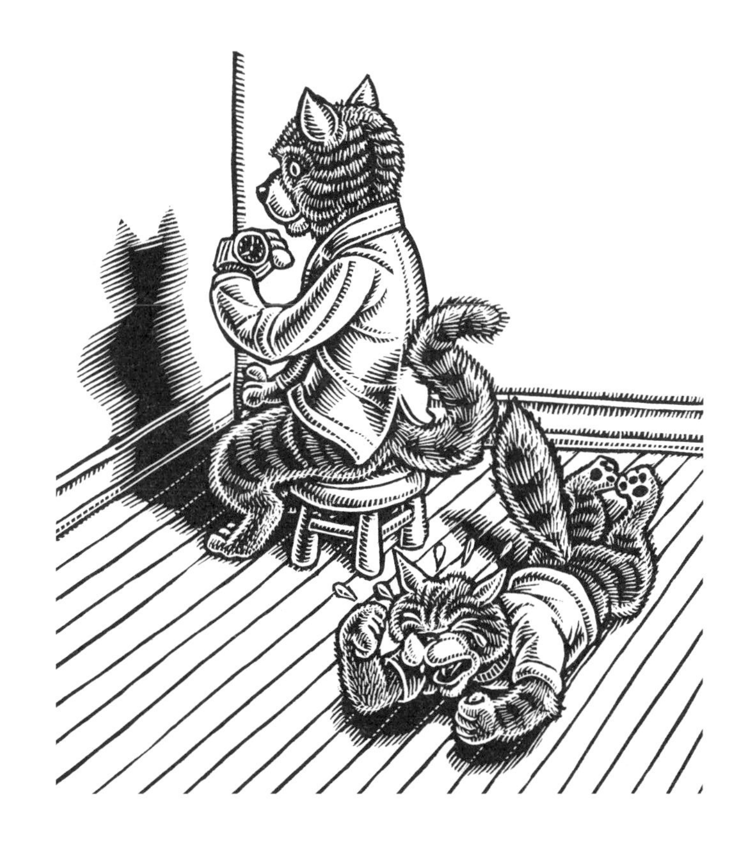

要順暢的經營一個家庭，溫馨的親子關係是必備的基礎（參見第217頁的📝**實用訣竅：正向互動的教養方式，提升道德良心**）。當然，和子女共享歡樂時光，本身就是一件好事，而且還有助於讓大家維持共同的立場，關心彼此的福祉。最容易守紀律的孩子，是那些想要取悅父母的孩子。研究顯示，夫妻之間每發生一次負面互動，相對發生的正面互動次數若少於五次，這對夫婦離婚的風險就很高。然而，父母與子女是沒法「離婚」的，雖說這個念頭偶爾還真誘人，但是這個**「正向互動次數與負向互動次數5：1」的規則，大概也適用於區分快樂家庭與不快樂的家庭**。如果你的親子時間大部分都用來嘮叨或糾正你的小孩，你真該停下來想一想，如何能讓雙方都更為享受這份親子關係。單單能做到這一點，就能改善你的家庭生活與子女的行為。

一般說來，父母談到紀律，他們若不是希望孩子去做某件事，就是希望孩子不要再做某件事。想減少某種行為的發生頻率，其中一個最有效的方法是：根據一種聽起來有點可怕的**消弱法**（或稱為「滅絕」法），你什麼都不需要做，只要忽視那種行為就可以了。你的小孩若是在抱怨，你就假裝沒聽到他在說什麼。不過，一旦你採取這種做法，就必須堅持到孩子停止抱怨為止。你最不希望的結果，莫過於用行動告訴孩子：經過好幾小時的堅持後，你還是會讓步的——這是許多孩子在父母讓步後，真正學到的東西。

基於這個原因，搶在問題行為確立之前，予以制止，將更為容易。每當你照顧孩子弄得焦頭爛額時，若腦中跳出「就這一次」的句子，你可要小心了。坦白說，不論你當時想要做什麼，你都不太可能就只做這一次。所以啦，除非你準備以後要和你的寶寶，一起待在車裡幾百個小時，否則千萬不要用「載他去兜風」來哄他睡覺。同樣的，趴在小寶寶身邊陪他入睡，也將會讓你在往後無數個夜晚，擔起扮演人形大玩偶的責任。

我們也可以用同樣的方式，學習去預期和攔阻即將發生的問題，趕在問題還不嚴重之前，先讓問題消弱。如此一來，大家都能省點力氣。先下手為強，通常比較簡單，例如，你選擇一處沒有免費糖果可拿的超市櫃檯去結帳，或是在開車長途旅行之前，先讓孩子到處跑跳，發洩一下精力。

先去改變導致你家小孩壞行為的環境，強過問題真正發生後，再來頭痛該如何處理。

另一個制止問題行為的有效方法，就是讓孩子暫停。這源自一種對實驗動物的消弱法研究，正式名稱叫**暫停增強**。這種實驗的目的，就像它的名字暗示的，在於把兒童增強中的惡行暫停。重點是，預防兒童的惡行受到任何注意（請注意：就算是負面的注意，也還是注意）。

和獎賞一樣，暫停應該立即跟在行為後面，否則就沒有效了。在暫停進行時，說教或輕拍你的孩子，都會讓它的目的失效；因為說教或輕拍，都很像是父母用「注意」來回報孩子。短短暫停個一兩分鐘，就足以改變孩子的行為。最後，你如果讚美孩子配合了你要求的暫停，孩子很可能下次還會繼續配合。如果你家小孩拒絕執行你要求的暫停，那麼是時候讓她學習暫停的滋味了。不妨利用你和孩子都很冷靜的時刻，以正向增強方式來排練暫停法（參見次頁的**實用訣竅：鼓勵孩子的好行為，比處罰壞行為更有效**）。

就腦袋來說，消弱並不是一種忘記的形式，而是一種額外的學習形式。實驗室研究顯示，消弱並不能直接修正涉及原本行為的突觸連結，相反的，它是去強化額葉壓抑那些突觸的既有活動的能力。也因此，當額葉皮質功能較弱時（例如你家小孩累了，或是全神貫注忙碌了很久），不受歡迎的行為可能又會突然蹦出來。這樣的結果是在預期中，並不代表消弱的做法是失敗的，而是意味著，你家小孩需要休息了。只要你不回應問題行為，它終於還是會消失。

然而，你若把紀律焦點只集中在預防負面行為上，最後將注定會失敗。想讓改變持續下去，你還需要鼓勵正面的行為，也就是鼓勵與「你想消除的行為」相反的行為。譬如說，要是你家小孩老是抱怨個不停，光是不理會那些抱怨還不夠，你還必須鼓勵正面的行為。例如，當你家小孩竟然好聲好氣的講出他的要求，而不是用抱怨方式提出要求，你就趕快獎賞他吧。即便只有一次，你也得趕緊抓住機會，誇獎這個行為；如果可能的話，就答應他的要求。教導你家小孩學會正面的替代行為，能減少已被消弱的負面行為重出江湖的機會。

鼓勵孩子的好行為，比處罰壞行為更有效

獎賞你家小孩的好行為，要比處罰他的壞行為，更為有效。但是，如果他硬是不做你要他做的事，你又怎能獎賞他呢？有兩個選項，而且你可以兩個同時運用。

第一個選項是，獎賞他只有一點點好的行為。想像一下，假如你要他在晚餐前，把玩具收拾乾淨；但你就是無法獎賞他，因為他從來都做不到。你與其把互動轉成負面的，一直嘮叨他，或是因為嫌麻煩而乾脆整個放棄，不如在他第一次撿起一件玩具、收拾好的時候，立刻誇獎他，而且清楚告訴他，是他哪個行為讓你這麼高興。

對小小孩來說，這種策略再怎樣都不算過火。你可以一再提高讚美的限度——聽起來應該要像是：他剛剛買給你一部新車，那般開心與興奮！

「一點點好的行為」也適用於複雜的動作，像是刷牙。譬如說，起初你家小孩只不過是握著牙刷，你就可誇獎他了。一兩個星期之後，你再漸漸把標準提高，直到他終於能自己刷牙為止。但是別忘了，在好行為確立後，要繼續誇獎他。

第二個選項是，用預演的方式來獎賞他的好行為。對於你或你家小孩因為太過情緒化，無法冷靜互動，以致經常反覆出現的煎熬情況，這種做法尤其有用。譬如說，如果你每天早晨的例行事務一向很緊張，沒有時間來做行為訓練，不妨選一個你們心情都很好的時刻，提議來玩一場遊戲：如果他能夠假裝這是某天早晨，他自己穿好衣服，下樓來吃早餐，你就賞給他一份小點心。幾次排練下來，應該能預先打下基礎，以備真實狀況發生的時候，提供類似的獎賞。如果想知道這種做法的更多細節，可以參考下面這本書《正面教養，我把孩子變乖了》（*The Kazdin Method for Parenting the Defiant Child*）。雖說英文書名提到的是叛逆兒，但內容其實提供許多有用的資訊，教導父母如何處理一般的家庭紀律問題。

針對孩子小小的成就，給予標準一致的小小獎賞，效用將遠超過針對大目標的大獎賞，尤其是對幼兒。譬如，如果你在你家小孩讀完他的第一本書之前，都沒注意到他在學習閱讀，也沒有小小獎勵他一下，你就別期待孩子能養成閱讀的習慣。

食物和玩具通常是大人最先想到的獎品，但並非最有效的獎賞。想要改變孩子的行為，你的讚許如果表達得很真誠熱切，再伴隨一些拍拍肩膀或擊掌之類的鼓舞動作，應該會比餅乾更有效。另外，孩子也很喜歡博得更多掌控生活的權利，像是決定上哪兒吃飯、能夠晚十分鐘睡覺、或是選擇全家出遊的地點。這些都是正面行為的好獎賞。

明確解釋你希望孩子怎麼做，是行為改變的第一步，而非許多喜歡下指令的父母所認為的最後一步。要幫孩子為即將出現的狀況預做準備，讓他們事先知道接下來你對他們的期望。剛開始，你應該盡可能協助你家小孩成功贏得良好行為的獎賞，提供一兩個（或更多）歡樂的提醒物品，站在房間裡直到那件工作做完，甚至出手幫他們一把（但是不要接收整件工作）。

像這樣的適度干預，能提供一個規範來支持正面的行為，直到孩子能獨立表現出來。如果你家小孩的行為有改善，即使很慢，你的努力就算有功效了，你只需要繼續堅持下去。

父母教育方式反覆無常，是失敗或進度遲緩的一個常見原因。還有，父母也常常忍不住，企圖在同一時間改變孩子的很多項行為，結果一事無成。其實最好的教育方式是：很有系統的一次只針對一項行為，而且在你家小孩每次做出某件值得嘉許的行為時，適時給予獎賞。此外，在盛怒之下，你是不會做出最佳決定的；最好趁著你很冷靜時，擬定計畫，而且不要隨意用「只允許這一次」的承諾或威脅，來賄賂小孩，那是非常沒有效的。

當然，父母也是凡人。有時你也會疲憊不堪或是壓力太大，沒辦法施展完美的訓練技巧。其實也沒關係。偶爾發頓脾氣，吼叫一番，並不會對你家小孩造成永久的傷害。但是，如果當場反應激烈，已經成為你的習慣，你可能是在欺騙自己、也在欺騙你的孩子了。下一次，當你感覺脾氣快要上來時，試試看，先到別的房間深呼吸一下。你不妨稱這種做法為成年人的「暫停增強」。

多多讚美，可建立孩子的自尊

1970和1980年代，低自尊被認為幾乎要為所有人生中的問題負責，從害怕親密關係、到兒童性騷擾、到暴力行為。結果，各項政府計畫與私人基金會，紛紛努力讓兒童對自我的感覺良好。這裡頭的想法是，因為高自尊的人比較快樂、比較健康、也比較有成就，那麼鼓勵發展自尊，應該能改善整個社會。

很不幸，這層信念背後的研究有很多瑕疵。最明顯的是倒果為因了；成功能令人自我感覺良好，所以有成就的人，當然就更有自信。另一個瑕疵是，高自尊的人經常說一些關於自己正面的事（這不就是所謂高自尊的定義嗎），但是從客觀角度看，他們的說法很多都不正確。譬如說，高自尊的人常評估自己為高智商，可是他們的智力測驗分數，卻沒有超過一般人的平均分數。還有一個瑕疵是，由外力介入改善自尊心，還是沒有辦法改進學業成績、工作表現、或是客觀的成就評估。

自尊運動曾經很強烈的影響美國父母的教養方式，但是影響不見得是好的。孩子並不會因為例行化的空洞讚美而獲益，例如現代遊樂場裡此起彼落的「好棒！」讚美聲。

東亞與南亞的父母（包括聲宏的父母在內），一向以嚴格著稱，而且吝於讚美，但是來自這些東方文化的孩子，也不會特別有自尊問題。事實上，當成年人讚美孩子某一個很小的成就時，六歲以上的孩子根本不會太看重它；他們會覺得，這份讚美反映出該成年人的期望極低。

最有效的讚美，是針對特定事件，而且是你家小孩可以控制的事件。「你好聰明！」並不能給你家小孩任何有意義的提示，告訴他下一次遇到問題時該怎麼辦，反而可能減低他們的堅持度（參見第22章）。

反觀「哇，你真的很用心做這份數學作業！」卻攜帶了很明確的好行為訊息。父母若傳達出很高、但是可達成的期待，配上如何達成目標的具體指導，將能提供孩子有用的工具，在世間達成真正的成就。而這，才是通往自尊的最佳道路。

30 一段艱困的旅程：在貧窮中長大

年齡：受孕到十八歲

在惡劣環境或資源剝奪的情況下長大，有可能對孩童的腦袋帶來損害。是的，這說法跟前面的論調不太一樣。在這本書中，我們從頭到尾都在說小孩子的腦袋很有彈性，就算碰到偏離常軌的教養方式——也就是「不夠好」的教養方式，對於大部分孩童日後成為什麼樣的人，影響其實不大。然而，資源剝奪的情況例外。

這一章要討論的是銅板的另一面：要是環境並不鼓勵孩子發揮潛能，正在發育中的小腦袋會如何發展呢？畢竟，到處都能生長的蒲公英，沒有水還是活不成。

你的小孩在哪裡長大，是他們成長過程中最關鍵的因素之一。當你搬進一棟新房子（或另一個國家）時，你不單決定了小孩將會上什麼樣的學校，同時也決定了他們將會遇到什麼樣的鄰居、遇到什麼樣的群體；換句話說，決定了他們比較會結交到什麼樣的朋友。小孩子從其他小朋友或周遭的文化，可以學到很多（參見第17章和第20章）。如果你不認同孩子的同儕的生活習慣、甚至否定他們的觀念和看法，那麼你想好好拉拔孩子長大，肯定是困難重重。所有身處宗教氣氛濃重社群的父母，或是在大城市中心區生活的父母，都會發現擇鄰而居這樁事實。這也是為什麼，那些生長在高失業率、高犯罪率和低教育程度地區的小孩，人生打從一開始，就居於劣勢。

不過，貧窮本身並不真的是個問題，除非孩童已經因此挨餓，這種情況在已開發國家是很少見的。貧窮會造成問題，主要是因貧窮而可能衍生的狀況，

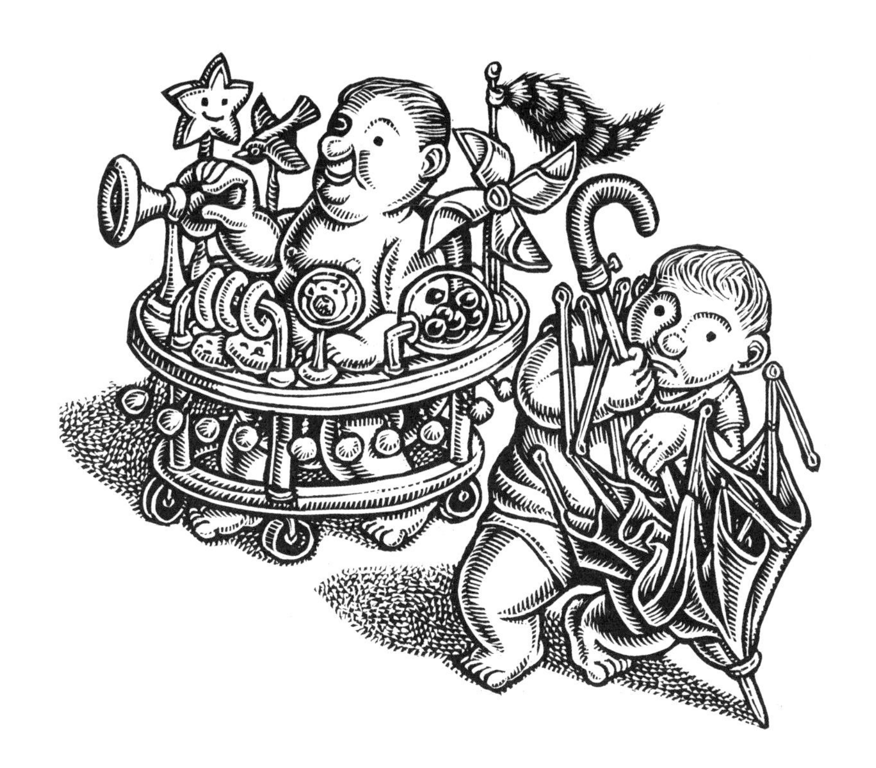

使得孩子在長大過程中，長期處於恐懼、壓力強大的環境中。貧窮之所以導致壓力，通常源自各種因素的組合：經濟上的不安全感（生活水準低落、經常搬家），凌亂的家居生活，父母的嚴厲管教（這是生活在壓力下的父母，或是耽溺成癮的父母常見的副作用），以及社交上的退縮（被視為低下階層）等等。如果周遭都是高犯罪率的鄰居，經常有一頓沒一頓的吃，還有父母管教不當，那麼恐懼和壓力是很自然的結果。

當然，在社會的任一階層，都有可能出現父母管教不足或不當的情形。事實上，在許多國家，中產階級由於是最龐大的經濟階層，所以也出現了最多受到長期壓力威脅的孩童，同時也出現了最多的問題兒童（態度方面）。此外，有些本質上特別具有彈性的人，儘管在十分艱困的環境中長大，依然能成為快樂的成年人或有成就的人士。但是就統計上而言，貧窮小孩日後出現各種身心毛病的風險，還是比較高的。其中一些「問題」，例如長期焦慮或過早懷孕等等，其實是反應了生活中缺乏安全感的結果。

跟中產階級人士相比，在社會地位和經濟條件居於劣勢的人，較容易在身體上、精神上、情緒上、對世間事物的認知上、以及態度上出現問題；我們使用**社經地位**（SES）這個名詞來形容：相對於社會中其他人，某個人能夠取得的資源多寡。最低限度來說，這包括一份收入、工作（同時帶來尊嚴）、教育等等，每一項都可以再細分為更詳細的計量標準。我們檢視了許多社會體制不同的國家，都發現到：較低的社經地位，會出現較高的疾病風險，包括心臟病、呼吸系統疾病、糖尿病、以及精神疾病。而如果家庭的社經地位下降了，小孩比較會出現出生體重過低、早產、早夭、意外受傷、氣喘、或其他慢性疾病、身心行為問題等。而且，不僅是家庭社經地位會影響到孩童日後的發展，整個家族的社經地位、或社區整體的社經地位，同樣也會影響。

在社經地位的光譜中，個人健康與社經地位的變化是明顯相關的。不止是低下層的人健康比較差而已，基本上，社經地位愈低的人，愈可能早逝。有些國家，社經地位最高的族群的壽命，比社經地位最低的族群的壽命，可能多達幾十年！在社會最底層，不利情況是相當嚴重的。在美國，同樣是成人，社經地位最低者和最高者相比較，低者回答「健康情況甚差」或「普通」的，約為社經地位高者的五倍之多。

社經地位和國民健康狀況的關係十分密切，即使在那些有提供全民健康照護的國家也不例外，特別是就一些健康照護也無法防止的病而言，例如青少年糖尿病和類風濕關節炎。就社經地位低的人來說，有沒有健康照護，並不是關鍵因素；雖然沒有的話，情況會更糟。那種健康狀況的巨大落差，只有某個比例能用不好的生活習慣來解釋，包括大量抽菸、喝酒、缺乏運動等。（英國有一項關於勞工的研究，顯示僅三分之一的比例能用不好的生活習慣來解釋。）就算抽菸量相同的兩群人，低社經地位者得肺癌的人數，比高社經地位者高出太多了。所以除了生活習慣之外，一定還有其他因素。

其中一個可能原因是壓力和焦慮，因為腦部或身體的其他部分，都可能因此而受傷害（參見第26章）。在很多動物社群中，老被強者宰制的生活，通常導致長期焦慮，生理反應也比較差。或許你會想像，動物是因焦慮而產生較差的生理反應，進一步導致地位地落；然而研究人員發現，首先出現的是社會地位低落，之後才引起焦慮和對壓力的不良反應，而不是倒過來。

在動物社群中，最能引起焦慮的，莫過於身為高階的統治份子了，尤其是需要靠不斷打鬥，來維持主宰地位的動物。但在人類的情況，通常愈是待在社會底層，壓力愈大。社會地位對人類是這麼的重要，以致在一項以中等社經地位成年人為目標的實驗中，一旦降低了他們的階級，也會降低他們「專心、抗拒引致分心的事物、或控制不恰當行為」的能力。我們推測，長期處於低等社會地位，跟低社經地位的家庭給孩童帶來的影響是相仿的。蒙特婁有一項研究發現，在十歲孩童的身上，清楚看到社經地位和皮質醇緊密相關，低社經地位孩童血液中的皮質醇含量，為高社經地位孩童的兩倍。（皮質醇濃度愈高，代表壓力愈大。）

我們如何認定自己的生活水準，也能影響到我們對壓力的回應能力（參見第26章），許多時候甚至比我們實際的經濟條件，影響更大。和高社經地位的人比起來，低社經地位者不單會感受到更巨大的長期焦慮、壓力、以及負面人生經驗，若是碰到不明朗的狀況時，更是特別覺得壓力重大。

如果將社會階級分為十等，要求受訪對象給自己打分數排等級，一般人給的答案較諸他真實的社經地位，更能預測他們的健康狀況。那些對自己的生活水準感到滿意、經濟上有安全感的人，真的比較健康（相對於那些對未來感到不滿或不確定的人而言），這跟他們的實際收入多寡、職業性質或教育程度完全無關。同樣的，貧富愈懸殊的國家、州或城市，社經地位相對於人民健康程度的曲線會更陡。原因可能是：貧富差距干擾到社會的團體感，而原本社會的團體感可以提供各種的支持，有助於跟焦慮和壓力對抗。犯罪增加和貧富差距也明顯相關；而且，比均貧更具有相關性。這顯示，**巨大的貧富差距更可能是焦慮和壓力的主因**。

資源剝奪會傷害到孩童腦袋的哪一部分？我們從動物實驗發現，長期壓力會改變海馬或大腦顳葉前端的杏仁體的結構（參見第26章）。在人類的情況，則會導致海馬體積減小。由於長期記憶跟海馬運作是否良好，關係相當密切，因此在低社經地位人口中，記憶能力受損的情況十分嚴重。焦慮也會造成腦細胞的死亡、阻礙新神經元生長，使得海馬樹突結構的複雜度減低（這個改變倒是有可能恢復正常）。在好幾種語言考試中，得分也隨著社經地位而變化，也許是因為低社經地位家庭較為缺乏多元語言環境（見第6章）。

人腦對低社經地位的認知反應很強烈——杏仁體的活動跟碰到威脅時的反應相仿。這是可以理解的：要是你相信自己處於社會階級的底層，那麼很自然的會覺得脆弱無助，於是你的反應就像是碰到危險般緊張不已。其實，對環境中危險狀況的戒心加強，是很合理的反應。在快速解讀引起危機感的事件時，杏仁體是十分重要的（參見第18章），杏仁體也跟壓力回應系統關係密切。

從嬰兒到成人，低社經地位都預示了較低的處事能力，也許同樣是因為身處的環境，比較沒提供可練習相關能力的機會。內側前額葉皮質（包括前扣帶和額葉眼眶面皮質）是抑制壓力系統的重要區域。實驗發現：長期焦慮和壓力會令動物和人類的前額葉皮質縮小。腦袋的這部分區域，跟記憶、規劃、組織能力相關；它還有另一個重要功能：在危機警報解除後，要腦袋對類似狀況學會壓抑害怕的感覺，以免反應過度。那些覺得自己屬於低社經地位的人，前扣帶皮質的其中一部分會縮小。心智工具（參見第156頁的**實用訣竅：玩角色扮演的遊戲，學習管控自己**）是個令人鼓舞的補救方法，它利用遊戲，讓低收入學齡前兒童，練習跟前額葉皮質有關的控制行為。

社經地位差異的議題，以及可能的解決方案，無論在科學界或社會各界，都引起熱烈辯論。相關研究最主要的困難，是窮人並不是隨機編派的，我們不可能單靠比較低社經地位者和高社經地位者的特質，就斷言其中的因果關係。（參見**你知道嗎：流行病學很難詮釋因果關係**。）

比方說，人們是否因為身處劣勢而問題上身？還是說，由於身體太差或其他問題，才導致他們處於劣勢？這兩種說法都各有支持的證據。不過，你一定要記住，這兩方說法不見得互相排斥。實際的情況是，貧窮和成就的高低最可能出現的關係是一種惡性循環：從小缺乏資源，導致問題兒童的出現，使他們的生活更加困難重重，進一步讓能夠運用的資源變得更少了，他們下一代的資源也會更少，未來更形悽慘。

流行病學很難詮釋因果關係

早年的流行病學研究工具，是用來研究傳染病的。而構成傳染病的原因只有一個：病原菌或病原體。可是有愈來愈多人將流行病學工具，用在研究非傳染性疾病，諸如心臟病等問題，但這類問題牽涉更複雜的因素。解讀類似研究的結果不是那麼容易，我們對這些研究結果應該「另眼相看」，抱持懷疑的態度。

在一項典型的流行病學研究中，科學家針對一大群人，花很多年的時間長期蒐集數據，之後嘗試找出各個風險因子之間的相關性，例如酗酒和意外受傷死亡是否相關。這種研究有很嚴重的局限，但你每天讀到的相關報導，鮮少提及這些局限；政府衛生單位根據這些數據，提供給你的健康資訊，也一樣沒說清楚。

你幾乎不可能根據數據的相關性，找出可靠的因果關係。其中一種陷阱是反相關性。舉個例子，過胖和貧窮有相關性，但究竟是貧窮導致營養失衡和缺乏運動，而引起過胖呢？還是說，由於過胖的人遭歧視，只能拿到較低的薪酬，因此過胖才導致貧窮呢？

另一種陷阱是：也許兩個因素背後，皆受到另一個還沒有人研究的因素所左右。舉個例子，嚴厲的家庭管教和日後的反社會行為有相關性，這就代表父母嚴厲的管教，將導致孩子的反社會行為嗎？有沒有可能是，有些父母將他們的反社會性格，透過遺傳給了下一代，因此子女天生叛逆，而引起父母嚴厲的管教？

上面兩個例子都不是我們憑空杜撰的。在這兩個例子中，第二種說法均獲得有力的證據支持，至少可做為部分解釋。（關於父母嚴厲管教的效應，請看第189頁和第217頁。）

使得解讀難上加難的是，風險因子會跑來跑去。舉個例子：停經後採用荷爾蒙補充療法的婦女，比較少出現心臟病發作，而且，她們也比較少死於謀殺或意外——這不可能是補充荷爾蒙導致的。真正的原因其實是：會採用荷爾蒙補充療法的婦女，具備比較健康的特質。跟其他女性相比，她們較關心健康，比較常運動，而且較為富有，也受過較高的教育，身材更苗條。

當所有的風險因子互相具有相關性時，儘管觀察到的相關現象十分扎實，但要釐清因果關係，還是很困難的。

在某些情況下，流行病學的確很有用。吸菸和肺癌之間的相關性，就是透過這方法而確立的，因為兩者相關的數據太多了：重度吸菸者的風險是非吸菸者的20倍到30倍，而且非吸菸者得到肺癌的比率很低。此外，有很多已獲批准的藥物，它們的副作用也是透過流行病學研究而發現的。

可是，大部分生活習慣對我們的影響十分微小，或是影響程度中等；在已開發國家，大部分疾病同時受到好幾種因素左右。在這些情況下，流行病學只能夠提出一些假設或假說，科學家還必須用其他方法來驗證。所以，解讀流行病學研究的結果時，必須慎而重之，不能輕率判定因果關係。

有研究指出，要預測被領養小孩的未來健康，最好的依據是養父母的收入多寡，而不是親生父母的收入多寡，顯示了健康狀況會受家庭收入影響，跟遺傳的關係沒有太大。同樣的，由童年時的社經地位，也可以預測成年後的健康狀況（以下會有更多論述）。然而，被領養的孩童成年後的收入多寡，以及能夠達到多高的教育程度，則和他們的親生父母的特質，有一定程度的關係，這方面就顯示出遺傳的影響力。

社經地位和認知能力的高低，可能大有關係，因為惡劣居住環境中的有害物質較多，長期暴露在這樣的環境裡，腦部可能受到重大且無法回復的傷害。有許多研究比較了社經地位相同的小孩，其中，在小學階段或年紀更小時暴露在含鉛環境中的小孩，智商比較低，較缺乏控制衝動的能力，攻擊性較強，成為少年罪犯的機率也較高。而且所有這些問題，成年後依然持續。暴露在含汞環境中，除了智商較低之外，還會使人的注意力、記憶力和語言能力變差。

同樣的，比較社經地位相同的小孩時，生活在諸如機場或高速公路附近等嘈雜環境中的小孩，往往出現學習遲緩（例如閱讀能力不佳）的情形。長期暴露在高噪音環境中，或許會影響到跟壓力相關的荷爾蒙分泌，造成注意力不集中和長期記憶的缺陷。家庭或學校環境亂糟糟、擁擠不堪，也會損害認知能力的成長，影響學業表現，同時增加父母和小孩的心理沮喪程度。這些比較差的生活環境，在低社經地位孩童的情況中，更是十分普遍。

孩童在低社經地位家庭中長大，等於預告了他們日後健康不會很好，就算長大後社經地位改善了也一樣。舉個例子：針對一群打從剛成年就生活在一起的修女，研究人員追蹤發現，各人得病的風險、壽命長短，都差異甚大，而這竟然跟她們的教育程度（有沒有念過大學）有很密切的關係。五十年來，這群修女同桌吃飯，生活環境和生活方式均十分相像，可是每個人的早期成長痕跡處處可見，受過比較多教育的修女，平均多活3.28年。一般說來，社經地位愈在生命後期才得到改善，能夠累積的優勢也就愈少（相對於童年時，社經地位便得以改進的話）。

家裡脫離貧窮之後，小孩子雖然能在某些方面得到改進，其他方面卻不見得。有一個研究持續從1993年到2000年，追蹤美國北卡羅萊納州1,420個窮家子弟（年齡從九歲到十三歲）。這項研究剛開始時，當中的印第安人家庭低於貧窮線的機率，是非印第安人家庭的兩倍多。到了1996年，有個賭場開張了，將某部分營利分紅給印第安保留區的每個人。後來發現，在那些因為獲得紅利而超越貧窮線的家庭，小孩子的反社會行為減少了40%，但是在那些始終沒有脫離貧窮線的家庭，小孩子的反社會行為沒有出現任何改變。然而對照之下，脫貧對於孩子的憂鬱或焦慮狀況，卻毫無正面的影響。

如果我們說，貧窮導致惡性循環；那麼當孩童年紀愈小、在人生路上落後愈少的時候，這個循環愈容易打破。密集的學齡前加強輔導，會很有幫助，到他們長大成人後，效果仍在，也讓貧窮小孩念完中學或大學、有一技之長或擁有一個家的機率，大大提高。

值得注意的是，能否達成這些正面效應，跟他們的智商是否提高，沒有太大關係，而似乎跟他們的社會競爭力（包括毅力、成就的動機、情緒健康等）是否得到提升有關。能夠產生正面效應的輔導計畫，通常範圍廣泛、需要長時間介入，因此需要小孩的家庭和贊助單位同時全力投入。但長期看來，對於整個國家社會來說，類似的輔導計畫是很划算的，因為可以減少日後原本可能需要的特殊教育、留級或者社會救濟。

介入他們的生活很不容易，因為我們需要改變的，是發育中的腦袋老想配合環境、適應周遭環境。一如我們在這整本書中不斷強調的，演化使得這種適應性十分頑固，難以改變。但是我們已經知道，如果某個小孩身處惡劣環境，壞處肯定比好處多。幸運的是，介入的做法最終帶來的報酬很巨大：你將會讓那個身處險境的小孩，平安健康的長大，融入安全、有生產力的世界，成為有用的成年人——這不也正是我們希望自己的小孩，能擁有的人生！

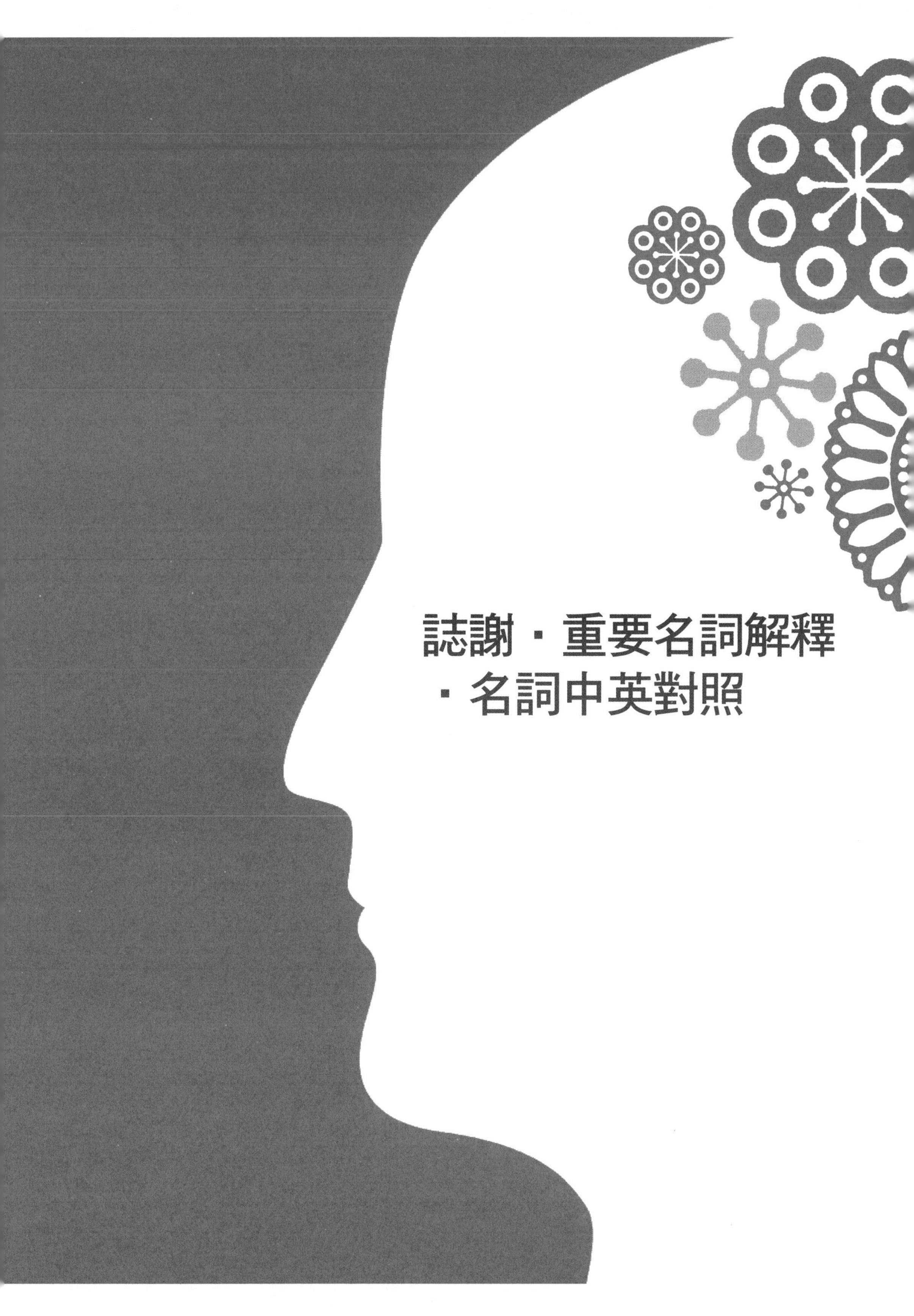

誌謝・重要名詞解釋・名詞中英對照

誌謝

若要把協助我們完成這本《兒腦開竅手冊》的人全都集合起來，恐怕得借用一所小學的大禮堂才夠用。在寫作前與寫作期間，有太多人曾經慷慨分享他們的友誼、經驗、專業素養與時間。我們打從心底感謝他們。

對於家人，珊卓要感謝老公Ken Britten，謝謝他對作者高明的照顧和餵養，也謝謝他熱心貢獻的大大小小的探索。另外，珊卓也想感謝父母無怨無悔的依照她的本性去撫養她，沒有嘗試把她推向他們想要的方向。

聲宏要感謝他的父母王家林與王張錦萍，感謝他們所給予的長達一輩子的愛、關心、養育和教誨。聲宏的妻子Becca，堪稱是他全方位的伴侶：一起生活與探索，批評本書每一頁文稿，同時一起撫養我們那淘氣的女兒Vita，她既是我們的歡樂來源，也提供了我倆學習的機會。此外，包容的Becca和Vita，也經常容忍聲宏搭機匆匆飛往加州，到珊卓與Ken蓋在高山上的小窩，品嘗道地的在地美食，在山徑上上下下的漫步討論，然後發一陣子的寫作狂。最後，也要感謝普林斯頓的家長協會與同事們的友情、回饋與支持。

為我們上一本書《大腦開竅手冊》繪圖的Lisa Haney和Patrick Lane，再次為本書提供了精采的插畫。同時也感謝錢永健與Gordon Burghardt，准許我們轉載化學設備照片與遊戲中的烏龜照片，還有Ken提供的嬰兒眼中的影像。

對於各方友人提供的評論、談話、軼事趣聞和建議，我們謹此致上謝忱：Ralph Adolphs, Robert Ammerman, Connie Ban, Daphne Bavelier, Dorothy Bishop, Gillian Blake, Paul Bloom, Ken Britten, Jeanne Brooks-Gunn, Silvia Bunge, Gordon Burghardt, BJ Casey, Anne Churchland, Karla Cook, Ricardo Dolmetsch, Chunyu (Ann) Duan, Barbara Edwards, Nancy Eskridge, Anne Fernald, Shari Gelber, Alan Gelperin,

Anirvan Ghosh, Adele Goldberg, Alison Gopnik, Liz Gould, Charles Gross, Art Kramer, Eric London, Bert Mandelbaum, Kim McAllister, Sara Mednick, Rebecca Moss, Rita Moss, Elissa Newport, Yuval Nir, Kathleen Nolan, Dan Notterman, Danielle Otis, Liz Phelps, Jessica Phillips-Silver, Emily Pronin, Robert Sapolsky, Steven Schultz, John Spiro, Lawrence Steinberg, Giulio Tononi, Marty Usrey, Anthony Wagner和Jeffrey Wickens。由於他們所提供的技術、醫學與兒童發展上的事實，使我們看起來遠勝過原本的我們。但是不消說，若有任何誤謬之處，都是我們作者的責任。

感謝我們的經紀人Jim Levine，一路從旁鼓勵與提醒。此外，他還幫我們聯絡上葛林斯基，幫我們撰寫了一篇深深捕捉到本書精神的推薦序。感謝Beth Fisher，在全球一片不景氣的狀態下，逆勢出擊，為我們連結上各國出版商。說真的，每一位與我們合作的Levine Greenberg Literary Agency成員，都是既負責又熱忱。

我們的編輯Ben Adams，對《兒腦開竅手冊》深具信心，從本書的孕育到產出，始終堅定支持。感謝整個Bloomsbury團隊的協助與建議，尤其是總編輯Mike O'Connor，穩健細心的引導本書手稿通過層層關卡，直到印製完成。

最後，謹向所有曾經詢問有關他們子女的頭腦問題，而不經意的幫助我們完成此書的為人父母者，致上我們的謝意。你們的好奇心，讓這本書值得一寫。我們深深盼望你們會喜歡它。

重要名詞解釋

【一畫～三畫】

乙醯膽鹼 acetylcholine：一種神經傳遞物質，功能包括活化肌肉，它是由副交感神經系統的神經元所釋出，而且也會在腦內釋出。

上丘 superior colliculus：腦幹的一個區域，為視覺資訊的主要目標區；在非哺乳類脊椎動物，上丘稱為**視頂蓋**（optic tectum）。

下視丘 hypothalamus：位於視丘下方的一個腦部區域，是控制許多核心功能的中心，包括情緒反應、壓力、饑餓、口渴、以及性行為。

下視丘－腦下腺－腎上腺皮質系統 hypothalamic-pituitary-adrenocortical system（HPA system）：這是一組複雜的互動系統，負責調節壓力反應，成員包括下視丘、腦下腺、以及腎上腺。

大腦皮質 cerebral cortex：參見**新皮質**。

小腦 cerebellum：位於顱後窩的腦組織。在哺乳動物，小腦約占全腦的約七分之一，負責整合感官資訊，以驅動知覺、運動、以及一些更高階的功能。

【四畫～六畫】

內側的 medial：靠近身體軸的中線方向。相反詞為**外側的**（lateral）。

心智推論 theory of mind：理解其他個體擁有與自己不同的知識與想法。

功能性磁振造影 fMRI（functional magnetic resonance imaging）：一種非侵入的造影方法。利用血液中的血紅素會與氧結合的特性，來觀察血流往何處增加，以回應神經活動。

可塑性 plasticity：神經組織改變的能力。突觸的可塑性是指突觸性質的改變，譬如連結強度的改變。

布羅卡區 Broca's area：新皮質左半側的一個部分，是由布羅卡（Pierre Paul Broca, 1824-1880）發現的，這個部位對語言的產生與理解，至關重要。

正腎上腺素 norepinephrine, noradrenaline：一種神經傳遞物質，由**藍斑核**裡的神經元分泌，可以將突然產生的信號傳送到腦部其他區域，與「對重要事件產生警覺」有關。

白質 white matter：完全由髓鞘化的軸突、血管和膠細胞組成的腦部組織，負責傳遞各腦區之間的訊息。這些軸突的**髓鞘**使得它們看起來是白色的。

皮質下 subcortical：這是一個通稱，泛指新皮質以外的大部分腦結構。

皮質醇 cortisol：由腎上腺釋出的一種類固醇荷爾蒙。皮質醇是人類主要的壓力荷爾蒙或**糖皮質素**。

先天的 congenital：由遺傳機制所繼承到的。

多巴胺 dopamine：一種神經傳遞物質，能調節回饋、注意力、以及行動。分泌多巴胺的，主要是位於腦部核心裡的兩個小巧的結構，**黑質**與**腹側被蓋區**。

多巴胺吸收阻斷劑 dopamine uptake blocker：這是一類化學物質，包括派醋甲酯（利他能）、古柯鹼、或甲基安非他命。在多巴胺釋出後，能防止它們被神經元收回，因此可以延長多巴胺的作用。

灰質 gray matter：含有所有神經元、樹突、突觸和大量連結的腦部組織。和白質一樣，它也含有軸突、血管、以及膠細胞。

血清張力素 serotonin：由腦幹中的縫合核（raphe nuclei）分泌的神經傳遞物質，與情緒、運動、以及睡眠有關。

【七畫～九畫】

杏仁體 amygdala：位於顳葉前端下方的一個杏仁狀結構，與基本的正面情緒及負面情緒反應有關，包括恐懼在內。

依核 nucleus accumbens：構成腹側紋狀體（ventral striatum）的主要部分，負責接受來自腹側被蓋區的多巴胺輸入，傳送期待報償的訊號。

依戀 attachment：強烈且持續的渴望親近一位熟悉的看顧者，尤其是在孩子很緊張或煩惱時。

促性腺素釋素 gonadotropin-releasing hormone：一種胜肽分子，由下視丘的神經元分泌，能刺激腦下腺分泌促性腺素。

枕葉 occipital lobe：新皮質的一個重要區域，位於後腦杓，負責視覺感知。

後成遺傳epigenetic：在不改變基因DNA密碼的情況下，對DNA的長期化學修改（例如甲基化），會改變基因表現的結果，而且這種改變能夠遺傳給下一代。

後設分析meta-analysis：又稱統合分析，是一種統計學技術，將眾多研究結果彙集起來分析，以增加整體結論的可信賴度，並找出個別研究的偏見。

促腎上腺皮質素釋素corticotropin-releasing hormone（CRH）：下視丘在回應壓力時釋出的一種胜肽，它能活化腦下腺。

前扣帶anterior cingulate：扣帶皮質的前端部分，它包圍著胼胝體，形狀好像領口一樣。

前運動皮質premotor cortex：新皮質的額葉中的一部分，靠近頭頂，就在運動皮質的前方。前運動皮質與運動皮質皆為規劃運動與執行運動的結構。

前額葉皮質prefrontal cortex：在新皮質的額葉中，位於最前方的區域。

前端的rostral：在身體軸的前方，也就是腦袋或脊髓前方的部分。相反詞是尾端的（caudal）。

突觸synapse：兩個神經元相接之處，也是它們進行溝通之處，通常是由其中一個神經元的軸突釋出神經傳遞物質，給另一個神經元的樹突上的接受器。

突變mutation：基因複製過程中出現的錯誤。

背側的dorsal：在腦部，朝向頭頂的方向稱為背側；在脊髓，朝向背部的方向稱為背側。相反詞為**腹側的**（ventral）。

胎齡（懷孕週數）gestational age：從孕婦最後一次生理期開始起算的週數，大約比受孕時間多出兩個星期。

胜肽peptide：長度介於胺基酸和蛋白質之間的鏈狀分子，由二個到五十個胺基酸銜接而成；多個胜肽可銜接、折疊成更長鏈的蛋白質分子。在腦裡或身體裡，胜肽通常當做信號分子來使用。

【十畫～十二畫】

弱視amblyopia：一種眼部疾病，使得其中一隻眼睛無法看見細節，俗稱為懶眼睛（lazy eye）。

效應值 effect size：統計學家在估算兩個群體之間的差異時，常會計算一項叫做 d-prime（d′）的統計值，稱為效應值，定義是：由其中一個組群或兩個組群之**標準差**所區分的組群間差異。如果沒有差異，d′就等於零。當組群與組群之間的平均分數差異愈大（這是相對於各組群內的分數分布而言），d′也就愈大。在第8章中描述：d′ = 0.2 ~ 0.3認為是差異很小，d′ = 0.5認為是差異中等，d′ = 0.8或更大則是差異很大。中等的效應值在日常生活中可能就很顯著了。

核 nucleus：（1）位於腦內的有組織的神經元簇，具有清楚的邊界；像這樣的神經元簇若存在腦外，則稱為神經節（ganglion）。（2）一枚細胞的中心，稱為細胞核，裡頭可以找到DNA。

海馬 hippocampus：位於腦部顳葉區域的角狀結構，左右腦各有一個，是學習、記憶、空間導航、以及調節情緒反應的中心結構。

神經 nerve：一束通往腦部、脊髓、肌肉、或是器官、組織的軸突。

神經元 neuron：構成神經系統的基本單位，是專司神經訊息傳遞的特化細胞。神經元可分為細胞本體和突出兩部分。

神經胜肽 neuropeptide：用來當做神經傳遞物質的胜肽。

神經退化性疾病 neurodegeneration：神經疾病的通稱，泛指神經元漸漸喪失結構與功能。

神經傳遞物質 neurotransmitter：神經元用來傳送信號的化學物質或胜肽。

神經營養因子 neurotrophins：能夠藉由培養樹突等方式，來誘發神經元的生存、發展和發揮功能的蛋白質。

紋狀體 striatum：位於皮質下的區域，能接收來自新皮質的輸入，並提供輸入給基底核。

紡錘形面貌區 fusiform face area：大腦視覺系統的一部分，在辨識臉孔以及其他熟悉物體時會活化。

胼胝體 corpus callosum：新皮質左右半腦之間的主要溝通路徑；完全由軸突所組成。

動作電位 action potential：在神經元外膜上的電壓棘狀變化（棘波），持續約千分之一秒。這小電流能夠沿著軸突行進到終端，然後在那兒引發神經傳遞物質的釋放。

執行功能 executive function：一組互相關聯的自制能力，包括事先規劃的能力、抑制不想要的反應的能力、以及把資訊暫存在工作記憶中的能力。

基因 gene：一段DNA序列，能為某個蛋白質序列編碼，並含有「詳細指示該蛋白質在何種情況下製造出來」的記號。

基底核 basal ganglia：前腦的一部分，是一群位在新皮質下方的核（神經元簇），與做選擇、注意力、報償等反應有關。它的英文名稱中的ganglia（神經節）是一個例外，因為ganglia一般定義是「位於腦外」。

接受器 receptor：一種能與其他分子結合的蛋白質，例如與神經傳遞物質、荷爾蒙或其他信號相結合。

敏感期 sensitive period：在大腦發展過程裡的一段特定時期。期間，經驗對於某種腦部迴路以及該迴路所控制的行為，具有特別強烈或是長程的影響。

晝夜節律 circadian rhythm：腦袋與身體活動的一個循環，週期約為一天，可以在缺乏晝夜光線線索的情況下運轉。

蛋白質 protein：在所有生物體內都可以找到的高分子聚合物，是由一串胺基酸分子，以特定順序連在一起而形成的大分子，而且胺基酸的順序是由相對應的DNA序列來編碼的。蛋白質可以扮演多重角色，包括接受器、酵素（酶）、其他生存不可或缺的細胞成分等等。

頂葉 parietal lobe：新皮質的一個重要區域，位於頭頂兩側、稍稍偏向後方，能接收來自皮膚的感覺，同時還能將所有的感覺整合起來，然後決定應該把注意力擺在哪裡。

單胺氧化酶 monoamine oxidase：一種具備多功能的酵素，能降解神經傳遞物質多巴胺、血清張力素、褪黑激素、腎上腺素、以及正腎上腺素。

腎上腺素 epinephrine：來自交感神經系統的一種化學信號，能夠啟動戰鬥或逃跑反應，是由腎上腺釋出。

視叉上核 suprachiasmatic nucleus：位於**視交叉**上方的一個核，是驅動晝夜節律的主時鐘。

視丘 thalamus：位於腦袋核心裡的一個足球狀結構，在新皮質下方，涵蓋大部分通往新皮質的路徑。

視交叉 optic chiasm：位於眼睛後方、腦袋下方的位置，兩條視神經在此會合、交叉後，通往腦部。

視黑素 melanopsin：一種色素蛋白，存在於視網膜的某些細胞中，涉及將光線轉換成信號，送往腦部，以驅動晝夜節律。

視網膜 retina：位於眼球後方的一層神經細胞，由四種感光細胞組成，包括三種視錐（cone）及一種視桿（rod）。三種視錐分別針對短、中、長波長的光產生反應，俗稱為藍視錐、綠視錐和紅視錐。視桿大約有七百萬個，專門在昏暗環境中偵測光線的強度，它無法分辨藍、綠、紅色彩。

軸突 axon：從神經元的細胞本體伸展出來的長條結構，藉由將動作電位傳送到自己的終端，也就是突觸所在之處，來傳送長程資訊。

黑質 substantia nigra：基底核的組成之一，含有能合成多巴胺的神經元。

嗅覺的 olfactory：與嗅覺有關的。

【十三畫～十五畫】

媽媽話 motherese：出於本能，面對嬰兒的特殊說話方式。

新皮質 neocortex：也就是大腦皮質，是人腦中最大的部位，約占全腦體積的四分之三。形狀很像一床皺巴巴的被窩，包裹在大腦頂端及四周。科學家將大腦皮質分為四個部分，稱為「葉」。**枕葉**位於你的後腦杓，負責視覺感知。**顳葉**位在你的兩耳上方，與聽覺有關，而且包含了負責理解語言的區域。**頂葉**位於大腦的頂部兩側，能接收來自皮膚的感覺，同時還能將所有的感覺整合起來，然後決定應該把注意力擺在哪裡。**額葉**（想必你不難猜出它的位置），負責下達運動指令，以及做決定。

睪固酮 testosterone：一種類固醇性激素，由睪丸和卵巢所製造；在雄性體內含量很高，超過雌性。

腦回 gyrus：對新皮質的單一個腦摺構造（相當於隆起的山脊）的統稱，例如梭狀回（fusiform gyrus，視覺字形區，見第253頁）、賀氏回（Heschl's gyrus，見第242頁）、額回（frontal gyrus，見第243頁）。腦回含有一部分自己摺疊起來的灰質層，另外還有一點白質在核心裡。英文複數為gyri。

腦島 insula：新皮質的一部分，深埋在顳葉與額葉之間的一個腦溝裡。對於情緒的處理以及身體當下的狀態，非常重要。

腦幹 brainstem：一個在演化上相當古老的腦袋部位，坐落在脊髓與大腦之間，負責控制通常不會到達意識層次的基本功能，像是呼吸作用。

腦溝 sulcus：新皮質表面上的溝槽，位於腦葉之間、或腦回之間。例如：頂內溝（intraparietal sulcus，見第247頁）、顳上溝（superior temporal sulcus，見第206頁）、顳頂溝（temporal-parietal sulcus，見第242頁）。

腹側的 ventral：在腦部，朝向頭底部的方向稱為腹側；在脊髓，朝向胸腔的方向稱為腹側。相反詞為**背側的**（dorsal）。

腹側被蓋區 ventral tegmental area：一群能分泌多巴胺的中腦神經元，靠近黑質（而黑質裡也可以找到能產生多巴胺的神經元）。腹側被蓋區可將軸突派往許多腦部區域，功能與報償、動機、認知能力有關。

運動的 motor：與運動有關的。

蒲公英小孩 dandelion child：在各式各樣的環境下，都能茁壯成長的小孩。源自瑞典民間諺語 maskrosbarn。

認知的 cognitive：與更高階的腦部功能有關的，像是思考、情緒反應控制、以及陳述型的學習與記憶。

標準差 standard deviation：計算組群變異量的一種統計學方法。對於很多常態的量測來說，差不多三分之二的量測值，都會落在離平均值一個標準差的區間內，而95%的量測值會落在離平均值兩個標準差的區間內。譬如說，二十四個月大的寶寶，平均身高為86公分，標準差為5公分，那麼這群孩子當中，大約有三分之二的身高介於81（= 86 − 5）公分到91（= 86 + 5）公分之間。

膠細胞 glial cell：神經系統裡的一種細胞，不是神經元，負責支撐整個神經組織，讓腦袋順利運轉。英文複數為 glia。

麩胺酸 glutamate：腦裡分布最廣的神經傳遞物質，被神經元用來促進其他神經元觸發的可能性。它也是一種胺基酸，是組成蛋白質與胜肽的二十種胺基酸之一。

【十六畫以上】

樹突 dendrite：由神經元的細胞本體伸展出來的一種樹枝狀結構，它們能接收來自其他神經元的突觸輸入，以進行交流。

橋腦 pons：腦幹的一部分，所在位置高度約與小腦相等，被夾在上方的中腦與下方的延腦（medulla）之間。

糖皮質素 glucocorticoid：一組類固醇激素，與壓抑免疫反應有關，由腎上腺釋出。

縱貫研究 longitudinal study：長期追蹤同一群人的研究，因此可以測量出個人的機能變化。與縱貫研究相對的是橫斷研究（cross-sectional study），後者目的在於比較不同組群裡的許多人。

藍斑核 locus coeruleus：一個很小的腦部區域，位於橋腦，能分泌正腎上腺素，並將軸突送往整個腦袋，負責調節交感神經系統的活動。

額葉 frontal lobe：新皮質的一個重要區域，位於額頭後面，裡頭包含好幾個較小的區域。額葉負責下達運動指令，其中還包含了產生語言的區域，同時也負責依照你的目的與環境，來選擇適當的行為。

額葉眼眶面皮質 orbitofrontal cortex：位於眼窩周圍的大腦額葉部分，是腦袋裡負責感情系統的主要部位，也是做決策的重要區域。

髓鞘 myelin：脂質的外層，由某些膠細胞產生，包裹在軸突周圍，以提供電絕緣層，進而加快信號傳輸速度。

體感覺 somatosensory：與身體表面的感覺（主要是觸覺）有關者。

顳葉 temporal lobe：新皮質的一個重要區域，位於側邊靠近太陽穴的地方，與聽覺有關，而且包含了負責理解語言的區域。顳葉也與杏仁體及海馬互動密切，對於學習、記憶、以及情緒反應都非常重要。

名詞中英對照

α波　alpha rhythm
β波　beta rhythm
θ波　theta rhythm

【一～三畫】
乙醯膽鹼　acetylcholine
人工電子耳　cochlea implant
人格特質　personality trait
下視丘　hypothalamus
下視丘－腦下腺－腎上腺皮質系統
hypothalamic-pituitary-adrenocortical system, HPA system
下顳葉皮質　inferior temporal cortex
上丘　superior colliculus
小腦　cerebellum
工作記憶　working memory
弓蟲症　toxoplasmosis

【四畫】
分心　distraction
分節　segmentation
中腦　midbrain
巴齊尼氏小體　Pacinian corpuscle
巨細胞病毒　cytomegalovirus
幻肢症候群　phantomlimb syndrome
毛細胞　hair cell
內側前額葉皮質　medial prefrotal cortex
內側額葉眼眶面皮質
medial orbitofrontal cortex
內側顳葉皮質　medial temporal cortex
心理旋轉　mental rotation
心智工具　tool of the mind
心智推論　theory of mind
心智表徵　mental representation
心盲　mind-blindness
友善性（五大人格特質之一）
agreeableness
反相關性　reverse correlation

【五畫】
甲基化　methylation
主要視覺皮質　primary visual cortex
主要嗅覺皮質（梨狀皮質）　primary olfactory cortex (piriform cortex)
主動控制　effortful control
半規管　semicircular canal
外向性（五大人格特質之一）
extraversion
古柯鹼　cocaine
史脫卜作業　Stroop task
史丹佛比奈智商量表
Stanford-Binet IQ scale
尼古丁　nicotine

引產　induced delivery
布羅卡區　Broca's area
弗林效應　Flynn effect
功能性磁振造影　functional magnetic resonance imaging, fMRI
正子放射斷層掃瞄攝影　positron emission tomographic scanning
正腎上腺素　norepinephrine, noradrenaline
生長因子　growth factor
生長錐　growth cone
白內障　catarac
白質　white matter
皮質　cortex
皮質下區域　subcortical area
皮質醇　cortisol
目的細胞　target cell
目的神經元　target neuron
矛盾型不安全依戀　ambivalent insecure attachment
左後側顳上溝　left posterior superior temporal sulcus

【六畫】

因果　causation
同理心　empathy
同步行為　synchronous behavior
先天性腎上腺增生症　congenital adrenal hyperplasia, CAH
先存細胞　preexisting cell
先質　precursor
多巴胺　dopamine
多巴胺吸收阻斷劑　dopamine uptake blocker
安非他命　amphetamine
安全依戀　secure attachment
多重任務　multitasking
共享注意力　joint attention
次級情緒　secondary emotion
灰質　gray matter
自我投射　self-projection
自閉症　autism
自制力　self control
自主神經系統　autonomic nervous system
交感神經系統　sympathetic nervous system
回饋環路　feedback loop
耳蝸　cochlea
舌尖現象　tip-of-the-tongue phenomenon
血管收縮素　angiotensin
血清張力素　serotonin
血清張力素系統　serotonergic system
血清張力素轉運子　serotonin transporter
行為治療　behavioral therapy
行為抑制　behaviorally inhibited
行為適當性　behavioral appropriateness
有氧適能　aerobic fitness
肌萎縮性偏側硬化症　amyotrophic lateral sclerosis, ALS
再鞏固　reconsolidation

【七畫】

足月　full-term

何處路徑　where pathway

何物路徑　what pathway

快樂路徑　pleasantness pathway

快速動眼睡眠

rapid eye movement sleep, REM sleep

阻塞性睡眠呼吸中止症

obstructive sleep apnea syndrome

杏仁體　amygdale

尾核　caudate nuclei

利他能　Ritalin

【八畫】

知覺；感知　perception

物件遊戲　object play

物體恆存　object permanence

周邊視覺　peripheral vision

孤立核　nucleus solitarius

味覺皮質　gustatory cortex

延腦　medulla

亞斯伯格症　Asperger's syndrome

依核　nucleus accumbens

咖啡因　caffeine

乳糖不耐症　lactose intolerance

帕金森氏症　Parkinson's disease

注意力不足過動症　attention-deficit/hyperactivity disorder, ADHD

注意力作業　attention task

事件相關電位　event-related potential

枕葉　occipital lobe

夜驚　night terror

夜晚覺醒　evening wakefulness

恆河猴　Rhesus monkey

松果腺　pineal gland

固定智力　crystallized intelligence

固視　obligatory looking

社交性　sociability

社交遊戲　social play

社經地位　socioeconomic status

社會時差　social jetlag

社會排斥　social rejection

性情（氣質）　temperament

易感性　susceptibility

易感基因　susceptible gene

空間推理　spatial reasoning

長期抑制　long-term depression

長期增益　long-term potentiation, LTP

阿茲海默症　Alzheimer's disease

非陳述型記憶　nondeclarative memory

協和音　consonance

泛音　overtone

泛自閉症障礙　autism spectrum disorder

兒茶酚－O－甲基轉移酵素

catechol-o-methyltransferase

【九畫】

施為者　agent

神經元　neuron

神經板　neural plate

神經管　neural tube

神經節　ganglion

神經回饋　neurofeedback

神經傳遞物質　neurotransmitter

神經退化性疾病　neurodegeneration

毒癮寶寶　crack baby

咽反射　gag reflex
胃結腸反應　gastrocolic response
胜肽　peptide
俠盜獵車手　Grand Theft Auto
前扣帶皮質　anterior cingulated cortex
前運動皮質　premotor cortex
前驅細胞　progenitor cell
前庭系統　vestibular system
前腦島　anteriorinsula
前額葉皮質　prefrontal cortex
前外側前額葉皮質
rostrolateral prefrontal cortex
背側前額葉皮質
dorsolateral prefrontal cortex
背側紋狀體　dorsal striatum
後頂葉皮質　posterior parietal cortex
後設分析（統合分析）　meta-analysis
後成遺傳學　epigenetics
後成遺傳變異　epigenetic modification
胎齡（懷孕週數）　gestational age
活動睡眠期　active sleep
流動智力　fluid intelligence
相關性　correlation
突觸　synapse
突觸可塑性　synaptic plasticity
突觸刪減　synaptic elimination
突觸前神經元　presynaptic neuron
突觸後神經元　postsynaptic neuron
美國婦產科學會　American College of Obstetricians and Gynecologists
美國精神醫學協會
American Psychiatric Association
促性腺素釋素　gonadotropin-releasing hormone, GnRH
促腎上腺皮質素　adrenocorticotropic hormone, ACTH；corticotropin
促腎上腺皮質素釋素　corticotropin-releasing hormone, CRH
品行疾患　conduct disorder
陌生人焦慮　stranger anxiety
帝拔癲　Depakine
派醋甲酯　methylphenidate
音素　phoneme
音韻覺識　phonological awareness
室旁核　paraventricular nucleus

【十畫】

核　nucleus
蛋白質　protein
消弱（滅絕）　extinction
弱視　amblyopia, lazy eye
流行病　epidemic disease
流行病學　epidemiology
海馬　hippocampus
神經　nerve
神經元　neuron
神經胜肽　neuropeptide
神經傳遞物質　neurotransmitter
神經營養因子　neurotrophin
神經質（五大人格特質之一）
neuroticism
紡錘形面貌區　fusiform face area
紋狀體　striatum
胰島素　insulin

胰島素抗性　insulin resistance
脊柱裂　spina bifida
脊髓　spinal cord
素質　predisposition
退化的　regressive
特布他林　terbutaline
特定情境性　situation-specific
效應值　effect size
高反應寶寶　high-reactive baby
迴避型不安全依戀
avoidant insecure attachment
恐懼制約　fear conditioning
倉鴞　barn owl
蚓部　vermis

【十一畫】
基因　gene
基因—環境交互作用
gene-environment interaction
基因連鎖　genetic linkage
基底核　basal ganglia
基頻　fundamental frequency
梅斯納氏小體　Meissner's corpuscle
梅克爾氏盤　Merkel's disk
梨狀皮質（主要嗅覺皮質）　piriform cortex (primary olfactory cortex)
動作電位　action potential
執行功能　executive function
情緒　emotion
情感　affection
接受器　receptor
細胞本體　soma (cell body)
細胞過程　cellular process
敏感期　sensitive period
晝夜節律　circadian rhythm
異睡症　parasomnias
猝睡症　narcolepsy
猝倒症　cataplexy
桿細胞　rod cell
眼球震顫　saccade
斜視　strabismus, crooked eyes
移動遊戲　locomotor play
陳述型記憶　declarative memory
習慣化　habituation
習得的無助感　learned helplessness
密集行為治療
intensive behavioral therapy
頂葉　parietal lobe
頂內溝　intraparietal sulcus
頂內接合區　intraparietal junction
梭狀回（視覺字形區）
fusiform gyrus (visual word form area)
符號表示法　symbolic representation
剝奪　deprivation
荷爾蒙補充療法
hormone replacement therapy, HRT

【十二畫】
第一孕期（懷孕第一週到第十二週）
first trimester
第二孕期
（懷孕第十三週到第二十八週）
second trimester
第三孕期
（懷孕第二十九週到第四十週）
third trimester

單光子放射電腦斷層攝影
single photon emission computed tomography, SPECT
單胺氧化酶　monoamine oxidase
智力　intelligence
智商　intelligence quotient, IQ
智能遲緩　mental retardation
結構式遊戲　structured play
程序性學習　procedural learning
棘波　spike
焦慮症　anxiety disorder
無組織型依戀　disorganized attachment
腎上腺 adrenal gland
腎上腺素　epinephrine
腎素　renin
預存立場　predisposition
視叉上核　suprachiasmatic nucleus
視交叉　optic chiasm
視丘　thalamus
視丘內側背核
medial dorsal nucleus of the thalamus
視黑素　melanopsin
視網膜　retina
視覺皮質　visual cortex
游離神經末梢　free nerve ending
超晝夜節律　ultradian rhythm
軸突　axon
軸突丘　axon hillock
軸突終端　axon terminal
軸突縮回　axon retraction
單純疱疹　herpes simplex
黑質　substantia nigra
催產素　oxytocin
報償　reward
賀氏回　Heschl's gyrus
胼胝體　corpus callosum

【十三畫】

電脈衝　electrical pulse
新皮質　neocortex
路標細胞　guidepost cell
媽媽話　motherese
嗎啡　morphine
嗅上皮　olfactory epithelium
嗅球　olfactory bulb
意識　consciousness
感官訊息　sensory information
感覺接受器　sensory receptor
感覺器官　sense organ
睪固酮　testosterone
經驗—預期發育
experience-expectant development
經驗開放性（五大人格特質之一）
openness to experience
學業準備度　academic readiness
腹側紋狀體　ventral striatum
腹外側前額葉皮質
ventrolateral prefrontal cortex
腹內側前額葉皮質
ventromedial prefrontal cortex
腹側被蓋區　ventral tegmental area
複製數變異　copy number variation
腦中風　brain attack, stroke
腦下腺　pituitary
腦下腺前葉　anterior pituitary
腦性痲痺　cerebral palsy

腦內啡　endorphin
腦神經　cranial nerve
腦幹　brainstem
腦島　insula
腦膜炎　meningitis
楔前葉　precuneus
腦電圖　electrocephalograph
葉　lobe
葉酸　folic acid
運動皮質　motor cortex
睡眠麻痺症　sleep paralysis
痴呆症　dementia
裝傻的心理狀態　silly mental state
傳染病　infectious disease

【十四畫】

網狀結構　reticular formation
慢性創傷腦病
chronic traumatic encephalopathy
精神疾病診斷與統計手冊第四版
Diagnostic and Statistical Manual of Mental Disorders, Fourth Edition, DSM-IV
精神分裂症　schizophrenia
語文智商　verbal IQ
語意訊息　semantic information
語法訊息　syntactic information
認知彈性　cognitive flexibility
認知控制　cognitive control
雌性素　estrogen
對偶基因　allele

【十五畫】

標準差　standard deviation
閱讀障礙　dyslexia
衝突線索作業　conflict cue task
數值感　numerosity
數字直覺　subitization
憂鬱　depression
膠細胞　glial cell
麩胺酸　glutamate
麩胺酸鈉（味精）
monosodium glutamate (MSG)

【十六畫】

盧夫尼氏末梢　Ruffini's ending
盧賈里格症　Lou Gehrig's disease
篩狀板　cribriform plate
聯想　association
樹突　dendrite
樹突小刺　dendrite spine
醒睡節律　sleep-wake rhythm
醒睡週期　wake-sleep cycle
德國麻疹　rubella
橋腦　pons
糖皮質素　glucocorticoid
褪黑激素　melatonin
學術評量測驗
Scholastic Assessment Test, SAT
暫停增強　time-out from reinforcement
錐細胞　cone cell
頭側前扣帶皮質　rostral anterior cingulate cortex
頭足類動物　cephalopod

【十七畫】

鮮味　umani
壓力回應性　stress responsiveness
聲韻　prosody
臍帶脫垂　prolapsed umbilical cord
縱貫研究　longitudinal study
趨向行為　approach behavior
嬰兒失憶　infantile amnesia

【十八畫】

覆膜　tectorial membrane
轉換成本　cost of switching
藍斑核　locus coeruleus
雞尾酒會效應　cocktail party effect
額回　frontal gyrus
額葉　frontal lobe
額葉皮質　frontal cortex
額葉眼眶面皮質　orbitofrontal cortex
關係記憶作業　relational memory task

【十九畫】

藥物暴露　drug exposure
邊緣系統　limbic system
鏡像神經元　mirror neuron
鏡像混淆　mirror-image confusion
類固醇　steroids

【二十畫】

嚴謹性（五大人格特質之一）
conscientiousness
躁鬱症　manic-depressive disorder

【二十畫以上】

髓鞘　myelin
顳葉　temporal lobe
顳上溝　superior temporal sulcus
顳平面　planum temmporale
顳頂溝　temporal-parietal sulcus
顳頂接合區　temporoparietal junction
癲癇　epilepsy
響度　loudness
聽覺皮質　auditorycortex
體感覺皮質　somatosensory cortex

兒腦開竅手冊

WELCOME TO YOUR CHILD'S BRAIN
How the Mind Grows from Conception to College

原　　著 —— 阿瑪特（Sandra Aamodt）、王聲宏（Sam Wang）
譯　　者 —— 楊玉齡
科學叢書顧問群 —— 林和（總策劃）、牟中原、李國偉、周成功

總 編 輯 —— 吳佩穎
編輯顧問 —— 林榮崧
責任編輯 —— 林榮崧、徐仕美、陳雅茜
封面設計 —— 張議文
版型設計 —— 李建邦、張議文

出 版 者 —— 遠見天下文化出版股份有限公司
創 辦 人 —— 高希均、王力行
遠見．天下文化 事業群榮譽董事長 —— 高希均
遠見．天下文化 事業群董事長 —— 王力行
天下文化社長 —— 王力行
天下文化總經理 —— 鄧瑋羚
國際事務開發部兼版權中心總監 —— 潘欣
法律顧問 —— 理律法律事務所陳長文律師
著作權顧問 —— 魏啟翔律師
社　　址 —— 台北市 104 松江路 93 巷 1 號 2 號
讀者服務專線 —— 02-2662-0012　　傳真 —— 02-2662-0007；02-2662-0009
電子郵件信箱 —— cwpc@cwg v.com.tw
直接郵撥帳號 —— 1326703-6 號 遠見天下文化出版股份有限公司

國家圖書館出版品預行編目 (CIP) 資料

兒腦開竅手冊／阿瑪特（Sandra Aamodt）、王聲宏（Sam Wang）著；楊玉齡譯 .——第二版 .——臺北市：遠見天下文化，2024.02
面；　公分．——（科學天地；126B）
參考書目：　面
譯自：WELCOME TO YOUR CHILD'S BRAIN: How the Mind Grows from Conception to College
ISBN 978-626-355- 649-2（平裝）
1.CST：兒童發展 2.CST：腦部 3.CST：神經生理學
417.5　　113000762

排 版 廠 —— 極翔企業有限公司
製 版 廠 —— 東豪印刷事業有限公司
印 刷 廠 —— 柏皓彩色印刷有限公司
裝 訂 廠 —— 聿成裝訂股份有限公司
登 記 證 —— 局版台業字第 2517 號
總 經 銷 —— 大和書報圖書股份有限公司 電話／ 02-8990-2588
出版日期 —— 2012 年 5 月 31 日第一版
　　　　　　2024 年 2 月 5 日第二版第 1 次印行

定 價 —— NTD 550 元
書 號 —— BWS126B
ISBN —— 978-626-355- 649-2 | EISBN 9786263556461（EPUB）；9786263556478（PDF）

天下文化官網 —— bookzone.cwgv.com.tw